누우면 죽고
걸으면 산다 2

누우면 죽고 걸으면 산다 2

화타 김영길 지음

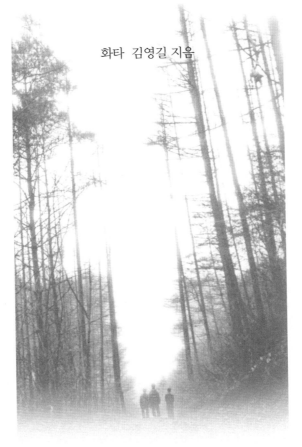

도서
출판 **사람과사람**

욕심 버리고 마음 비운다는 것은 말이나 생각만으로 되는 게 아니다.
끊임없는 육체의 담금질을 통해서 얻어지는 어려운 경지이다.
자신이 갖고 있는 재산, 명예, 권력을 쓰레기 버리듯 내쳐야 가능하다.

제2권을 펴내면서

제1권을 펴낸 것이 1996년 1월이었으니 8년만에 두 번째 책을 내는 셈이다. 그 동안 환자들을 만나면서 늘 머리에서 떠나지 않은 하나의 질문이 있었다. 흔히 사람들은 불치병, 난치병으로 누워 있는 환자들을 찾아가 병문안을 하면서 위로의 말로 "마음을 굳게 가지십시오" 또는 "마음을 비우면 건강해집니다"라고 말한다.

물론 간염, 간경변, 암 따위에 걸린 사람들은 섭생을 잘하고 알맞은 약을 먹고 바른 운동을 하고 마음을 비우면 그 병을 이겨낸다. 그러나 섭생은 어떻게 해야 잘하는 것이고, 어떤 약을 먹는 게 좋고, 바른 행동이란 무엇인가. 특히 왜 마음을 비워야 병이 낫는가. 그리고 어떻게 해야 마음을 비우는가. 그 어떤 질문에 대해 아무도 구체적인 방법을 제시하지 않고 있다. 듣기에 따라서는 그저 위로의 말, 입에 발린 말처럼 들리기도 한다.

따지고 보면 '마음을 비워라'는 말처럼 허황된 말도 없다. 어중이떠중이들이 입이나 펜으로 수없이 사용했던 이 말은 그 말 자체로서는 아무런 의미도 없고 쓸모도 없다. '마음을 비워야 한다' 또는 '마음을 굳게 먹어야 한다'는 말은 가난해서 제대로 먹지도 못하는 사람에게 피땀 흘려 열심히 노력하면 부자가 된다는 말을 늘어놓는 것처럼 공허한 말이다.

사람은 각자 삶의 방식이 다르다. 섭생, 약, 운동도 사람마다 다르다. 마음을 비우는 방법도 삶의 그것만큼 다양하다. 마음을 비우기 위한 노력도 마찬가지이다. 마음은 비우고 싶다고 해서 그냥 비워지는 것이 아니다. 엄청난 노력과 집념, 실천이 뒤따라야 한다. 걸으면 산다는 책의 제목 또한 마음을 비우기 위한 방법의 하나이다.

이 책은 간염, 간경변, 암 따위의 병에 걸린 사람들이 어떤 섭생을 하고 어떻게 운동을 하고 어떻게 마음을 써서 그 병을 극복했는지, 그 구체적인 사례를 기록한 것이다.

건강 서적의 사명은 우리의 삶 속에 숨어있는 진실을 찾아 어려움에 처한 사람들에게 희망과 용기를 주는데 그 목적이 있다. 이 책은 불치병, 난치병을 앓고 있는 사람들을 위해, 그리고 그들의 가족을 위해, 또 건강하게 살고 싶어하는 사람들을 위해 썼다.

2003년 10월 방태산 자락에서

차 례

4 욕심없이 즐겁게 사는 장수 노인들

5 건강할 때 필요한 지혜

왜 마음을 비워야 병이 낫는가

엔도르핀은 그냥 얻어지는 게 아니다

"직장을 쉬고 잠시 요양한다면 좋아질까요?"

"그럴 필요까지는 없습니다."

간경변으로 입원했다가 보름 만에 퇴원하는 이 박사의 얼굴이 밝아졌다. 직장까지 쉬면서 요양할 필요가 없다는 의사의 말은 곧 자신의 병이 점차 나아지고 있다는 뜻이 아닌가. 혹시 공기 좋고 물 좋은 곳에서 지내면 지금보다 훨씬 더 건강해지지 않을까 싶어서 다시 한 번 물었다.

"그래도 한 반 년 정도 휴양을 하면 좋지 않을까요?"

그러자 의사가 혼잣말처럼 중얼거렸다.

"어차피 낫지 않을 병인데 쉰다고 무슨 보탬이 되겠어요? 그냥 직장에 다니면서 치료를 받으세요."

결국 시한부 인생인데 휴양이다 뭐다 하고 호들갑 떨지 말고 직장을 다니다가 그냥 죽으라는 뜻이었다. 순간, 이 박사는 쇠망치로 머리를 얻어맞은 듯 정신이 멍했다. 오직 의사의 지시만 따랐던 지난 5년간을 정말 허송세월로 보냈다는 생각이 들었다. 그가 처음 간경변이란 진단을 받자, 주위에서는 한방 치료나 민간요법을 권하는 이가 많았다. 어떤 이는 자연산 미나리, 칡, 녹즙, 인진쑥, 붕어 즙이 좋다고 했고, 어떤 이는 단전호흡이나 기공 체조를 연마하면 큰 효과가 있을 것이라 했다. 특히 한의학으로 간경변을 완치시킨 친지들은 적극 한방 치료를 권했다. 그러나 미국에서 오랫동안 생활하면서 수학 박사 학위까지 받은 그는 한방 의학이 어쩐지 미덥지 않았다. 어머니가 간肝에 좋다고 하여 정성껏 만들어준 음식이나 인삼 등 한약재도 마다한 그였다. 이렇게 현대 의학만을 철저하게 신봉하고 오직 의사의 말만을 믿고 따랐는데 낫기는커녕 그 결과가 죽을 날만 기다리라는 것이라니 어처구니가 없었다. 그렇다면 인간은 어차피 죽을 테니 밥도 먹을 필요가 없단 말인가.

감초도 몸에 해롭다는 현대 의학

물론 의사의 말은 논리적으로 볼 때 옳다. 아직까지 간경변은 불치의 영역이다. 황달이나 복수, 알부민 수치, 영양 상태에 따라 다르지만 간경변이란 판정이 일단 내려지면 사는 기간은 길지 않다.

그러나 세상은 과학이나 논리만으로 움직이는 게 아니다. 노벨상을 수상한 미국의 로저 스페리 교수의 연구에 따르면 논리나 과학은 좌뇌左腦의 산물이고 예술과 감성, 기적은 우뇌右腦의 산물이라고 한다. 따라서 논리적으로 볼 때 죽을 사람이라도 마음먹기에 따라서는 얼마든지 기적을 일으킬 수 있다. '기적'이란 단어 또한 좌뇌의 관점에서 본 것이므로 우뇌의 관점에서 보면 별로 놀랄 일도 아니다.

인간의 삶은 과학, 예술, 철학, 종교 등이 적절하게 녹아 있는 종합 유기체이다. 삶의 한 단면인 질병을 과학적 잣대인 현대 의학만으로 판단하는 것은 달을 보라고 손가락으로 가리켰더니 달은 보지 않고 손가락만 보는 거나 다름없다.

병원에서 퇴원한 그날, 현대 의학으로는 자기 병을 고칠 해법이 없다고 결론을 내린 이 박사는 더 이상 의사의 말을 따르지 않기로 했다. 의사는 절대 안정해야 한다면서 가급적 누운 상태에서 충분한 휴식을 취하고 고단백질이 많이 함유된 식사를 권했지만 그는 무시해 버렸다. 그렇다고 한방 치료나 민간요법을 시작한 것도 아니었다. 한의학에 대한 불신의 벽은 여전히 높았다. 나를 찾아올 때에도 마지못해 왔다는 표정이 역력했다. 나에게 치료를 받아 간경변을 고친 친지 한 사람만이 권했어도 오지 않았을 텐데 두 사람씩이나 권하자 어쩔 수 없이 왔다는 투였다. 물리학 박사인 그의 아내 역시 마찬가지였다.

그는 앉자마자 현대 의학을 맹렬히 비난하는 투로 그 동안의 치료 과정을 설명했다. 어떻게든지 자기 병을 고쳐 현대 의학에 보란듯이 복수하겠노라고 덧붙였다. 나는 복수심에 빠져 있는 한 병은 깊어만 가고 복수심 자체가 큰 독소임을 설명했다. 양방이든 한방이든, 모두 고통을 겪는 환자를 돕기 위해 있는 것이지 피해를 주려는 게 아니므로 방법에 차이가 있다고 해서 상대방을 매도할 일은 아니다.

나는 그가 미국에서 공부했다는 점을 고려하여 미국 토마스제퍼슨대 의대의 내과 교수이자 간질환예방센터 소장으로 있는 한혜원韓惠媛 교수가 내한했을 때 기자와 인터뷰를 한 신문 기사(한국일보 2002년 2월 17일자)를 보여주었다. 독자의 편의를 위해 그 일부를 전재한다.

— B형간염은 치료 가능한 병인가?

"치료라기보다 조절되는 병이라고 해야 한다. 90년대 초 인터페론이 유일한 치료제였으나 불행히도 동양인들, 특히 모체 감염된 B형간염 환자의 치료율은 20퍼센트에도 미치지 못해 사실상 치료제가 없다 해도 과언이 아니었다. 열이 나고 식욕 부진, 근육통 등 부작용도 심했다. 99년 제픽스(성분명 라미부딘)가 나온 이후 대부분 환자의 상태가 호전되었다. 제픽스는 간경화, 간암이 진행되는 것을 최대한 늦출 수 있다. 외국 연구에 따르면 일 년 정도 복용하면 전체 환자의 약 30퍼센트, 5년이면 78퍼센트에서 e항원(HBeAy)이 음성으로 나타났다."

— 환자를 치료하면서 가장 어려운 점은?

"치료에 공포를 가진 환자가 각종 민간요법에 현혹되어 아무 약이나 먹는데 간에 치명적인 독약이 될 수 있다. 과도한 음주도 문제이다. 간염 환자가 술을 마시는 것은 가솔린에 불을 붙이는 것과 같다."

— B형간염 환자가 건강을 유지하려면?

"철분 섭취를 줄인다. 철분은 암세포를 증식시키고 독성을 일으킬 수 있다. 철분 수치가 높을 경우 폐암, 직장암, 대장암 발생 위험이 1.5배나 높아진다는 보고도 있다. 간염 환자는 철분이 많이 함유된 식품은 가급적 삼간다. 붉은색 고기보다 흰색 고기가 좋다. 적당히 즐기고 혈청 훼리친이 너무 높으면 몸에 철분이 높으니까 가끔 피를 뽑으라고 권하고 있다."

기사를 꼼꼼하게 읽은 그의 첫마디는 간경변이 정말 나을 수 있느냐는 물음이었다. 한약을 먹으면 간, 신장에 해롭다는 이야기를 들은 적이 있다고 했다. 나한테 완치된 간경화 환자의 소개로 왔고 기사까지 읽었는데도 반신반의하며 의문을 제기하는 것을 보면 한의학에 대한 불신이 얼마나 높은지를 알 수 있었다.

미국 의학계는 감초도 간에 해롭다고 한다. '약방에 감초'라는 말이 있듯이 감초는 쓴 약을 달게 하여 먹기 좋게 할뿐더러 약의 독성을 풀어주고 기침과 담을 삭이고 약을 중화시켜주는 약성이 있다. 그래서 한약재엔 거의 빠지지 않는다. 그런데도 해롭다고 하는 것은 일면만을 보고 전체를 단정 짓는 것이다. 미국인들이 즐겨 먹는 콜라, 커피, 햄버거를 간경변 환자가 먹으면 죽을 수도 있다는 것을 그들은 왜 모를까.

단비斷臂의 교훈

나는 그에게 100일 동안 내가 시키는 대로 하면 간경변은 충분히 나을 것이라고 했다. 그러면서 우리 밥상에 올라가는 전통 음식들은 모두 『동의보감』이나 『본초강목』에 나와 있는 약초라는 점을 설명해주었다. 예컨대 여인네들이 산에 가서 나물을 뜯고 풀뿌리를 캐는데 나물은 반찬이 되어 밥상에 올라가고 풀뿌리는 한약재가 되어 환자의 목숨을 살리는 한방 치료약이 된다. 결국 나물을 먹거나 한약을 먹거나 별 차이가 없는 것이다. 산나물이나 더덕, 도라지, 인삼들은 다 같이 음식이면서 한약재료이다.

민간요법을 비롯한 넓은 의미의 한약은 약리적藥理的 작용보다 우리가 매일 먹는 음식물과 같은 식이적食餌的 작용이 클 때 더 가치가 있다. 배고프면 밥 먹듯이 허리가 부실하면 허리에 밥을 먹이는 게 한약 처방이다. 이런 식의 처방은 중국에서 2000년 전에 해왔고 우리도 삼국시대,

고려시대, 조선시대를 거쳐 해왔다. 죽어 가는 사람이 진수성찬을 먹고 죽었다고 치자. 그렇다고 모든 진수성찬을 독약이라고 말할 수 있는가. 죽어 가는 사람에게는 알맞은 식사법이 있는 것처럼 역시 적절한 한약 처방이 있다. 『동의보감』에는 죽어 가는 사람에게 인삼, 황기와 같은 보기약補氣藥이나 당귀, 숙지황 같은 보혈약補血藥의 처방을 신중하게 하라고 되어 있다. 한약 하면 모두 보약인 줄 알지만 『동의보감』에는 분명히 인삼, 황기, 당귀, 숙지황도 경우에 따라 독이 될 수도 있음을 적고 있는 것이다.

그러자 곁에 있던 그의 부인이 왜 100일 동안이냐고 물었다. 역시 물리학 박사다운 질문이었다. 제1권에서도 설명했듯이 아픈 몸은 계속 아프려는 관성이 있다. 나쁜 습성은 그 관성 때문에 몸에 해로운 습관을 계속 유지하려 하는데 이 관성을 바꾸려면 기본적으로 100일이 필요하다. 한마디로 뉴턴의 제1법칙과 같다.

이번에는 왜 복수심이 강하면 몸에 해로우냐고 질문했다. 나는 그녀의 전공을 고려해서 뉴턴의 제3법칙과 같은 이치라고 했다. 이 법칙은 '모든 작용에 대해 크기와 같고 방향이 반대인 반작용이 있다'는 이론이다. 남을 미워하면 그만큼 자기도 타격을 입는 법이다. 교만하게 굴고 남을 업신여기면 그만한 크기의 업신여김을 당한다. 주먹으로 벽을 때리면 힘을 준만큼 주먹이 아프지 않은가.

나는 살고 죽는 것은 하느님의 권한이지만 죽는 날까지 병과 싸워 이기겠다는 의지만은 인간의 특권이라고 말해주었다. 죽음이 눈앞에 닥친 상황에서 눈을 감고 좌절하면 그것은 스스로 살기를 포기하는 것이다. 눈을 부릅뜨고 사력을 다해 무언가를, 아니 자기 자신을 노려봐야 한다.

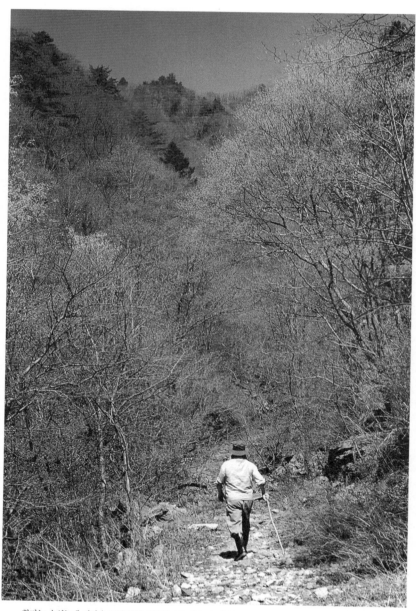

환자는 숨쉬는데 지장을 주지 않을 걸음걸이로 하루 두 시간 이상 걸어야 한다.(사진은 개인산 가는 길)

병은 자신과의 고독한 싸움으로 결판낼 수밖에 없다. 몸속에 드리운 병마를 이겨내지 못하면서 어찌 험난한 세상살이를 이겨낼 것인가.

사찰에 가면 간혹 '단비도斷臂圖'란 탱화를 볼 수 있다. 달마 대사가 동굴 속에서 면벽 참선을 하고 있고 동굴 입구에서 한 젊은 승려가 자신의 잘린 한쪽 팔을 들어 달마 대사에게 보이는 모습이다. 이 탱화는 동양 삼국에 선불교가 전수된 시발점이다.

달마 대사가 선불교를 포교하기 위해 중국에 가서 9년간 참선 수행을 하고 있을 때 그 소식을 들은 한 승려가 찾아와 제자 되기를 원했다. 달마는 쳐다보지도 않았다. 그러자 젊은 승려는 깨달음을 얻기 위한 사생결단의 원력願力을 보여주고자 스스로 한쪽 팔을 잘라 내밀었다. 그가 달마 대사의 선불교 법통을 이어받은 혜가慧可이다. 선의 종주국인 우리의 많은 사찰에서 되새길 만한 사건이지만 무엇보다도 불치병, 난치병에 걸린 환자들도 한 번쯤 음미해볼 대목이다.

엔지니어 출신의 미국 탐험가 아론 랜스턴(27세)이란 젊은이는 올 봄에 유타 주에 있는 한 협곡을 등반하다가 바위가 내려앉는 바람에 오른팔이 끼었다. 물과 빵 조각이 떨어져 갔고 그가 조난당한 사실을 아무도 몰라 구조대가 올 가능성도 희박했다. 살아 돌아갈 유일한 방법은 손목을 잘라내는 것이었다. 닷새를 버티다가 마침내 이를 악물고 팔목을 잘라냈다. 칼이 무뎌 완전히 잘라내는데 한 시간 가까이 걸렸다. 지옥 같은 통증이 엄습했지만 주저앉을 여유도 없었다. 상처를 싸매고는 한 손으로 바위산을 타고 내려가 피를 흘리면서 약 10킬로미터를 걸어간 끝에 등산객을 만나 살 수 있었다. 기자와의 인터뷰에서 그는 "내가 특별히 용기가 있었던 게 아니다. 살아남기 위해서는 다른 선택이 없었다"고 말했다. 이와 비슷한 사례는 많다. 1993년 콜로라도 강에서 낚시를 하던 한 미국인은 바위틈에 발이 끼어 움직이지 못하게 되자 낚시 줄로 허벅지를 묶고 낚시 칼로 무릎께를 자르고 살아 나왔다. 또 펜실베이니아의 한 벌목꾼은 큰 통나무가 쓰러져 발이 끼이자 연필깎이 칼로 다리를 절단한 뒤 불도저를 운전해 집으로 돌아왔다.

사람에 따라서는 이런 경우를 극한 상황에서 나타나는 해리解離, 즉 정신과 육체가 분리되어 자기 행동을 인식하지 못하는 상태 또는 쇼크에 의한 일시적 무통증 현상으로 해석한다. 하지만 환자들이 본받을 점은 죽음의 문턱에서 살겠다는 이들의 굳센 의지와 대담한 실천력이다.

엔도르핀은 힘든 노동만이 얻는다

이 박사는 내가 처방한대로 하루 두 차례 온탕반욕을 하고 두 시간 동안 천천히 걷고 한약을 먹으면서 유기농 식사를 했다. 한 달 후 그는 병원 검사 결과, 혈소판은 약간 증가하고 바이러스 증식은 조금 줄었는데 간염 수치는 올라가고 알부민 수치는 그대로라고 했다. 수학자답게 매달 병원 검사로 자신의 간 상태를 요모조모 따지고 있었던 것이다. 하지만 내가 이곳 사람들의 간경변을 무더기로 치료하면서 삼고 있는 기준점은 무척 단순하다.

나물 캐고 약초 캐고 화전 밭을 일구며 살아가는 산골 사람들은 아무리 나이 많은 노인도 남자든 여자든 일어설 힘, 걸어 다닐 힘만 있으면 일한다. 갈비뼈가 두 대나 부러진 노인이 통증으로 얼굴을 찡그리고 식은땀을 비 오듯 흘리면서도 밭에서 일하는 모습, 산모가 출산한 다음날

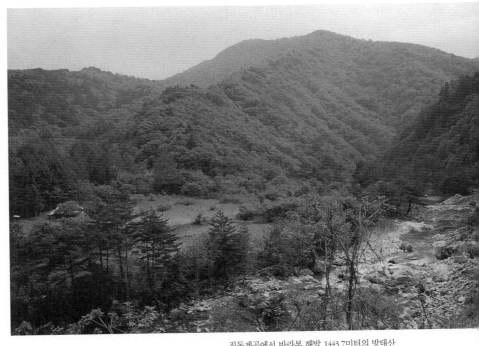

진동계곡에서 바라본 해발 1443.7미터의 방태산

밭으로 일하러 나가는 모습은 이곳에서 조금도 낯선 광경이 아니다. 그래서 한약방이 가장 북새통을 이룬 시간은 늘 새벽녘이다.

워낙 일이 힘든데다가 쉬지 못해서 팔, 다리, 어깨, 허리 등 안 아픈 사람이 없고 안 아픈 곳이 없어서 새벽마다 치료를 받고 일하러 나갈 사람들이 몰려든다. 나는 새벽에는 거의 지압만 한다. 약 짓는 사람은 아침 식사 후에나 찾아온다. 지압을 잘한다는 소문을 들은 탓인지 40~50리 떨어진 곳에서도 찾아온다.

이들은 담배 한 갑이나 소주 한 병을 사러 산길 20~30리를 예사로 걷는 사람들이다. 팔십이 넘은 노인이 쌀이나 콩, 팥 등을 반 가마(40킬로그램) 지고 20~30리를 옆집 다니듯이 걸어 다녀 나는 처음에는 놀라기도 하고 기죽기도 했다. 이렇듯 바쁘게 살아가는 이들은 매달 병원에 가서 간 검사를 할 틈도 없거니와, 설사 간 기능이 떨어졌다고 해도 하던 일을 멈출 수가 없다. 간경변이나 죽음이 두려운 게 아니라 기운이 없어서 일할 수 없고 집안에 누워있는 것을 무서워한다.

이들은 기운이 나서 계속 일할 수 있는 것을 고맙게 여기고 그것을 가장 이상적인 치료라고 생각한다. 술, 담배를 삼가하고 농약을 치지 않고 과식하지 않으면서 열심히, 그러나 서둘지 않고 천천히 약초 캐고 밭일

밭일을 하는 팔십 다 된 광욱의 모친

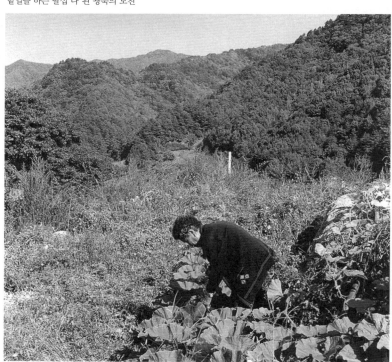

을 하노라면 어느 틈인가 간경변이 없어졌다. 이것이 노동선勞動禪이다. 적어도 이들은 일할 때만은 노동 삼매경三昧境에 푹 빠졌다.

삼매경에 빠져들면 막힌 몸이 풀리면서 기쁨이 온다. 즉, 노동에 집중하여 긴장이 이완된 상태가 바로 노동선인 것이다. 요즘 웬만한 사람들도 엔도르핀이란 말을 자주 들먹거리는데 산골 사람들처럼 중노동을 통해 긴장이 이완되고 기쁨이 올 때 생기는 물질이 바로 엔도르핀이다. 엔도르핀은 그냥 얻어지는 게 아니다. 노동 현장에서 열심히 일해야만 생기는 피나는 노력의 산물이다.

하루 두 시간 이상 천천히 걸어라

나는 이 박사에게 병원에서의 검진 수치는 참고 사항으로 알아두고 산골 사람의 기준점에서 생활하라고 권했다. 어차피 죽을병에 알부민 수치, 혈소판 수치, 바이러스 증식 수치, 간염 수치가 무슨 의미가 있는가. 간경변의 특효약은 하루하루 즐겁게 사는 것이고 이러한 하루하루가 적분積分되어 간경변을 호전시키는 인자가 되는 것이다.

그럼 왜 두 시간을 걸어야 하는가.

건강한 사람이 섭취한 음식물 가운데 신진대사 등 자연적으로 소비되고 남은 것을 없애려면 통상 1만 보步를 걸어야 하는데, 환자를 기준으로 하여 아주 천천히 걸으면 걸리는 시간이 대략 두 시간이다. 현대인의 식사량과 운동량을 조사해 보면 섭취 에너지가 남아돌고 이것이 체내에 쌓이면 각종 성인병을 유발한다. 따라서 몸을 움직여 이것을 없애야만 몸속의 찌꺼기가 남아 있지 않게 되고 몸의 기운이 제대로 순환된다. 물론 환자는 신진대사가 원활치 못할 테니 천천히 걸어야 한다.

한 달이 지나자, 몸에 어느 정도 기운이 생긴 이 박사는 두 시간 이상을 너끈히 걸었다. 처음에는 30분도 걷지 못하고 힘들어했었는데 한 달이 지나자 확연히 달라졌다. 그는 전엔 감히 엄두도 내지 못했던 북한산 산행을 시작했다. 구파발에서 북한산의 원효봉까지, 그리고 다시 한 달 후에는 백운대까지 걸어갔다.

그는 점점 건강에 대한 자신감을 갖기 시작했다. 자신감이야말로 병에 대한 공포, 죽음의 두려움을 없애는 키워드이다. 그 키워드를 그는 산행하면서 갖기 시작한 것이다. 여름철 나는 그를 미산에 있는 광욱의 집에 여러 날 머물게 했다. 그는 그곳에서 여든이 다 된 광욱의 모친이 슬리퍼를 신은 채 방태산(1443.7m)을 마치 옆집에 빗자루 빌리려 갔다 오는 것처럼 올라갔다가 내려오는 것을 보고는 그만 기가 죽었다. 광욱의 모친은 방태산에 방목하는 소들에게 소금을 가져다주곤 했는데 그 모습을 보고는 백운대(836m)를 오르내리면서 자신만만해 했던 자신이 얼마나 오만했던가를 새삼 깨달은 것이다. 그때부터 그는 겸손한 마음으로 광욱의 모친이 방태산을 갈 때마다 동행하곤 했다.

산행을 시작한지 일 년이 지나고 건강에 자신감이 생기자 그를 괴롭혔던 간경변은 눈 녹듯 사라졌다. 긴장을 이완시키려면 힘들게 노력해야 하고 그렇게 함으로써 건강에 대한 자신감을 가질 수 있다는 평범한 진리에 비로소 눈뜬 것이다. 이처럼 사람마다 어떻게 공포를 자신감으로 대체시킬 것인가 하는 것은 각자 마음속에서 결정하기 나름이다.

힘든 노동은 마음을 비우는 관문

우리는 교황 요한 바오로 2세나 20세기 최고의 권투 선수였던 무함마드 알리를 볼 때마다 무표정한 얼굴에 손을 떨면서 아주 힘겹게 천천히 발걸음을 옮기는 그 모습에 안타까움을 느낀다. 바로 파킨슨병 환자의 전형적인 모습이다. 그런데 사람이 많이 모이는 곳에 가보면 손 떨림 증세를 보이는 사람들이 의외로 많다. 80년대 말의 어느 날 군사정부 시절에 차관을 지낸 김씨가 나를 찾아온 것도 수전증 때문이었다. 더욱이 그는 심한 간경변까지 겹쳐서 거의 죽어 가는 사람이나 다름없었다.

수전증, 간경변에 우울증까지

김씨는 대학 재학 중 행정고시에 합격하여 주위 사람들로부터 장래가 촉망되는 엘리트로 인정받았다. 게다가 중앙 부처에서 사무관으로 사회 생활을 시작한지 얼마 안 되어 군 장성의 외동딸과 결혼하여 동료들로부터 부러움을 샀다. 물론 그때부터 순풍에 돛을 단 듯 고속 승진을 거듭했다. 70년대 초만 해도 우리나라에서 고시 출신 공무원은 출세가 보장되는 직업이었고, 군 장성의 딸은 재벌이나 유명 정치인의 딸 못지않은 일급 신붓감이었다. 특히 장군의 딸은 공무원 사회에서 출세가 보장되는 최고의 신붓감으로 손꼽혔다. 오죽했으면 준장을 남편으로 둔 부인은 별이 2개요, 그 외동딸은 별이 3개라고 했을까. 요즘 젊은이들은 이해하기 힘든 이야기이지만 30년 전의 한국 사회는 이랬다.

김씨는 원래 성품이 착해 동료들로부터 꽤나 인기가 좋았다. 힘든 일이나 궂은일을 마다하지 않았고 어려운 사람을 보면 두 팔을 걷어 부치고 도왔다. 그런데 자리가 높아지자 사람이 달라졌다. 자리가 사람은 만든다는 말 그대로였다. 국장이 되고 실장이 되고 차관이 되고 마침내 청와대 비서관까지 되자 그만 이성을 잃고 말았다.

직급이 엇비슷한 사람이나 윗사람에게는 제법 의젓하고 총명하게 굴었으나 아랫사람들이나 가난한 사람들이 모인 자리에 가면 금세 어색한 태도에 시무룩한 표정을 짓고 입을 다물어 버렸다. 가끔 재미있는 대화나 놀이에 끼어들고 싶은 욕구가 생기더라도 자기 입장에서 너무 지나친 행동을 하는 것은 아닌지, 지나치게 아랫사람들에게 허물없이 구는 것은 아닌지, 그래서 자기 위신이 깎이는 것은 아닌지 하는 두려움이 앞섰다. 그 바람에 어디서나 꿀 먹은 벙어리가 되었고 어쩌다 입을 연다 해도 괴상한 소리만을 내뱉을 뿐이었다. 결국 동료들은 '따분하기 짝이 없는 괴상한 친구'라는 딱지를 붙였다.

한마디로 그는 러시아의 작가 고골리의 소설 「외투」에서, 외투를 강도당한 가난한 말단 관리가 찾아간 칙임관을 복사해 놓은 듯 했다. 친구들을 대할 때도 마찬가지였다. 어깨에 잔뜩 힘을 주고 굳은 표정을 짓기 일쑤여서 친구들 사이에도 '밥맛없는 ××' '재수 없는 놈'이란 평이 나돌았다. 물론 그에게 빌붙어 덕을 보려는 사람들은 '능력 있는 점잖은 인물'으로 평가했다.

어쨌든 그는 이미 40대에 주목받는 인물이 되었다. 그를 '존경'하는 사람들이 너나없이 술자리를 마련했고 어느 새 매일 저녁마다 술을 마시는 게 하나의 일과처럼 되었다. 당시 우리나라의 중요한 일들은 대체로 밤의 술자리에서 이루어졌었다.

40대 중반이 되자 알코올에 중독된 증상이 서서히 나타나기 시작했다. 체력이 한계점에 달한 그에게 술기운이 떨어지면 손이 덜덜 떨리는 수전증이 찾아온 것이다. 술을 많이 마시면 기氣와 혈血이 다 상해서 수전증이 찾아오고 이것이 심해지면 사지가 떨리고 근육이 굳어지고 행동이 부자연스러워지는 파킨스병 같은 증세가 나타난다.

알코올 중독으로 인한 수전증은 술 한 방울이 목구멍을 통과하는 순간 딱 그치고 알코올 기운이 떨어지면 다시 떨리기 시작한다. 그래서 그는 점심 식사를 할 때마다 술 한 잔을 마셨고 저녁에는 습관대로 푸짐한 술자리를 가져 떨리는 것을 잡았다.

그런데 어느 날부터인가 아침에 일어나면 손이 떨려왔다. 밥을 먹으려고 숟가락을 잡아도 덜덜덜 탱크 지나가는 소리가 났다. 할 수 없이 아침 식사 때도 술을 한 잔 마시고 출근을 했다. 그러다가 포도주를 마시면 심장병 예방은 물론 혈액 순환에 도움이 된다는 신문 기사를 읽고는 나폴레옹 코냑을 아침에 한 잔, 낮에 한 잔, 밤에는 반 병을 마셨다. 알코올의 해악은 농도 문제이지 그 가격과는 아무 상관이 없지만 그는 비싼 술이므로 건강에도 그만큼 도움이 될 거라고 착각한 것이다.

수전증을 앓고 하루 세 차례씩 술을 찾는 남편에게 아내가 잘 대해줄리 만무했다. 그렇지 않아도 '별 셋'이란 자부심에 평소 골프나 승마, 헬스클럽에 열중하던 그의 아내는 남편이 알코올 중독으로 밤 생활을 제대로 못하자 더 이상 사람 취급을 하지 않았다.

어느 날 김씨는 과음을 하고 잠을 자다가 많은 피를 토해 병원 응급실로 실려 갔다. 병원에서는 수전증과 간경변이란 진단을 내렸다. 그는 휴직계를 내고 석 달간 입원 치료를 받았으나 병세는 호전되지 않았다. 달라진 것이라곤 중환자실에서 일반 병실로 옮긴 것뿐이었다.

결국 그는 병원에 있어도 더 이상 좋아질 것 같지 않다는 생각에 퇴원해서는 다른 병원을 돌아다니며 치료를 받았다. 거액을 들여 미국의 유명 병원까지 찾아가 몇 달간 치료를 받았으나 병이 나을 조짐은 보이지 않았다. 그러자 부인이 이혼소송을 청구하고 그의 곁을 떠났다. 소송 사유는 혼인을 계속하기 어렵다는 '성적 불능'이었다. 엎친 데 덮친 격이었다. 그는 더 이상 망신당하기 싫어 아예 퇴직해 버렸다.

자연생활을 동경하는 젊은이들

그가 나를 찾아왔을 때는 부인과 이혼하고 심한 우울증과 수전증, 간경변으로 건강이 말이 아닌 상태였다. 심신이 지쳐 모든 것을 포기한 상태였다. 누구나 유명한 병원에서 거액을 쓰고도 병이 고쳐지지 않으면 절망하게 마련이다. 희망이 컸던 만큼 절망도 크다. 중요한 것일수록 돈으로 해결되지 않는다는 것을 모르기 때문이다.

나는 김씨를 황정계의 토막집에 머물게 했다. 상남에서 신라의 마의
태자가 살았다는 김부리 쪽으로 2킬로미터쯤 가면 용네미 고개가 나오
고 이 고개를 넘으면 황정계 입구이다. 여기서 오른쪽 산속으로 2킬로미
터 올라가면 토막집이 있다.

용네미 고개는 지금은 도로 포장이 잘 되어 있지만 옛날에는 큰 구렁
이들이 많이 살던 높고 험한 고개였다. 구렁이가 넘어가는 고개라는 말
이 '용이 넘어가는 고개'로 변해 용네미 고개로 불리고 있다. 행정 용어
상으로는 '용남이 고개'로 표기하지만 마을 사람들은 그냥 용네미 고개
라 부른다.

황정계는 옛날에 황장포黃腸浦라 불렀던 곳이다. 왜 강가나 바닷가에
있는 '물가 포浦'자가 깊은 산속에 붙였을까 의아해 했는데, 알고 보니
옛날에는 포구 역할을 했던 곳이다. 이곳 산에서 베어낸 황장목을 용수

옛날 큰 구렁이가 살았다는 용네미 고개. 멀리 방태산이 보인다.

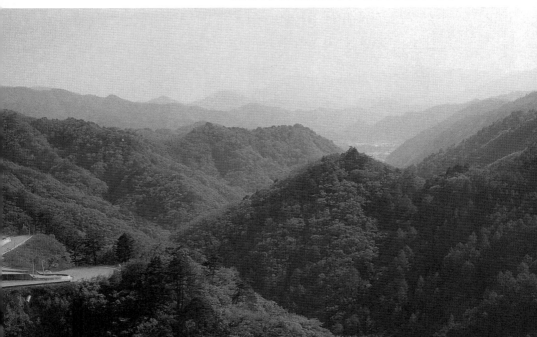

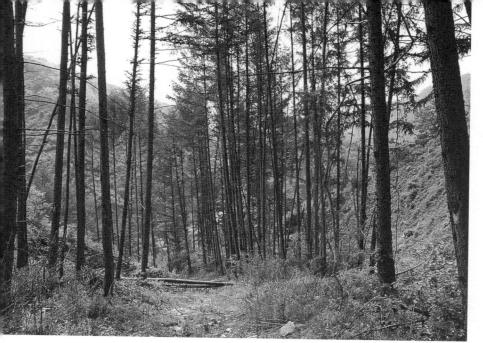

황정계의 입구. 옛날에는 질 좋은 금강소나무가 우거진 곳이었다.

암 계곡으로 띄워 운반했던 것이다. 황장목은 속이 붉고 목질 부분이 누런색을 띨 정도로 송진이 응고되어 관솔처럼 보이는 소나무를 말한다. 건조하기 쉽고 뒤틀림이 적으며 잘 썩지 않기 때문에 조선 시대에는 궁궐 재나 왕실 가족의 관곽재棺槨材로 애용되었다. 중국에서는 황제의 관을 가래나무로 만들면서 황장목이라 했고 우리나라에서는 금강소나무를 썼다. 조선시대에는 질 좋은 금강소나무가 자라는 곳을 '황장산'으로 봉하고 일반인들의 출입을 금했었다.

한편, 강물에 띄운 통나무들이 엉켜 붙어 물 속에서 움직이지 않을 때 이것을 풀어 물에 잘 떠내려가게 하는 일을 '적심'이라 불렀고 이 일을 하는 인부를 '적심꾼'이라 했다. 용수암 계곡으로 띄운 황장목들은 상남을 지나 미산 2리에 있는 내린천 계곡물을 만나고 기린면을 거쳐 인제의 합강리에 도착한다. 세월이 흘러 황장목을 베어내는 일이 사라지고 황장목을 물에 띄어 보내는 일도 없어지자 황장포가 황정계로 이름이 바뀐 것이다.

황정계의 토막집은 100여 년 전에 화전민이 살던 귀틀집이었다. 소나무 토막을 쌓아 올리고 나무토막 사이로 진흙을 발라 지은 집이다. 이 집에는 자연생활을 동경하는 젊은이들이 찾아와 함께 생활하기도 했었다. 도자기를 굽던 양 도공은 지금은 스님이 되어 도자기로 된 부처님 불사에 전념하고 있고, 태견과 주역의 대가인 김 사부는 이곳에서 젊은이들에게 전통 무술을 가르쳤는데 그의 제자였던 한 젊은이는 세계적인 쿵푸 선수가 되었다. 호남 운동권의 대모代母를 지내다가 이곳 부엌살림을 도왔던 여인은 선암사의 승려가 되었다. 또 사격 국가대표 선수 출신의 문 도사는 개인산 약수산장 위 구룡덕봉 입구에다가 황토 집을 짓고

소나무 토막을 쌓고 그 사이를 진흙으로 발라 지은 귀틀집 (사진은 왕성골의 귀틀집)

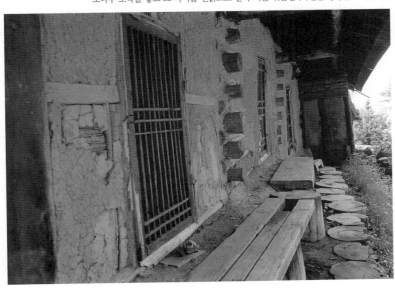

심신을 단련하고 있다.

나는 김씨로 하여금 이 젊은이들과 함께 생활하도록 했지만 어떻게 치료할 것인가에 대해서는 일언반구도 꺼내지 않았다. 왜냐 하면 그는 아직도 한방 치료를 업신여기고 있었기 때문이었다. 지금은 많이 달라졌지만 80년대만 해도 우리 것에 대한 이해는 아주 나빴다. 특히 한의학에 대한 이해가 부족하여 한약 자체를 백안시하는 풍토가 상류층이나 사회 지도층에 강하게 있었다. 그들은 한약뿐만 아니라 우리의 전통음악이나 된장, 김치 등 고유 음식까지 업신여기는 게 교양 있는 짓인 줄 알았다. 미국 시민권과 자식들의 미국 유학, 그리고 미8군에 가서 골프 치고 양식을 먹는 게 가장 큰 소원이라 믿고 있던 사람들이었다. 김씨 또한 예외가 아니었다.

나는 김씨에게 다른 사람들과 똑같이 생활하되, 술만은 전혀 안 된다는 점을 분명히 했다. 만약 술을 한 모금이라도 마신다면 그날로 여기를 떠날 줄 알라고 했다.

촛불 열 개 켜놓고도 어둡다니

그는 처음에는 무척 망설였다. 알코올 중독자가 술을 끊기란 마약 중독자가 마약을 끊는 것만큼 어려운 일이다. '똥개가 똥을 끊지 알코올 중독자가 술을 끊을 수 없다'는 게 정설이다. 특히 김씨와 같이 차관에 청와대 비서관까지 지낸 사람이 대학의 문턱에도 가보지 못한 젊은이들 앞에서 손을 벌벌 떠는 모습을 보인다는 것도 무척 괴로운 일일 것이다. 손을 떨지 않게 하려면 술을 한 잔 마셔야 하고 술을 마시면 간경변에 더욱 치명적인 손상을 가져오니 고민할 수밖에 없을 것이다. 하지만 그는 내 말을 따르기로 했다.

황정계의 토막집에서는 누구나 똑같이 일해야 한다. 나도 예외는 아니다. 이 집에 사는 사람은 기본적으로 누구나 하루에 물지게로 물을 네 동이씩 날라야 한다. 집에서 400미터쯤 떨어진 계곡에 가서 물을 지고 와야 하는데 젊은이들은 잠깐 사이에 날랐지만 물지게를 처음 지는 김씨는 무척 힘들어했다. 시간도 오래 걸렸지만 물을 엎지르기 일쑤여서 집에 당도하고 나면 물이 3분의 1도 남아 있지 않았다. 물지게는 균형을 맞춰야 힘도 안 들고 물도 흘리지 않는 법인데 사람을 부리는 데만 익숙했지 직접 자기 몸을 움직여본 경험이 거의 없었던 그로서는 쉽지 않은 일이었다. 그는 옷에 물을 잔뜩 흘려 한번 갔다 올 때마다 옷을 갈아입어야 할 지경이었다.

이 집에 사는 사람은 또 산에 가서 땔나무를 하루에 두 지게씩 지어 날라야 한다. 깊은 산속이므로 땔나무를 구하는 게 쉬울 듯싶지만 그렇지 않다. 주위의 나무가 자기 것이라 해도 아무것이나 잘라 내서는 안 된다. 가지치기 수준으로 땔나무를 마련해야 한다. 젊은이들이 한두 시간 걸릴 일을 김씨는 온종일 걸려 겨우 나무 두 짐을 운반했다.

김씨의 하루는 무척 바쁘게 지나갔다. 물지게를 지고 땔나무를 해오고 밥을 짓고 군불 때기를 하다 보면 어느덧 해가 서산을 넘어갔다. 시계를 들여다 볼 틈도 없는 바쁜 하루하루였다.

모든 일이 서툴고 처음 해보는 일인지라 더욱 힘들어서 새삼 자신이 얼마나 무능력한 인간인지를 깨닫게 되었다. 전에는 학벌이나 사회적 지위가 별 볼일 없는 사람들, 특히 젊은이들 앞에서 거드름을 피웠는데 이젠 그들의 눈치를 살피는 신세가 되었다. 하지만 그에게 관심을 두는 사람은 아무도 없었다. 각자 자기 일을 하기 때문에 옆에 누가 있는지, 어떤 사람인지 관심을 가질 겨를도 없다. 그저 자기 생활에 충실하면 그만이다.

저녁을 먹고 나면 자유 시간이다. 각자 스스로 장만한 촛불을 켜고 책을 읽기도 하고 글을 쓰기도 한다. 김 사부에게서 전통 무술을 배우는 젊은이들은 주로 천자문을 붓글씨로 쓰면서 마음공부를 겸했다. 김씨는 책을 읽었다. 주로 정치와 경제에 관한 원서들이었다.

특이한 모습은 젊은이들이 촛불 하나를 켜고 붓글씨를 쓰지만 김씨는 열 개나 되는 촛불을 켜고 책을 읽는다는 점이다. 김씨는 어두운 데서 책을 읽으면 눈이 나빠진다며 많은 촛불을 켰다. 하지만 어두운 곳에서 사진을 찍는다고 카메라가 망가지는 게 아니다. 오히려 눈이 환경에 적응해서 더 좋아진다. 젊은이들 역시 처음에는 한 시간 정도 붓글씨를 쓰고 나면 눈이 아프고 좀이 쑤셔서 들락날락 했었는데, 한 달쯤 지나자 서너 시간씩 꼼짝하지 않고 계속했다.

어느 날 나는 볼일이 있어 한약방까지 내려왔던 김씨와 함께 황정계 집으로 올라가다가 우담슬 마을에 사는 최강춘 노인의 집에 들렀다. 김장 김치를 얻기 위해서였다. 최 노인은 마을에서 가장 연로한 분으로 당시 연세가 90세 가까이 되었다. 나는 간경변으로 고생하던 그의 맏며느리를 고쳐주었는데, 그 인연 덕택에 김장 김치를 얻곤 했었다.

김치를 내주던 최 노인의 부인이 느닷없이 김씨에게 맏며느리에 관한 이야기를 끄집어냈다. 그 맏며느리는 40대 나이로 간경변에 복수가 차서 죽을 날만 기다리고 있었다. 다리가 붓고 복수가 심해 병원을 찾았으

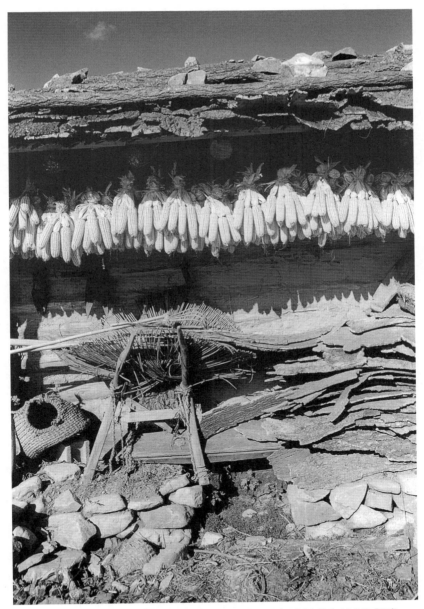

물지게 지고 땔나무를 하다 보면 올바르게 사는 지혜를 터득하게 된다. (사진은 횡성 민속촌의 귀틀집)

나 효과가 없어서 그냥 돌아왔다. 그녀는 미음만 조금 먹을 뿐 다른 음식을 먹으면 모두 토했다. 부기를 빼는데 좋다는 인진쑥을 삶아 먹여도 배만 더 불러오고 잉어나 호박을 삶아먹어도 배가 더 차올랐다. 약은 한약이든 병원 약이든 다 토했다. 그런 며느리를 내가 고쳤다면서 한참 동안 내 칭찬을 늘어놓았다.

내가 한약방을 차린 80년대 초반에는 산골 마을에 유난히 간경변 환자가 많았다. 왜냐 하면 70년대에는 조국 근대화의 물결을 타고 새마을 운동과 함께 식량 증산 운동이 활발히 이루어졌는데 주로 농약과 화학비료에 의존했기 때문이었다. 예전의 농사는 거의 유기농에 가까운 농사였지만 수확량을 늘리려고 개량종자, 농약, 화학비료를 대량으로 사용하다 보니 부지런한 농민들은 거의 다 농약 중독자가 되고 말았다. 더욱이 그들은 농약을 사용한 뒤 머리가 아프면 술로 통증을 잊으려 했는데, 농약 치고 술 마시고 하는 과정을 반복하다 보니 간을 상하게 되고 간경변 환자가 된 것이다. 그 당시 한약방에 오는 세 사람 가운데 한 사람은 간질환 환자였고 나머지 둘은 대부분 과도한 노동으로 인해 허리와 무릎이 아픈 사람들이었다.

막걸리 반 잔으로 고친 수전증

며칠 후 김씨와 나는 황정계 집에서 한약방을 가던 중 용네미 고개에서 20년 이상 수로원修路員으로 일하고 있는 최씨를 우연히 만났다. 김씨가 수전증으로 이곳에 와 있다는 말을 꺼내자 최씨는 자기도 20년간 밥 대신 막걸리와 소주를 먹다가 알코올성 간경변으로 복수가 차고 수전증으로 고생했는데 내가 지어준 한약과 처방대로 해서 나았다는 이야기를 들려주었다.

최씨의 하루 일과는 고개를 넘는 것으로 시작해서 고개를 넘는 것으로 끝난다. 그가 맡은 구역은 상남에서 김부리까지 10킬로미터 정도의 고갯길이다. 이 길은 당시 험하고 높은 산속으로 연결된 비포장 도로였다. 여름철에 비가 많이 오면 계곡 물이 넘쳐 길이 자주 끊겼고, 겨울철에는 눈이 1미터 이상 쌓여 막히는 날이 많았다. 그 길을 보수하는 게 그의 일이었다. 그런데 높은 고개를 넘으면서 일하다 보면 추운 겨울에도 많은 땀을 흘렸다. 자연히 고개 너머 가게에 들러 가게 주인이나 마을 사람들과 인사를 나누면서 술 한 잔을 마시게 된다. 그렇게 20여 년을 지내다 보니 손이 덜덜 떨리는 수전증이 찾아왔고 알코올성 간경변으로 복수가 찼던 것이다.

병원에 입원한 그는 처음에는 20년간 매일 20킬로미터씩 걷다가 침대에 누워있자 이게 천국이 아닌가 했다. 하지만 보름이 지나자 천국은 지옥이 되었다. 20년간 매일 산길을 걷다 보니 산길과 일은 그의 생활이고 삶이었는데, 삶이 없어졌으니 죽음을 느끼는 건 당연했다. 병원에서는 절대 안정을 취해야 한다면서 당분간 병실에 누워 치료를 받으라고 했지만 머릿속에는 삽질하던 산길이 꽉 찼고 그 길이 손짓을 했다.

'누워서 죽음을 기다리지 말고 걸어서 살자.'

최씨는 침대에 누워 살 수 없는 삶을 구걸하기보다는 차라리 일하면서 죽겠다고 마음 먹었다. 또 길을 걷다 보면 혹시 살길이 열릴지 모른다고도 생각되었다. 그러면서 나를 찾아온 것은 자기보다 더 심한 간경화로 고생하던 최강춘 노인의 며느리를 고쳤으니 자기 병 역시 고칠 것이라는 확신이 들었다고 했다. 나는 최씨에게 술은 한 방울도 마시지 않겠다는 다짐을 받은 뒤, 식이요법을 알려주고 한약을 지어주면서 병원 약도 함께 먹도록 했다.

며칠 후 최씨는 술을 마시지 않으니까 소변이 안 나오고 병원 약을 먹으면 소변은 나오지만 속이 뒤틀리고 기운이 소변과 함께 쏙 빠져나간다고 했다. 그러면서 병원 약을 먹지 않겠다는 것이다. 내가 최씨에게 준 한약은 간, 신장의 기능을 서서히 도와주는 약물로 약리적 작용보다 식이적 작용이 더 컸다. 이뇨 효과는 병원 약의 10퍼센트도 안 되었다. 결국 나는 끼니때마다 막걸리를 소주잔으로 한 잔씩 마시게 했다. 병원 약보다 막걸리 한 잔이 더 소변이 나올뿐더러 병원 약을 먹으면 속이 죽을 듯 아프고 기운이 빠져나가 못 먹겠다고 우기는데 도리가 없었다. 몸속에 약간의 알코올이 들어가자 손 떨림이 멈추고 소변이 나왔다. 20년간 알코올에 절어 있다 보면 이런 이상한 현상이 일어나는 게 전혀 이상하지 않다.

최씨는 다시 일을 시작했다. 가파른 고갯길을 넘을 때는 숨이 막히고 심장이 멎은 듯 했다. 다리에 힘이 없어 길바닥에 주저앉기 일쑤였다. 마치 골인 지점에 들어오는 마라톤 선수처럼 허우적허우적, 비틀비틀 산길을 걸었다. 평소 가볍게 들고 다니던 작업용 삽이 어찌나 무거운지 질질 끌고 다녔다. 하루에도 수십 번씩 길바닥에 눕고 싶었지만 이를 악물고 걷다 쉬다를 거듭했다.

간경변이 심해지면 신경계의 교란으로 짜증과 우울증이 심해진다. 최씨 또한 기운이 없고 우울증이 심해 하루에도 수십 번씩 죽음을 생각했다. 그때마다 '죽음은 어둠이다. 컴컴한 관속에 있는 것보다 이 파란 하

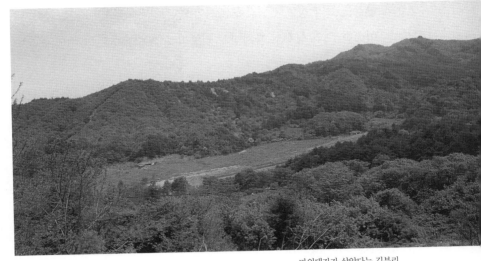

늘을 보고 숲을 보고 고갯길을 넘어 다니는 게 얼마나 행복한가?' 라는
생각이 들었다. 이런 생각이 주저앉고 싶은 최씨를 일으켜 세웠고, 마침
내 일 년 후에는 건강을 되찾아 정상적으로 수로원 생활을 하고 있다. 최
씨의 이야기를 들은 김씨는 전 세계가 불치병, 난치병으로 여기는 간경
변, 수전증 환자가 한약을 먹고 나았다는 말에 충격을 받았다.

교만이란 독소

그날 김씨는 내게 자신의 병을 고쳐줄 것을 진심으로 간청했다. 비로
소 한방 치료에 대해 눈을 뜬 것이었다. 처음 나를 찾아왔을 때는 "내가
여기서 병원 약을 먹고 휴양을 하다가 나으면 화타 선생이 고친 걸로 소
문을 낼 터이니 그쯤 아시오"라고 인심 쓰듯 말했던 그였다. 그는 애당

초 한약을 독약 정도로 생각했고 진짜 약은 양약이라고 믿고 있었다. 나는 이러한 그의 생각도 불치병의 일종이라 생각하여 탓하지 않고 그냥 지켜보고 있었던 것이다.

그는 황정계 토막집에서 젊은이들과 생활하면서 자신이 얼마나 부족하고 무능한 인간인지를 깨달았다. 그리고 산골 사람들의 생활을 통해 어떻게 사는 것이 올바르게 사는 것인지를 배웠다. 우리는 인생에 대한 깊은 고뇌나 체험을 할 기회 없이 양지에서만 살아온 사람들을 '온실 속의 화초 인생'이라 부른다. 김씨 또한 여태껏 화초 인생으로 살아왔다. 이러한 화초 인생들이 병을 얻었을 때 가장 먼저 할 일은 교만한 마음을 떨쳐내는 일이다.

교만은 사람이 만들어내는 독소 중에서도 가장 큰 독소이다. 아무리 좋은 음식과 좋은 약을 먹고 맑은 공기와 깨끗한 물을 마셔도 교만한 생각을 갖고 있는 한 끊임없이 몸속에 독소가 생성된다. 교만한 마음은 시커먼 매연이 뿜어져 나오는 굴뚝에 코를 처박고 있는 것만큼의 독소를 몸속에서 만들어낸다.

나는 치료를 받겠다는 그의 진심을 확인한 뒤, 한약을 처방해주었다. 산에서 칡뿌리를 캐어 수시로 삶아 먹게 하고 산미나리를 뜯어 반쯤 익혀 먹게 했다. 칡뿌리의 껍질을 벗겨 잘게 썰어서 소금물 또는 백반수에 담갔다가 말린 것을 '갈근葛根'이라 하는데 '갈'이란 혁革이라는 뜻이다. 칡넝쿨 껍질로 고운 베를 짤 수 있다는 데서 유래했다. 갈근탕은 감기 치료와 특히 주독酒毒, 약독藥毒을 푸는 데 효험이 있다. 산미나리는 '수근水芹'이라 하며 오래 먹으면 근육이 좋아진다. 대소장大小腸을 잘 통하게 하고 석약독石藥毒을 풀어준다.

또 수시로 더덕을 무쳐 먹거나 끓여먹게 했고 방태산, 점봉산에서 캔 수십 년 묵은 산작약을 가루로 만들어 먹거나 끓여 먹게 했다. 더덕은 '사삼' 또는 '백삼'이라 하여 『동의보감』에는 '폐속의 음기를 보하며 간 기肝氣와 산통疝痛과 잠이 많은 것을 치료한다'고 적혀 있다. 이런 더덕 이 수십 년 동안 묵으면 속에 수액이 들어있는 경우가 있는데, 이를 물찬 더덕이라 한다. 물찬더덕은 허리 아픈데 약효가 크다며 거액을 지불하 더라도 찾는 사람들이 많다.

작약은 함박꽃 뿌리로 보간補肝하고 완중緩中하는 효능이 있다. 산에 서 나온 자연산 작약인 산작약은 수십 년 묵으면 요강 단지만하며 간염, 간경변 등 간질환 환자에게 『동의보감』 처방대로 단방 약에 쓰면 효과 가 크다. 요즘 시세로 치면 수입 작약은 한 근에 1천 원, 재배 작약은 3천 원인데 비해 산작약은 4만 원을 호가한다. 특히 강원도의 오래된 산작약 은 한 근에 10만 원을 넘기기도 하니 그 약효는 짐작할 만하다. 우리는 보통 산삼만 오래 묵은 것을 좋다고 여기지만 작약처럼 난치병을 고치 는 약재야말로 양질의 것을 써야 한다.

한 달쯤 지난 뒤부터는 수로원 최씨가 수전증을 고칠 때 했던 것처럼 매일 새벽마다 방동약수에 가서 약수를 길어다가 밥을 지었다. 물론 이 밥은 황정계 토막집의 식구들과 김씨 자신이 먹을 유기농 밥이다. 개인 산 약수나 방동약수로 밥을 지으면 이뇨 효과가 크다. 방동약수는 황정 계에서 약 20킬로미터 떨어진 인제군 기린면 방동리의 방태산 계곡에 있다. 300여 년 전 어느 심마니가 동자 꿈을 꾼 후 이곳에서 육구만다리 산삼을 캤는데, 산삼을 캔 자리에서 약수가 솟았다고 전해진다.

밥은 현미밥이 좋지만 소화가 잘 안 된다고 해서 흰밥을 먹게 했다.

간경변 환자 중에 현미나 보리, 콩 등 곡물이 소화가 안 되는 경우가 많은데 억지로 먹으면 오히려 해롭다. 간경변 환자는 베트콩과 다르다. 싸움을 잘 하는 베트콩의 양식인 현미는 그 당시는 물론 지금도 모든 음식 가운데 최고로, 그리고 다른 식품은 먹을 필요 없는 완전식품으로 여겨지고 있지만 현미만 먹어서는 영양 결핍으로 목숨을 잃는 수가 있다.

나는 또 김씨에게 백출식혜를 담가 음료수 대신 마시게 했다. 담그는 일은 최 노인의 맏며느리가 도와주었다. 백출이란 국화과에 속하는 다년생 약초인 삽주 뿌리를 말한다. 삽주 뿌리를 캐보면 묵은 뿌리 밑에서 햇 뿌리가 달려 있는데, 묵은 뿌리를 창출이라 하고 햇 뿌리를 백출이라 한다. 다 같은 삽주 뿌리지만 백출은 보중補中 제습除濕하는 효과가 크고 창출은 관중寬中 발한發汗하는 효과가 크다. 즉, 백출은 땀을 멈추게 하고 창출은 땀을 나게 한다.

마지막까지 조심했어야 했는데

6개월이 지나자 김씨는 처음 왔을 때와는 완연히 달라졌다. 물지게도 젊은이들처럼 지었고 땔나무 지게도 잘 졌다. 시력이 나빠 촛불을 열 개쯤 켜고도 책을 보는데 지장이 있었는데 이젠 촛불 하나만 켜고도 책을 읽을 수 있었다. 간이 좋아지니 눈도 좋아진 것이다. 수전증은 어느 틈인가 없어졌다. 달라진 게 또 있다. 처음에는 미국의 경제학자가 지은 원서를 읽으면서 우리나라 경제의 앞날을 걱정했는데 이젠 경제 서적을 집어던지고 젊은이들처럼 천자문을 붓글씨로 썼다. 그리고 오랫동안 이별했던 남자가 슬슬 살아났다. 그는 영영 끝난 줄 알았던 것이 되살아나자 더욱 건강에 자신감을 갖게 되었다.

간경변은 간에 지방이 생겨 굳어진 상태이다. 지방이 생기는 원인은 여러 가지가 있지만 술의 알코올 독, 독성이 있는 음식, 지방이 많은 음식을 꼽는다. 욕심도 독이 생기는 원인이 된다.

간경변 환자의 필수 식사는 유기농 쌀밥과 유기농 채소, 그리고 백색 자연산 어패류이다. 김씨에게는 약수로 지은 밥, 백출식혜가 최고의 보약이자 치료약이 되었다. 그러나 황정계에서 열심히 지게를 지는 등 힘든 노동을 하고 또 고치겠다는 신념이 일등 공신임은 말할 필요가 없다.

일 년이 지나고 그는 간경변이 없다는 병원 진단을 받고 하산했다. 그리고 젊은 시절부터 꿈꿨던 소설가가 되겠다는 욕심에 작가 수업에 열중했다. 원래 문학 지망생이었으나 60년대에는 문인이란 직업이 굶어죽기 알맞은 터라 부모의 권유대로 공무원이 되었던 것이다.

그는 모 신문사의 신춘문예 현상모집에 단편소설이 당선되어 정식으로 문단에 등단했다. 옛 동료들이 그의 등단을 축하하기 위해 조촐한 술자리를 마련했다. 술이 몇 잔 돌아가자 옛날 버릇이 나와 폭탄주를 돌리기 시작했다. 건강을 되찾았다는 안도감에 그는 무심코 폭탄주를 몇 잔 마셨다. 그러다가 갑자기 쓰러졌고 다시는 일어나지 못했다. 간경변 환자는 구조상 완치되었다고 해도 조그만 충격에도 죽을 수 있다는 점을 소홀히 한 탓이었다.

즐겁게 일하여 간경변 고친 고엽제 환자

1982년에 개봉된 영화 '람보'는 실베스터 스텔론이 월남전 전우를 만나러 가는 것으로 시작된다. 하지만 그 전우는 이미 병으로 죽은 뒤였다. 60년대의 월남전에서 얻은 고엽제 후유증으로 암에 걸려 고생하다가 죽은 것이다. 미국은 월남전에서 베트콩의 은둔지와 무기 수송로로 이용된 정글을 없애기 위해 베트남 국토의 15퍼센트에 해당하는 지역에 고엽제를 뿌렸다. 그 중 80퍼센트는 한국군 작전 지역이었다.

고엽제에는 인류 역사상 가장 독성이 강한 다이옥신이 많이 함유되어 있다. 다이옥신은 치사량이 0.15그램인 청산가리의 1만 배, 비소의 3천 배의 독성이 있다. 분해도 잘되지 않고 녹지도 않아서 인체에 극히 적은 양이 흡수되어도 몸속에 축적되어 10~20년 후에는 암, 신경계 손상, 기형 유발, 독성 유전 등의 각종 후유증을 일으킨다.

70년대부터 월남전 참전국 장병들은 원인 모를 병에 시달렸고 1978년경 미국에서는 커다란 사회적 문제로 부각되기도 했다. 그러나 우리나라에서는 미국의 심기를 건드리지 않으려고 철저히 보도 통제를 하는 바람에 수많은 참전 용사들이 원인 모를 질병에 시달리다가 젊은 나이에 죽어갔다. 그들은 왜 죽어 가는지를 몰랐고 병원에서조차 알지 못했다. 당시 우리 사회에서는 그들이 베트남에 가서 못된 짓을 하다가 국제 매독, 에이즈 따위의 성병에 걸려 그렇게 됐다며 그들의 도덕성을 비난했다. 세계 평화에 기여하고 국가경제 발전에 초석이 된 수천 명의 참전 용사들은 영광 대신 고엽제 후유증으로 지옥 같은 시련을 겪다가 재산을 탕진하고 불명예 속에 죽은 것이다. 월남전에서 죽은 사람이 5천 명, 부상자가 1만 5천 명 등 공식적으로 2만여 명의 사상자가 있었으니 고엽제 후유증으로 고생하던 참전 장병의 수를 짐작할 수 있다.

고엽제 환자가 위암 걸린 이유

태권도 국가대표 선수로도 활동했던 장 사범 역시 60년대 중반 월남전에 참전한 용사였다. 평소 무술과 모험이 사나이의 길이라는 신념 속에 살아온 그는 태권도 교관이 아닌 일반 병으로 참전했다. 제대를 한 뒤에는 태권도 도장과 헬스클럽을 운영하면서 건강을 다졌다.

운동 신경이 뛰어난 그는 어릴 때부터 운동을 좋아했고 격투기는 다 잘했는데, 특히 태권도에서 두각을 나타냈다. 건강관리에도 세심하게 신경을 써서 평소 운동에 방해가 되는 술이나 담배는 물론 커피도 마시지 않았다. 감기나 몸살 따위로 몸져 누워본 적도 없었다. 감기 기운이 있을 때 헬스클럽에 가서 한두 시간 땀을 흘리고 나면 몸이 거뜬해졌다. 또 아무리 음식을 많이 먹어도 배탈 난 적이 없었다. 그야말로 그는 건강하고 활기차게 살았다. 헬스클럽에서 체력 테스트를 하면 항상 최고의 점수였다. 사업 또한 번창하여 태권도 도장과 헬스클럽을 여러 군데 운영했다. 40대 중반에 접어든 어느 날 전신에 반점이 생겨, 혹시 다른 전우들처럼 국제매독이나 에이즈에 걸린 게 아닌가 싶어 내심 걱정했다. 병원을 찾았더니 의사는 아토피성 피부염이라면서 반 년 정도 피부과 치료를 받으면 나을 것이라고 했다. 실제로 반 년쯤 치료를 받자 그 증세는 사라졌다.

48세 때 처음으로 위가 아파 병원에 갔더니 '위암'이라며 수술을 받아야 한다고 했다. 그는 위를 절반가량 잘라내는 수술을 받으면서도 자신이 위암에 걸렸다는 사실이 믿어지지 않았다. 그의 집안은 대식가 집안으로 위가 나쁜 사람도 없었고 암에 걸린 사람도 없었다. 그 역시 남들이 깜짝 놀랄만큼 과식을 해도 위에 탈이 난 적이 없었는데 위암이라니 믿어지지 않은 것은 당연했다.

위암 수술을 성공적으로 마치고 3개월마다 정기 검진을 했으나 더 이상 암세포가 발견되지 않았다. 그는 더욱 열심히 일했다. 그런데 수술한 지 일 년 반 만에 다시 위가 몹시 아팠다. 수술 전의 악몽이 되살아났다. 불과 보름 전에 받은 정기 검사에서 아무런 이상이 없는 것으로 판정이 났는데 웬일이란 말인가. 병원에서는 수술 부위가 재발했고 다른 곳으로 전이까지 되었다고 진단했다. 의사는 잘 하면 일 년 반쯤 살 수 있다면서 생명 연장을 위한 몇 가지 치료 방법을 제시했지만 그의 귀에는 들리지 않았다.

'앞으로 일 년, 길어봤자 1년 6개월이면 내 인생도 끝장이다. 그 동안 무엇을 하고 지내야 좋을까?'

주위에서는 '수술을 받아라' '민간요법을 해봐라' 등 의견이 분분했다. 어떤 사람이건 다른 사람의 질병에 관해서는 전문가이다. 자기 몸에 생긴 병에 대해서는 의사를 찾지만 다른 사람의 몸에 생긴 문제는 자신만만해 하고 아는 것도 많을뿐더러 요긴한 충고들이 넘쳐나는 게 우리 사회이다. 그들은 자신의 충고가 전문가들의 충고보다 유용하다는 것을 여러 사례를 들어 구체화시키기도 한다.

장 사범은 어떤 선택이 옳은지를 놓고 한동안 고민하다가 선배의 소개로 한약방을 찾아왔다. 그때가 80년대 말이었다. 나를 찾아온 것은 죽을 때 죽더라도 아프지 않으면서 좋아하는 견지낚시나 즐기고 싶다는 작은 소망 때문이었다. 그렇게 하다가 기적이 일어나 오래 살면 좋겠지만 내린천에서 했던 견지낚시를 계속하고 싶다는 것이 일차 목표였다.

그는 내게 그간의 병력을 자세히 설명하면서 자신이 왜 암에 걸렸는지가 궁금하다고 했다.

월남전에 참전했던 젊은이들의 피부에 생기는 붉은 반점은 고엽제의 다이옥신 같은 독성 물질이 몸속에 들어가 면역체와 싸우는 과정에서 생기는 부산물이다. 이 증상을 항히스타민제나 스테로이드 등으로 치료하면 피부 발진이 속으로 잠복하는데 그렇다고 원인이 제거되는 것은 아니다. 사람의 면역 체계는 천태만상이다. 간 기능이 몸에 들어온 독성 물질을 특별히 분해하는 사람은 이러한 반점이 나타나지 않는다. 하지만 간 기능이 좋아 독성 물질을 분해했다고 해도 분해 과정에서 남은 발암 물질은 체내에 누적되어 암세포가 생길 여건을 호시탐탐 노린다. 이 물질들은 인체의 면역 능력이 약화된 순간부터 암세포를 만들어낸다. 장 사범의 경우에도 다이옥신이 몸에 침투하여 피부 발진이 생겼고 면역 체계를 교란시켜 위암을 만들었던 것이다. 피부에 붉은 반점이 생겼을 때 제일 먼저 고엽제를 의심했어야 했는데 당시의 의료진이나 참전용사들은 고엽제라는 악마에 무지했던 것이다.

나의 설명을 듣자 그의 눈빛에서 증오의 불길이 일기 시작했다. 자신에게 닥친 불행의 원인을 제공한 미국 정부와 우리나라 군사정부에 대한 증오심이 솟구친 것이다. 이때부터 그는 이렇게 살다 죽을 바에야 차라리 미대사관에 들어가 다이너마이트를 터뜨려 고엽제의 피해를 전 세계에 알려야겠다고 작정했다. 그리고 미대사관을 폭파시키는 꿈을 수 없이 꿨다. 그런데 그런 꿈을 꾸고 난 다음날이면 몸이 더 아팠다.

왜 육체적 담금질이 필요한가

며칠을 고민하던 그는 마음을 고쳐먹었다. 미대사관을 폭파시킨다고 해도 세상이 달라질 것 같지 않다는 생각이 들었다. 나는 그에게 죽을 때 죽더라도 사는 동안만은 고통 없이 즐겁고 보람 있게 살라고 권했다. 그러면서 세 가지를 처방해 주었다.

첫째, 맑은 공기, 깨끗한 물을 마신다.

둘째, 스트레스를 원천 봉쇄하고 면역력을 증강시키는 운동을 한다.

셋째, 유기농 자연식을 한다.

무엇보다도 간이 튼튼해야 독성 물질이 줄어든다. 또한 독성 물질이 체내에 생기거나 들어가는 것을 차단해야 간이 좋아진다. 흔히 독성 물질은 입이나 코를 통해 들어가는 것으로 알지만 생각으로도 만들어진다. 스트레스를 받으면 독성 물질이 생겨 간에 부담을 주고 면역 능력을 떨어뜨리는 것을 생각해 보면 알 수 있다.

일반적으로 스트레스는 외부에서 오는 것과 내부에서 만들어지는 것이 있다. 장 사범은 내부에서 만들어지는 전형적인 케이스이다. 그는 여러 개의 태권도장과 헬스클럽을 운영하는 일로 혼자 있어도 머리가 복잡했다. 또 50대에 접어들었지만 어느 누구와 격투기 시합을 해도 반드시 이겨야 한다는 강박관념에 젖어 있었다.

세상을 살다 보면 누구나 사람과의 관계에서 오는 스트레스가 만만치 않게 많다. 사람과 부딪치다 보면 내 생각대로 되는 경우보다는 그렇지 않을 때가 더 많기 때문이다. 세상이 내 마음대로 되지 않을 때 스트레스가 생기고 몸속에서는 해독 물질이 생성된다. 결국 그는 스스로 자기 마음속에서 만들어지는 스트레스가 많다는 것을 깨달았다. 평소 자신감이나 의욕, 투지, 신념이라고 믿고 있었던 것이 실상은 교만과 무지, 자만, 탐욕이었다는 사실이 눈에 보인 것이다.

마음이란 무엇인가. 마음은 살아오면서 생각한 것, 체험한 것, 읽은 것, 본 것 등을 재료로 해서 자기 식으로 만든 것이다. 내 마음은 내 식으로, 남의 마음은 그 사람 식으로 만들어진다. 그러므로 내 마음과 남의 마음은 부딪치고 다투게 마련이다. 마치 된장찌개와 햄버거가 서로 '저게 음식이냐' 하는 것과 같다. 스트레스를 줄이거나 덜 받게 하는 현명한 방법은 내 마음을 아래로 낮추고 남의 마음을 높이 올려다보면 된다. 쉽게 말해서 건방진 생각을 버리고 겸손한 마음을 가지면 된다.

요즘 복잡하고 짜증나는 도시 생활에 찌든 사람들은 어디 산속에 가서 얼마만이라도 푹 쉬었으면 좋겠다는 것을 입버릇처럼 말한다. 그러나 복잡한 도시를 떠나 산속에 혼자 있으면 스트레스가 없어질 것으로 생각하지만 천만의 말씀이다. 누구든지 혼자 있다고 해도, 또 방안에 가만히 누워 있거나 아무런 행동도 하지 않는다고 해도 머리가 조용히 있는 것은 아니다. 산속에 혼자 있어도 대부분의 사람들은 신문이나 텔레비전의 뉴스에 귀를 기울이고 세상일에 관심을 갖는다.

이 책에서 여러 차례 언급되는 예이지만 한약방을 찾아온 도회지 환자들은 대부분 처음에는 자신이 해왔던 일에 대한 관심을 버리지 못하고 끙끙대기 일쑤였다. 그러다가 이곳 사람들이 열심히 살아가는 모습을 보고는 생각을 고쳐 불치병을 이겨낸다.

실제로 많은 사람들이 열심히 산에 다니고 밭에서 일하고 공장을 다니면서 불치병을 고쳤다. 새로운 삶을 찾은 현장은 거기가 백두대간이건 남대문 지하상가이건 관계가 없었다. 열심히 일하다 보니 자기가 불치병을 앓고 있는지 생각할 틈도 없었고 그렇게 살다 보니 불치병은 사라져 버렸다. 가슴속에 욕심이 가득 차고 마음속에 교만이 배어 있으면 공기 좋고 물 좋은 백두대간을 하루 종일 오르내려도 불치병을 떨치지 못하지만, 욕심 없이 살다 보면 공기 나쁜 남대문 지하상가에서 수십 년을 살아도 해탈한 고승처럼 밝고 건강하게 사는 사람이 많다.

건강하게 살려면, 불치병을 이기려면 즐거운 생활이 필수이다. 이 즐거운 생활은 나만 즐거워서는 안 되고 나도 즐겁고 남도 즐거워야 한다. 그래서 장소는 별 의미가 없다. 산속을 다니건 공장에서 일하건 지하상가에서 일하건 항상 바르고 즐거운 마음이 있어야 한다. 즐거운 생활을 하고 싶지 않은 사람이 어디 있겠는가. 하지만 이 또한 생각처럼 쉽지가 않다. 마술사가 '즐거운 세상 나와라' 하고 주문을 외우면 나오는 것도 아니고 '즐거운 생활을 해야지' 하고 마음먹는다고 즐거운 생활이 되는 것도 아니다. 고승은 고행을 통해서 즐거운 생활에 들어간다. 가장 정신적인 종교는 생각이 아닌 끊임없는 육체적 고행을 통해서 고고한 정신세계로 들어가는 것이다. '마음을 비운다'는 것은 입이나 마음만으로 되는 게 아니라 끊임없는 육체의 담금질을 통해서 얻어지는 어려운 경지이기 때문이다.

고승은 고행을 통해서, 생활인은 생활을 통해서 즐거움을 얻는다. 누구는 산을 다니며 약초 캐고 나물 뜯으면서 즐거움을 얻고, 누구는 도시에서 직장 생활을 열심히 하면서 즐거움을 얻는다. 즐거운 생활을 할 수 있는 공간은 사람마다 다르다. 장 사범은 자신이 좋아하는 낚시와 산행을 통해 즐거움을 얻기로 한 것이었다.

잡념 없애주는 집중 호흡법

그는 앞으로 일 년 내지 일 년 반 남은 인생을 즐겁고 보람 있게 보내기로 결심하고 아예 짐을 싸서 이곳으로 왔다. 나는 여든이 가까운 과부 할머니가 광욱, 광복이라는 두 아들을 데리고 화전 밭을 일구며 근근이 살아가는 집에 머물게 했다. 1권에서도 설명했듯이 광욱은 물고기를 잡으려고 다이너마이트를 다루다가 사고가 나는 바람에 두 손과 눈 하나를 잃은 30대의 젊은이이고, 그의 동생 광복은 세 살 때 열병을 앓은 정신박약아지만 성품이 착하고 힘이 센 청년이다. 특히 광욱은 미산으로 견지낚시를 하러 찾아오는 낚시꾼들이 앞 다투어 안내를 부탁할만큼 내린천의 생태계를 꿰뚫고 있다.

그는 광욱이 가르쳐주는 대로 열목어가 많은 곳에 가서 낚시를 해서 팔뚝 만한 열목어를 잡아 올렸다. 지금은 특정 보호어종으로 지정되었지만 그때만 해도 열목어는 낚시꾼들이 욕심냈던 어종의 하나였다. 물론 장 사범은 잡는 재미로 낚았을 뿐이어서 잡는 대로 그냥 놔주었다. 열목어는 심산유곡을 흐르는 찬물에 살면서 눈의 열을 식힌다고 해서 붙여진 북방계의 담수어로 예전에는 '여항어'라 했다. 특히 오대산 계곡에 많이 서식했다. 『신증동국여지승람』에는 다음과 같이 오대산 계곡을 묘사하고 있다.

"봄이 되면 수백 수천의 열목어가 떼를 지어 계류를 올라가거나 소를 만나게 되면 물방울을 튀기며 힘차게 오른다. 어떤 것들은 뛰어오르는데 성공하지만 태반은 떨어져서 실패한다."

이곳의 개인산 계곡과 내린천이 합수되는 용소龍沼에도 열목어가 많았는데 봄에 열목어들의 합환 철이 되면 팔뚝 만한 열목어들이 떼를 지어 다니며 큰 장관을 이루었다.

장 사범은 해 뜨기 전후하여 한 시간 정도 낚시를 한 후 아침 식사를 마치고 개인산 약수터로 올라가 약수 물을 떠다가 밥을 지어먹었다. 광욱의 집에서 약수터까지는 8킬로미터로 처음에는 천천히 걸어서 네 시간 걸려 올라갔고 세 시간 걸려 내려왔다. 욕심을 내면 그 절반 시간에 오르내릴 수 있었지만 그는 천천히 걸었다.

약수터로 올라가면서 그는 출장식出長息. 수식관數息觀 행선을 했다. 내뿜는 숨은 길게, 들이쉬는 숨은 짧게 하되, 손가락으로 호흡수를 헤아리면서 걸었다. 처음에는 네 걸음을 내쉬고 두 걸음을 들이마시면서 걸

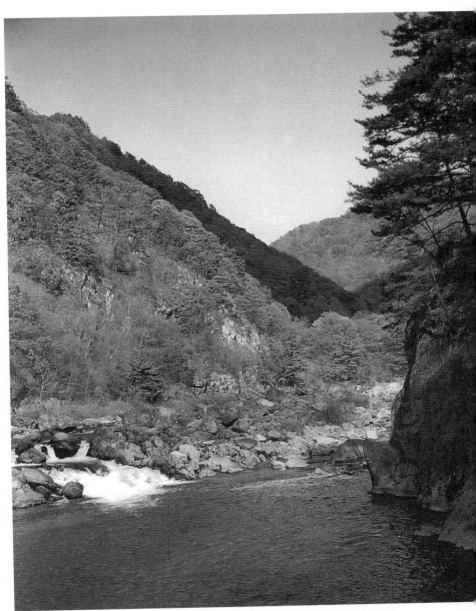

열목어가 많았던 용소. 개인산 계곡 물과 내린천이 합수되는 지점이다.

었다. 그리고 자신이 호흡하는 숫자를 하나하나 손가락을 꼽아봤다. 처음에는 몇 번까지 헤아렸는지 잊어버려 다시 손가락을 꼽는 등 애를 먹었으나 며칠 동안 애쓰다보니 이내 적응이 되었다. 그 스스로 호흡수를 세는 아주 간단한 일인데도 집중이 안 되는 것을 보고 깜짝 놀랐다. 전에는 등산할 때 헉헉거리면서 남보다 빨리 정상에 올라가는 게 산악인답고 올바른 운동이라고 생각했었는데 이제 생각해 보니 참으로 멍청했다는 생각도 들었다. 가장 기본적인 집중 훈련이 자신의 호흡수 세기이다. 처음에는 이런 단순한 것도 잘 안 된다.

우리는 누구나 일상적으로 길을 걸으면서 무수히 많은 생각을 하지만 그 대부분 잡념이다. 잡념이 많아지면 스트레스나 공포, 망상이 뒤따르는 법이다. 따라서 잡념을 없애려면 고도의 집중력이 필요하고 집중을 하려면 많은 노력을 기울여야 한다. 이때 가장 도움 되는 집중 호흡법이 바로 출장식 수식관 행선이다.

그는 낚시를 하면서도 출장식 호흡을 계속했다. 4초는 내쉬고 2초는 들이마셨다. 그리고 호흡수를 헤아렸다. 그러다 보니 고기 잡는다는 것이 우스웠다. 정신이 산만할 때는 낚시질이 재미있었지만 집중이 잘 되니 낚시질보다 호흡하는 게 더 즐거웠다. 낚시는 그저 습관적으로 할뿐이었다.

그는 허리까지 잠기는 물 속에 들어가서 낚시를 했다. 처음에는 자신이 강물에 휩쓸려 떠내려가는 것 같고 하반신이 차가워 무척 힘들었다. 그러나 한 시간쯤 지나면 허리와 무릎에 온기가 돌면서 머리가 맑아졌다. 기운 순환이 왕성하게 일어난 때문이다. 우리 몸은 스스로 방어 체계를 조직하려는 성질이 있다. 찬물에 하반신을 담그면 상반신의 기운을 밑으로 내려 보내 하반신을 방어하게 만든다. 기가 몰리니 따뜻해지고 자연히 몸 전체의 기가 순환되는 것이다. 두뇌를 많이 쓰는 사람이나 인기인들에게 이러한 기운 순환은 대단히 요긴한 건강법이다.

식사는 주로 유기농 자연식을 했다. 동물성 단백질은 자연산 어패류를 위주로 하여 탄수화물의 10퍼센트, 콩 단백질 등 식물성 단백질은 탄수화물의 20퍼센트를 섭취했다.

나는 그에게 위령탕을 처방해주었는데 주로 『수세보원壽世保元』의 처방을 썼다. 이 책은 명나라 말기의 명의 공정현이 지은 것으로 우리가 알고 있는 『동의 수세보원』은 1894년 사상체질의 이제마가 지은 책이다. 이 처방은 황달과 권태, 수곡불화水穀不化, 음양불분자陰陽不分者에 쓰는데, 장 사범처럼 위와 간에 문제가 있을 때 사용하면 효과가 크다. 처방 내용은 백출 8그램, 백복령과 백작약 초炒 각 6그램, 창출·후박·진피·저령·택사 각 4그램, 육계와 감초 각 1.2그램, 생강 3쪽과 대추 2개이다. 이 처방에서 가장 중심이 되는 약은 백출, 백복령, 백작약으로 반드시 좋은 약재를 써야 한다. 특히 백작약은 강원도에서 나는 강작약江芍藥을 써야 제 효과를 볼 수 있다.

장 사범은 또 백출을 꿀에 개어 먹기도 했다. 깨끗한 황토를 항아리에 담고 물을 부은 다음 골고루 저은 후 하루가 지나면 황토와 불순물은 바닥에 가라앉고 깨끗한 황토 물이 생긴다. 이 맑고 붉은 물을 다른 용기에 받아 백출을 넣고 2~3일 지난 뒤 건져내어 햇볕에 말리고 볶아서 꿀에 개어 먹는 것이다. 절구에 빻아 공복에 4~8그램의 양을 하루 세 번 먹어도 좋다. 『동의보감』에는 약제로 쓸 수 있는 황토 흙을 '호황토好黃土'라 하여 '맛이 달고 독이 없고 설사와 뱃속에 열독이 있어 아픈 것을 다스린다, 우마육독牛馬肉毒, 간중독을 푼다. 땅의 흙은 만물의 독을 수렴한다'고 적고 있다. 맑은 공기처럼 좋은 황토 흙은 훌륭한 약재이다. 특히 뱃속의 열독으로 생겨 통증이 심한 병에 좋은 치료제가 된다. 이밖에 그는 장날에 나가서 나물을 사다가 전을 부쳐 먹던가 반쯤 익혀 먹었다.

증오심 자체가 독소이다

두 달이 지나고 물철쭉이 피는 5월 초순이 되자 장 사범은 열목어 외에 꺽지, 쏘가리도 낚시를 했다. 혹시 황쏘가리가 있지 않을까 열심히 살폈지만 끝내 보지 못했다. 황쏘가리는 그 시절 현리 근처의 계곡에서 간혹 잡혔을 뿐 미산계곡에는 없었다.

50~60년대에는 미산과 살둔 사이의 20리에 달하는 계곡에서 황쏘가리가 많이 잡혔고 이곳의 소나 아낙네들은 자주 먹었다. 부인들의 산후 부종에 황쏘가리를 고아먹었고 뱀에 물렸을 때 황쏘가리 등지느러미의 가시로 찔러서 나오는 피를 발라 해독시켰다. 이때 달수에 맞추는 풍습이 있었다. 예컨대 8월에 뱀에 물리면 여덟 번째 가시를 뽑아서 나오는 피를 발랐다. 또 소가 여물을 먹지 않으면 꽃뱀이나 황쏘가리를 먹였다.

어느 덧 11월이 되고 방태산의 깃대봉(1435.6m), 배다른석(1415.5m)에 눈이 덮이기 시작했다. 3월 초 처음 찾아왔을 때는 유태인 포로수용소에서 갓 나온 사람처럼 보였던 장 사범은 완연히 딴 사람이 되어 있었다.

우선 눈빛부터가 달랐다. 전에는 이글이글하던 증오심으로 가득 찼었는데 이제는 자애로운 스님의 눈빛이었다. 그 자신도 8개월간의 내린천 생활을 하면서 미국을 더 이상 미워하지 않는 사실에 깜짝 놀랐다. 바쁘고 신나게 생활하다 보니 증오심을 가질 틈이 없었던 것이다. 증오심이 없어지자 체력이 몰라보게 달라졌다. 증오심 자체가 독소였던 것이다.

그의 건강은 가파른 산길로 약수터까지 올라가도 숨차지 않고 평지를 천천히 걷는 것처럼 걸을 수 있다는 점에서 확인되었다. 일부러 빨리 걷지 않아도 다른 사람들이 보기에는 조깅하는 사람 같았다. 출장식 호흡도 1분에 10회에서 3회로 늘어나 15초간 내쉬고 5초간 들이마셨다. 근처의 한 스님은 1분에 1회의 호흡 능력이 있었는데 그 자신은 천천히 걷는다고 하지만 다른 사람이 뛰어가는 것보다 빨랐다.

12월 초에 서울로 돌아간 그는 다시 태권도장과 헬스클럽 운영에 전념했다. 전과 달라진 것이라면 되도록 남을 미워하는 마음이 생기지 않도록 노력했다는 점이다. 심지어 몸속에 있는 암세포까지도 미워하지 않기로 했다. 그러자 죽는다는 것 자체가 두렵지 않게 느껴졌다.

세상을 제대로 사는 지혜를 터득하면 더 이상 죽음이 두렵지 않고 죽음이 두렵지 않으면 죽음이 찾아오지 않는 법이다. 해가 바뀔 때마다 그는 빠짐없이 안부를 내게 전해왔다. 그러면서 틈날 때마다 미산으로 가서 옛일을 떠올리며 마음을 가다듬었다. 그러고 보니 그의 안부 전화를 받은 것도 10년간 계속되고 있다.

현대병 낫게 만든 약초꾼 생활

한약방이 있는 강원도 인제군 상남면은 설악산과 오대산 중간에 있는 아주 깊은 오지마을이다. 83년 처음 한약방을 차릴 때만 해도 이곳은 면 소재지인데도 승용차가 한 대도 없었고 화물차가 몇 대 있었지만 전국을 돌아다니며 장사하느라고 마을에서는 보기 힘들었다. 또 점봉산 - 구룡령 - 오대산 비로봉 - 계방산으로 이어지는 백두대간의 서편 산중이어서 방태산(1435m)을 중심으로 구룡덕봉(1338m), 개인산(1444m), 점봉산 (1424m), 가칠봉(1165m) 등 1000미터가 넘는 고봉만 20여 개에 달하는 산골 중의 산골이다.

정감록에는 이곳의 삼둔오가리를 피장 터로 기록하여 '난을 피해 숨을 만한 곳'이라 적고 있다. 즉, 물(홍수와 흉년), 불(전염병), 바람(전쟁)의 세 가지 재난이 들어오지 않는 곳(三災不入之處)이란 뜻이다. 삼둔오가리는 살둔, 월둔, 달둔과 아침가리, 적가리, 곁가리, 명가리, 연가리이다. '둔遁'이란 산골 안의 너른 땅을, '가리'란 깊은 계곡에서 밭을 일굴

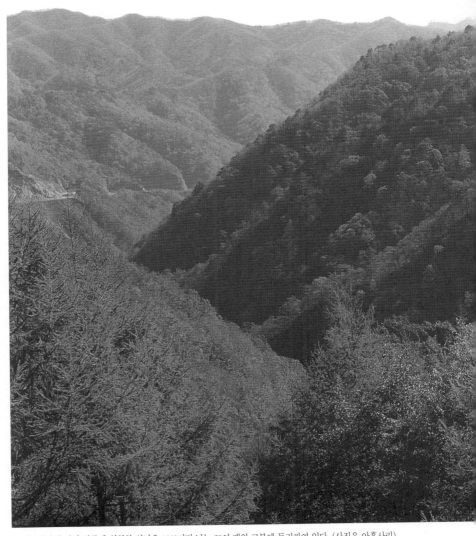

백두대간의 서편 산중에 위치한 상남은 1000미터 넘는 20여 개의 고봉에 둘러싸여 있다. (사진은 아홉사리)

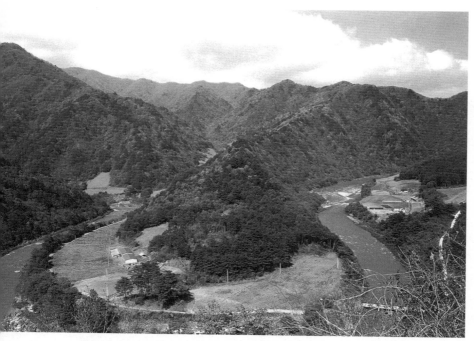

정감록에 피장 터로 기록된 삼둔오가리의 하나인 살둔

만한 터를 가리킨다. 이처럼 오지 중의 오지 마을이지만 깨끗한 물과 맑은 공기, 그리고 개인약수, 방동약수, 삼봉약수 등 약수가 곳곳에 자리 잡고 있다 보니 도시에서 불치병 환자들이 많이 찾아온다.

'연대장급 여인'들에게 공인받은 허리힘

개인산 중턱에서 약초를 캐며 화전 밭을 일구며 살아가는 50대의 박 상사도 그런 류의 사람이다. '상사'라고 해서 현역 군인이 아니라 상사로 제대한 사람으로 여기서는 편의상 그냥 상사로 호칭하기로 한다. 대

전에서 큰 사업을 하다가 고혈압, 당뇨, 알코올성 지방간 등으로 고생하던 그는 이곳을 찾아왔다가 아예 눌러 살고 있다.

박 상사가 이곳에 온 것은 1984년 11월의 어느 날이었다. 그날도 어김없이 눈이 내렸고 몹시 추웠다. 이곳 산골 마을은 11월이면 겨울철이다. 마치 사계절 가운데 여름과 겨울의 두 계절만 있는 것처럼 느껴진다. 도회지 사람들이 단풍놀이를 한다고 법석 떨 때 이곳의 아낙네들은 김장을 서두른다. 또 경기도 양평이 전국 최하 기온을 기록할 때 이곳은 그보다 5~6도 낮은 기온을 보이기 일쑤다. 마을 아낙네들은 두꺼운 스웨터를 일년 내내 꺼내놓고 여름철에도 비 오는 날이나 새벽녘에 입을 정도이니 어느만큼인지는 짐작될 것이다.

한약방 앞에 쌓인 눈을 치우고 점심을 무엇으로 요기할 것인가를 궁리하고 있는데 등산객 차림의 한 남녀가 한약방 안으로 들어섰다. 행색을 보니 아파서 찾아온 사람 같지 않았고 등산객은 더욱 아니었다. 남자는 도망치는 사람처럼 무척 경직된 얼굴이었고 여자 또한 극도의 긴장과 흥분에 빠져든 얼굴처럼 잔뜩 굳어져 있었다. 남자는 50대 초반, 여자는 30대 중반으로 보였다. 누가 보기에도 말 못할 사연이 있는 사람들 같았다. 두 사람은 미산으로 가는 길을 물었다. 한약방에서 미산까지는 약 13킬로미터로 완행버스가 하루 한차례 운행했다. 오후 6시 20분 미산 종점에 도착해서 다음날 새벽 7시에 출발하는 버스가 유일한 교통수단이었다. 나는 버스가 오려면 한참 기다려야 하니 한약방에서 몸을 녹이라고 했다. 잠시 후 말없이 앉아서 몸을 녹이던 두 사람은 그냥 걸어가겠다면서 자리에서 일어났다.

훗날 들어서 안 사연이지만 두 사람은 한약방을 나서서 가게에 들러 쌀 두 말과 소금 한 되를 샀다. 갖고 있던 돈을 모두 털었으나 그것밖에 살 수 없었다고 한다. '쌀 두 말과 소금 한 되'는 두 사람이 그해 겨울을 나야 할 양식의 전부였다. 돈도 없으면서 왜 쌀을 샀을까 의아해 하는 사람도 있겠지만 쌀은 지구상에 있는 식품 중 가장 완벽한 음식으로 쌀만 먹어도 영양실조 없이 여러 날 건강하게 살 수 있음을 박 상사는 군대 생활에서 터득했던 것이다.

그는 화천, 양구, 인제 등 최전방의 특수 부대에서 직업군인 생활을 했었다. 부모로부터 물려받은 땅이 개발되는 바람에 큰돈을 만지게 되자 제대를 하고 사업가로 변신했으나 그 역시 졸부들의 필수 코스를 거치면서 건강이 극도로 나빠졌다. 골프를 치고 저녁마다 룸살롱에서 술자리를 갖다보니 체중이 불어났고 고혈압, 당뇨, 알코올성 지방간으로 고생하기 시작했다.

몇 년이 지나자 유산으로 하는 사업의 대부분이 그러하듯 그의 사업도 힘들어지더니 부도가 나고 말았다. 설상가상으로 결혼 생활에도 금이 가기 시작했다. 발기 불능이 찾아온 것이다. 간 기능이나 신장 기능이 약해지면 발기 불능이 찾아온다. 만약 발기 불능이 오지 않는다면 더 무서운 질병이 닥친다. 발기 불능은 몸에 더 큰 이상이 오기 전에 정신 차리라는 하늘의 말씀인 것이다.

군에 있을 때만 해도 그의 부부 생활은 늘 신혼 생활 같았다. 무엇보다도 그의 허리힘은 가공할 정도로 좋았다. 며칠씩 산악 훈련을 받다가 집에 돌아오면 아내는 말없이 이부자리부터 폈다. 남편과의 잠자리가 '죽음' 그 자체였지만 아내는 남편이 돌아오는 시간에 맞춰 목욕하고 미장원 가고 제일 좋은 옷으로 맵시를 냈다.

박 상사는 전방 지역의 '연대장급 여인'들에게 고수로 공인 받은 남자였다. 여기서 '연대장급 여인'이란 연대 병력의 남자와 깊은 정을 나눈 여인을 말하는데 대체로 천 명 이상의 남자를 겪은 여인에게 이 칭호를 수여했다. 사회적, 윤리적으로 비난받을지 모르지만 적어도 그 사회에서는 미국 대통령이나 노벨상 수상자에 못지않은 찬사로 평가받았다. 르윈스키의 자서전에 따르면 미국의 클린턴 전 대통령이 르윈스키에게 5백 명의 여자와 관계를 맺은 걸 자랑했다고 하지만 박 상사는 그것을 훨씬 뛰어넘는 수준이어서 비교가 되지 않았다.

물론 박 상사의 아내도 남편의 바람기에 속을 끓인 일이 한두 번이 아니었다. 허리힘이 좋다는 소문에 '연대장급 여인'들은 물론 '중대장급 여인'들조차 박 상사를 탐냈던 것이다. 이들 여인들은 박 상사와의 잠자리에서 '작은 죽음'을 겪지만 그래도 그런 기회를 늘 탐내곤 했다. 그럴 때마다 박 상사의 아내는 속이 끓지만 감히 앙탈을 부릴 수가 없었다. 공연히 앙탈을 부리다가 남편이 돌아누워 버릴까봐 두려웠던 것이다. 미국 케네디 대통령의 부친은 대서양 횡단 유람선을 탔을 때, 아내와 여배우(채플린 영화의 여주인공)를 동행시켰지만 그의 아내는 아무런 말도 하지 못했다. 남편에게 바가지나 강짜를 부리는 부인들은 잠자리에서의 '죽음'이란 것이 얼마나 즐겁고 기쁨을 가져다주는지를 잘 모른다. 여자의 경우도 똑같다. 많은 남자와 관계를 했어도 사랑받고 인기 있는 여자가 있는가 하면 '창녀'라고 손가락질 받는 여자가 있다. 또 많은 여인을 거느려도 가정이 끄떡없는 남자가 있는가 하면 약간의 바람기에서 풍비박산을 겪는 남자도 있다. 이것은 모두 허리힘의 문제이다.

아무튼 박 상사가 발기 불능으로 예쁜 여자를 봐도 아무런 느낌이 없을 정도이니 부인과의 잠자리가 뜸해질 것은 뻔했다. 그러자 남편을 대하는 아내의 태도가 달라지면서 잔소리가 늘기 시작했다. 허리힘이 좋던 시절에는 감히 상상도 할 수 없는 일이었으나 그로서는 어찌할 방도가 없었다. 양약이든 한약이든 건강 보조 식품이든 발기 불능에 좋다는 것은 모두 구해서 물마시듯 먹었지만 살아나지 않았다. 결국 사업은 거덜 나고 빚에 쪼들리면서 몸은 몸대로 지치고 가정은 엉망진창이 되고 말았다. 행운은 항상 악마와 함께 온다는 사실을 그는 파산한 뒤에야 깨달은 것이다.

무인도에 혼자 살고 있는 사람처럼 오갈 데 없게 된 그의 곁에는 오직한 사람만이 남았다. 한약방을 함께 찾았던 여인이었다. 그녀는 박 상사의 부인과는 '언니, 동생' 하며 지내면서 박 상사를 '형부'라 부르던 여인이었다. 박 상사가 모든 것을 훌훌 털어 버리고 야반도주하다시피 집을 나섰을 때 기꺼이 동행했다.

박 상사는 그녀와 함께 군대 시절을 보낸 강원도로 발걸음을 옮겼다. 그러다가 인제 시외버스 터미널에서 우연히 군대 시절의 동료를 만났는데 그의 딱한 사정을 들은 동료가 개인산에 문중 땅이 있다면서 거기서 살도록 해주어 찾아오게 된 것이다.

놀라운 인체의 환경 적응력

한약방에서 미산까지 걸어서 가려면 두 시간은 족히 걸린다. 지금은 도로가 넓혀지고 포장되었지만 그때는 비포장 산길이었다. 칼바람 불고 눈 덮인 내린천 계곡을 따라 그 길을 걸어서 간다는 것은 이곳 사람들도

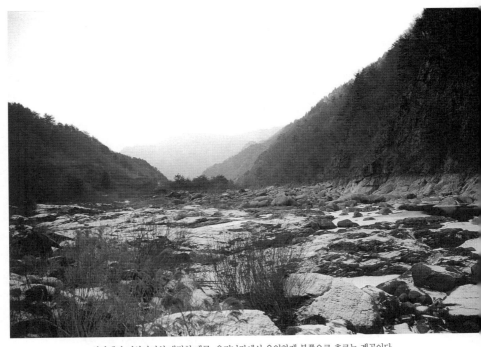

상남에서 미산까지의 내린천 계곡. 우리나라에서 유일하게 북쪽으로 흐르는 계곡이다.

쉽지 않았다. 하지만 두 사람은 선택의 여지가 없었다. 오직 동료가 말해 준 개인산 문중 땅을 찾아가야만 했다.

미산의 버스 종점에 있는 가게에 도착하여 동료가 말한 문중 땅이 어디에 있는가를 물었다. 가게 주인으로부터 "그 땅은 5년만 잘 가꾸면 큰 부자가 되는 땅이야"라는 말을 듣자 두 사람은 다소 마음이 놓였다. 가게에서 잠시 몸을 녹인 뒤 다시 길을 나섰다. 개인산 쪽 길로 5킬로미터쯤 걸었더니 가게 주인이 말한 귀틀집이 보였다. 다 쓰러져 가는 집이었지만 두 사람에게는 천당처럼 반가웠다.

주위는 벌써 어두워졌다. 한약방을 나선 것이 오전 11시쯤이었으니 반나절을 꼬박 걸은 셈이다. 두 사람은 촛불을 켜고 솔가지를 주워 아궁이에 불을 살랐다. 불을 때자 연기가 방안에 자욱했다. 오랫동안 사람이 살지 않는지라 들쥐가 드나들면서 여기저기 구멍을 뚫어놓았던 것이다. 박 상사는 졸음이 오는 것을 참으며 연기가 빠지기를 기다렸다. 군대 생활을 통해 빈집에 불을 지피고 잘 때 조심해야 한다는 것을 알기 때문이었다.

장작을 때고 연기가 방안에 스며들 때 잠들면 연기에서 나오는 독가스로 대단히 위험하다. 만일 장작 나무가 밤나무라면 죽기까지 한다. 밤나무에서 나오는 연기는 연탄가스만큼 무섭다. 6·25 때 인민군이 민가에 내려와 산골의 순박한 여인들에게 총부리를 들이대면 여인들은 연기가 스미는 방으로 그들을 안내했고 밤나무 장작을 때어 구들장을 따뜻하게 했다. 다음날 아침 인민군들은 전부 시체가 되어 있었다.

연기가 빠지고 난 뒤 두 사람은 옷을 잔뜩 껴입고 부둥켜안은 채 잠을 청했다. 다음날 잠에서 깬 것은 오전 10시경이었다. 잠을 더 자고 싶었지만 지붕 틈새로 파고드는 강한 햇빛에 눈이 부셔 그만 일어나야 했다. 겨울철 깊은 산속에서는 오전 10시경에 해가 들고 오후 3시경이면 해가 진다. 그래서 산골에서는 하루에 두 끼만 먹는다.

서둘러 아침밥을 지었다. 밥상에는 고소한 냄새를 풍기며 기름이 잘 잘 흐르는 하얀 쌀밥과 소금이 놓였다. 다른 반찬은 하나도 없었지만 어느 산해진미나 진수성찬도 대신 할 수 없는 꿈의 식사였다. '시장이 반찬'이란 말처럼 어제 점심과 저녁을 거른 두 사람은 아주 편안한 마음에 식사를 했다.

참으로 오랜만에 맛보는 편안함이었다. 그 동안 박 상사는 뭇 사람들에게 시달리면서 머리 속에는 온갖 잡념이 개미떼와 진딧물처럼 우글거렸다. 돈을 줄 사람, 받을 사람, 은행 대부계 직원, 돈을 떼먹고 도망을 간 부하 직원, 망했다고 펄펄 뛰는 처갓집 식구들, 목숨을 나눈 전우라며 간도 빼줄 듯하다가 부도가 나자 코빼기도 비치지 않는 친구들, 평생 동지라며 우기다가 아예 전화조차 받지 않던 골프 친구 등이 머릿속을 꽉 채우고 있었다. 좋아하는 사람들보다는 미운 사람들뿐이었다. 그가 최근 살아온 세월은 증오의 바다에 빠져 허우적거렸던 시간이었던 것이다. 물론 그 바다는 그 자신이 만들었다.

식사를 마치자 머릿속에 있던 그 많던 개미떼, 진딧물들이 빠져나가고 부채 살처럼 펼쳐진 눈 덮인 산의 절경이 한눈에 들어왔다. 개인산의 장대한 능선과 침석봉(1320.8m), 숫돌봉(1104m)의 절경이 오랜만에 아름답게 느껴졌다.

두 사람은 산으로 올라갔다. 깊은 산속이니 더덕이라도 있지 않을까 싶었던 것이다. 두 사람이 알고 있는 산나물은 더덕이 전부였다. 다른 산나물은 먹을 수 있는 것인지 독초인지 몰랐기 때문에 캘 엄두도 나지 않았다. 산은 이미 꽁꽁 얼어붙어 있었고 눈이 무릎 높이만큼 쌓여 있었다. 두 사람은 양지쪽을 골라 다니며 더덕을 찾았다. 한참을 헤맨 끝에 말라 비틀어진 더덕 줄기를 찾아 그 뿌리를 캤다. 캤다기보다는 보물을 발굴하듯 파헤쳤다는 표현이 더 적절할 것이다.

그날 이후 두 사람은 아침을 먹고 나면 산에 올라가 더덕을 찾았다. 하루 종일 돌아다녀도 몇 뿌리를 캐는 게 고작이었다. 그런데도 쌀은 봄볕에 눈 녹듯 금방 줄어들었다. 박 상사는 밥을 적게 먹기로 했다. 여인은 소화가 안 된다는 핑계를 대며 누룽지만 긁어먹었다. 결국 허기져서

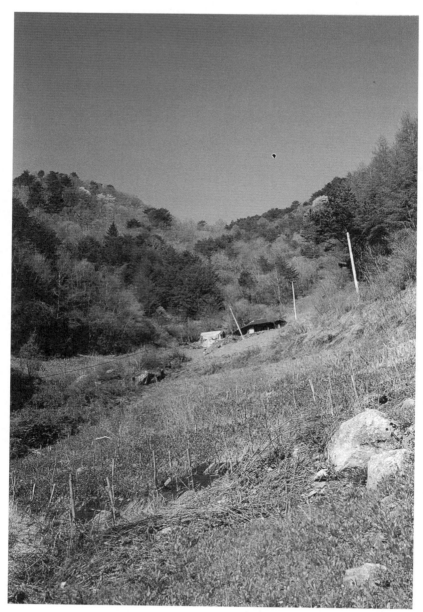

박 상사가 살았던 개인산 자락의 토막집과 텃밭

산속을 돌아다니다가 쓰러진 것이 한두 번이 아니었다. 하지만 어느 정도 시간이 지나자 박 상사는 기운을 내는데 많은 음식이 필요한 게 아니라는 것을 알았다. 적게 먹고도 기운을 잃지 않았다. 환경에 적응이 되기 시작한 것이다. 하루에 꼬박 세 끼를 찾아 먹던 사람은 한 끼만 걸러도 배가 고프지만 하루 한 끼나 두 끼 먹기를 오랫동안 하다 보면 그에 적응하는 게 인체이다. 박 상사는 먹고 싶은 양의 절반쯤 먹고 평소보다 두 배의 일을 했다.

한 달이 지나자 쌀의 소비량은 절반 이상 줄어들고 그 대신 더덕은 수십 뿌리가 쌓였다. 그러면서 몸에서는 상상할 수 없는 변화가 일어났다. 새벽에 잠에서 깰 때마다 하반신이 묵직해진 것이다. 정말 놀라운 일이었다. 지난 몇 년간 그런 감각이나 느낌이 전혀 없었기에 더욱 놀라웠다. 단지 한 달 정도 산속에서 살았을 뿐인데, 전성기의 박 상사로 부활하다니…. 그날 이후 오누이로만 지내던 박 상사와 여인은 하늘 아래 가장 만족한 남녀로 거듭났다.

산속 생활 4개월 만에 모든 병이 낫다니

두 사람은 더욱 열심히 산을 다니며 더덕을 캤다. 쌀이 바닥날 무렵에는 그동안 캔 더덕이 10킬로그램을 훨씬 넘겼다. 두 사람은 더덕을 현리 장에 가서 팔고는 쌀 세 말과 자반고등어 다섯 손, 그리고 비누, 치약 등 일용품을 구입했다. 자연산 더덕은 밭에서 재배하는 더덕보다 훨씬 고가로 쳤는데, 특히 겨울철에 캔 더덕은 높은 가격을 받았다.

여러분들은 두 사람이 왜 자반고등어를 열 마리씩이나 구입했는지가 의아스러울 것이다. 산중에서 생활하다 보면 자반고등어가 제일 그리워진다. 동물성 단백질이 부족하게 되면 소증素症이 생기면서 신경질, 짜증 등을 부리게 된다. 선방에서 조용히 지내는 스님들은 예외이지만 겨울철에 땀 흘리며 일하는 사람들은 동물성 단백질, 특히 자반고등어가 필수 음식이다. 실제로 이때 먹는 자반고등어는 산삼보다 훨씬 귀중한 식품이 된다. 동물성 단백질의 소증이 생길 때는 식물성 단백질을 아무리 많이 먹어도 소용없다. 인체에 아미노산이나 비타민이 필요하듯 동물성 단백질이 꼭 필요하다.

그날 저녁 두 사람은 군불을 떼고 남은 숯불을 화로에 담고 그 위에 석쇠를 올려놓고는 자반고등어를 구웠다. 기름이 잘잘 흐르는 하얀 쌀밥에 소금 반찬만 먹어도 세상에 부러울 게 없었는데 자반고등어를 곁들이니 온세상이 내 것 같았다. 특히 소나무 장작 숯불에 구운 고등어는 맛도 특별할 뿐더러 '송염고등어'라 하여 죽염고등어보다 한 수 높은 건강식품이기도 했다.

100일이 지나자 박 상사는 비로소 마음의 여유가 생겨 주위에 사는 마을 사람들과 인사를 나누었다. 주위 사람이라야 가까운 곳이 1킬로미터이고 먼 곳은 십 리가 넘었다. 가장 가깝게 지내면서 큰 스승으로 모신 사람은 '인간 택배'라 불리는 75세의 김 노인과 '다람쥐 영감'이라 불리는 70세의 박 노인이었다. 그는 두 노인으로부터 산속의 생존술을 배웠다. 특히 토끼 잡는 법을 가르쳐준 김 노인 덕택에 하루 두세 마리의 토끼를 잡을 수 있었다.

김 노인은 젊었을 때 콩이나 팥, 수수와 같은 곡식이나 고추, 약초 등을 지게에 짊어지고 양양, 주문진의 장터에 내다 파는 일을 했다. 돌아올 때는 마을 사람들이 부탁한 소금이나 혼숫감, 생필품, 가마솥, 연장 등을 운반했고 생선이나 미역 등 해산물을 가져와 팔기도 했다. 하지만 단순한 등짐장사가 아니었다. 예컨대 이곳에서 주문진까지는 180리 길인데, 김 노인은 지게에 콩, 팥 등 잡곡을 한 가마(80㎏) 지고 험한 산길로 이틀 만에 갔다. 평지 길에서는 보통 두세 가마를 지는 힘센 장사였던 것이다. 그러다가 60년대에 들어와 트럭이 등장하면서 여느 노인들처럼 화전민 생활로 돌아왔다.

몸이 작고 마른, 원숭이 같은 체형의 박 노인은 일흔의 나이에도 얼마나 빠른지 토끼나 노루를 맨몸으로 달려가 잡았고 높은 잣나무에 올라가 잣을 따는 데는 청설모보다 한수 위었다. 그래서 마을 사람들은 그를 '다람쥐 영감'이라 불렀다. 힘도 장사였다. 언젠가 방태산의 깃대봉과 배다른석 사이의 넓은 갈밭 평원에서 거의 100근이나 되는 당귀를 캐서 혼자 짊어지고 내려와 사람들을 놀라게 했다.

노인은 산속의 오래된 너와집에 살았다. 방안에 호랑이를 막는 보호대가 가로놓여져 있을 정도로 깊은 산중이었다. 집 앞에는 수십 년 묵은 돌배나무가 있다. 마을 사람들이 산속에 혼자 사는 노인이 안쓰러워 마을로 내려와 살기를 청하지만 그는 며칠을 넘기지 못하고 산속 너와집으로 되돌아가곤 했다.

틈날 때마다 두 노인으로부터 산속에서 살아가는 요령을 배운 박 상사는 더욱 열심히 일했다. 전화선인 삐삐 선을 이용하여 산속 여기저기에 올가미를 설치하고 또 그 올가미를 살피면서 하루 종일 더덕을 찾아다녔다. 대체로 하루에 토끼 한두 마리와 더덕 대여섯 뿌리를 캤는데, 토끼 잡는 요령이 늘자 이젠 토끼 수입이 더덕 수입을 앞질렀다. 개인산에 온지 4개월이 채 안되었건만 두 사람은 밥을 실컷 먹을 수 있었고 장날에는 자반고등어를 한두 손씩 사다가 먹었다. 저축은 꿈도 못 꾸지만 끼니 걱정은 하지 않았다.

어느 날 마을 이장으로부터 오지마을 순회 무료진료반이 온다는 연락이 왔다. 검사 결과는 놀라웠다. 지방간, 고혈압, 당뇨 등이 전부 없어졌다고 했다. 정말 믿어지지 않았다. 수년 동안 그렇게 고생하면서 많은 돈을 들여 치료해도 낫지 않았는데, 단 4개월 만에 낫다니…. 병이 없어지자 피로와 짜증도 사라졌다. 몸 기운이 막히면 피로를 느끼고 마음의 기운이 막히면 짜증이 난다. 피로와 짜증은 막힘을 열라는 신호이다.

약보다 원인부터 제거하라

그럼 지방간, 고혈압, 당뇨 등을 고치려면 박 상사처럼 쌀밥과 소금, 자반고등어를 먹어야 하는가. 사실 박 상사의 고혈압, 당뇨, 지방간, 발기 부전 등은 술을 많이 마시고 두뇌만을 쓰는 도시 생활자에게 전형적으로 나타나는 질병이다.

박 상사는 거액을 들여 비아그라 같은 양약과 해구신 따위의 식품을 사먹었지만 하반신은 계속 시베리아의 동토 지대나 다름없었다. 원인을 그대로 놔 둔 채 약으로 해결하려는 것은 격화소양隔靴搔癢이나 다름없다. 구두를 신은 채 아무리 가려운 발을 긁어도 시원해지지 않는 법이다. 그런데도 도시 사람들은 굴뚝을 막은 채 장작불을 때면서 연기가 난다고 장작만을 나무라고 있다.

현대병은 글자 그대로 현대라는 세월이 만든 병이다. 지구에 인류가 출현한 것은 지금으로부터 300만 년 전이다. 그때부터 인류는 진화해 오면서 외부의 독이 몸에 들어오면 스스로 해독하도록 정교한 면역 체계를 갖췄다. 콜레라, 페스트 등 급성 전염병 때문에 대량으로 죽는 몇몇 경우를 제외하고는 대체로 병을 극복하면서 진화해 왔다. 즉, 자연에 적응하면서 살아온 것이다. 그런데 지난 100년간 문명이 급속도로 발달하면서 인간은 거꾸로 자연을 문명에 적응시키려고 애썼다. 그러자 우리 몸속의 유전인자는 이 새로운 변화에 대응하지 못하고 혼란을 겪기 시작했다. 고혈압, 당뇨, 간경변, 신부전증, 암 등은 우리 몸에 있는 유전인자 속의 면역 체계가 별안간 닥친 '현대'라는 돌발 상황에 적응하지 못해서 생긴 질병이다. 따라서 이 병을 치료하려면 '현대'라는 원인부터 제거해야 한다. 박 상사의 병이 나은 것은 그것을 매미가 허물 벗듯 훌훌 털어 버렸기 때문이었다.

봄이 되자 영원히 남아있을 것 같던 침석봉, 숫돌봉의 눈이 녹으면서 방태산, 개인산의 눈들도 사라졌다. 겨우내 앙상했던 나뭇가지에도 새싹이 움트기 시작했다. 이때부터 박 상사와 여인의 손길은 더욱 분주해졌다. 눈밭을 헤치고 가장 일찍 나오는 얼러지를 시작으로 곰취, 나물취, 미역취, 보금취, 며늘취, 돌미나리, 두릅, 고비, 참나물 등 이루 헤아릴 수 없이 많은 산나물을 뜯으러 온종일 산속을 헤집고 다녔다.

산이 높고 골이 깊으면 산나물이 많다. 특히 방태산과 개인산, 점봉산의 산자락에는 값비싼 산나물이 지천으로 널려 있어 한 마대를 꽉 채우는데 한두 시간이면 족했다. 두 사람은 생나물을 장에 내다 팔고 조금 시기가 지난 것들은 삶아서 묵나물을 만들었다.

산에 올라가서 하루 종일 나물을 캐다가 집에 오면 여한 없는 잠자리를 하고 깊은 잠에 빠져들었다. 두 사람은 다툴 일도 없었고 그럴 시간도 없었다. 또 남의 말을 할 틈도 없었다. 신문이나 라디오, 텔레비전이 없으니 세상이 어떻게 돌아가는지 알 수도 없었고 알 필요도 없었다. 이웃 사람들 역시 하나같이 바빠서 만나 이야기를 나눌 틈도 없었다.

나물 철에 이어 약초 철이 되자 두 사람은 약초 채집에 열중했다. 처음에는 어느 것이 약초이고 독초인지를 구별하기 힘들었다. 또 어느 부위를 어떻게 캐야 하는지도 몰랐다. 그래서 두 사람은 처음에는 약초 캐는 노인들을 따라다녔고 저녁을 먹고 나서 다시 노인들을 찾아가 약초에 대해 귀동냥을 했다. 약초인지 독초인지 잘 분간이 가지 않을 때는 그 액즙을 내서 목이나 허벅지에 발라보는데 독초는 가렵거나 따끔한 통증의 반응이 온다는 것도 알았다. 그래도 의심스러우면 혀끝에 발라봐서 톡 쏘거나 화끈거림, 고약한 냄새가 나면 독초가 틀림없다고 했다.

그가 방태산을 오르내리면서 캔 약초는 당귀, 황기, 작약, 백지, 길경, 자초, 만삼 등이었다. 캔 약초 중에서 큰 것은 장에 내다 팔고 어린것들은 마을 노인의 가르침대로 밭에다가 심었다.

방태산, 특히 그 1000미터 능선은 그야말로 당귀 밭이다. 당귀는 기린면의 당귀를 '기린 당귀'라 하여 제일 상품으로 치지만 이 당귀는 방태산에 있던 것을 옮겨 심은 것이다. 작약은 산에서 자란 것을 산작약, 밭에서 재배한 것을 백작약이라 한다. 특히 강원도에서 자라는 자연산 작약을 '강작약'이라 하여 으뜸가는 작약으로 손꼽았다. 쌍화탕의 주재료로 쓰이는데, 옛날 왕들이 복용하던 궁중쌍화탕에 쓰인 작약이 바로 강작약이다.

해가 바뀌고 박 상사의 산중 생활이 2년을 넘겼다. 어느 날 잠자리에서 일어나던 박 상사는 그만 다리에 힘을 줄 수 없어 주저앉고 말았다. 왼쪽 다리를 살펴봤더니 다리가 가늘고 차가웠다. 그리고 몹시 아팠다. 서둘러 홍천에 있는 종합병원을 찾아갔다. 진단 결과는 소아마비였다. 의사는 한 달간 입원해서 물리치료를 받아야 한다고 했다. 그래도 완치되는 것이 아니란다. 경과가 좋으면 절뚝거리고 다닐 수 있다고 했다. 순간, 눈앞이 캄캄했다. 하루하루 산속에서 약초를 캐며 밭을 일구며 오직 몸뚱이 하나만으로 살아가는 처지인데 한 달씩이나 입원해 있어야 한다는 것도 그렇지만 영원히 불구자가 된다는 말이 더욱 충격이었다.

그는 그냥 집으로 돌아와 버렸다. 병원에 누워 물리치료를 받을 처지도 아니었지만 어쩐지 의사의 말이 미덥지 않게 여겨졌기 때문이다. 고혈압, 당뇨, 알코올성 지방간, 발기 부전으로 고생할 때에도 의사의 말

방태산은 값비싼 약초가 지천으로 널려 있다. (사진은 1000미터 능선의 당귀밭)

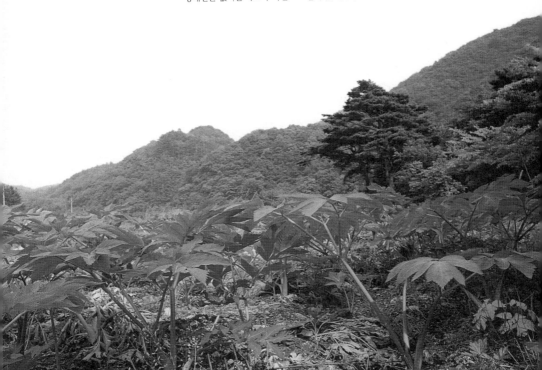

대로 수없이 많은 약을 먹었지만 조금도 달라지지 않았던 일이 떠올랐다. 하지만 다리는 점점 더 심하게 아팠다. 걸음조차 걷기 힘들었다.

'도시의 정신노동자들이 불쌍하다'

"아니, 이 나이에도 소아마비에 걸립니까?"

이튿날 나를 찾아온 그가 처음 내뱉은 말이었다. 그는 성인에게도 간혹 과로로 중풍 증세의 소아마비가 온다는 것을 모르고 있었다.

"이런 병도 고칠 수 있나요. 병원에선 불구자로 살아야 한다는데…."

나는 감기 치료보다 쉽다고 했다. 그러자 다소 황당한듯 혼잣말로 중얼거렸다.

"큰 병원에서도 고치기 어렵다고 하던데요."

물론 그럴 만도 했다. 큰 건물의 현대식 의료 기관이 잘 고쳐야 불구자가 된다는데 산골의 조그만 한약방에서 자신 있게 고친다니 믿지 못할 것은 당연했다.

나는 그에게 2차 세계대전을 승리로 이끈 미국의 루스벨트 대통령에 대한 이야기를 해주었다. 잘 알려진 대로 루스벨트는 39세에 갑작스레 소아마비에 걸려 다리에 쇠붙이를 대고 고정시킨 채 휠체어를 타고 다녀야만 했다. 한창 왕성하게 활동하던 그로서는 너무나 큰 시련이 아닐 수 없었다. 깊은 절망감에 빠진 그는 외출하지 않은 채 방에만 갇혀 지냈다. 어느 날 며칠 동안 내리던 비가 그치고 하늘이 맑게 개었다. 그는 아내(엘레나)의 권유로 휠체어를 타고 정원으로 산책을 나갔다. 그때 아내가 말했다.

"비가 오거나 흐린 날 뒤엔 꼭 이렇게 맑은 날이 와요. 당신도 마찬가지예요. 당신은 뜻하지 않은 사고로 다리가 불편해졌지만 그렇다고 당신 자신이 달라진 건 아무것도 없어요. 지금 이 시련은 더 겸손하게 맡은 일을 열심히 하라는 하느님의 뜻일 거예요. 그러니 우리 조금만 더 힘을 내요."

"하지만 난 불구자가 아니요. 당신을 더 많이 힘들게 할 텐데 그래도 당신은 날 사랑한단 말이요?"

"무슨 그런 섭섭한 말을 해요? 그럼 그 동안 내가 당신 다리만 사랑했단 말인가요?"

아내의 말은 열등의식과 패배감에 사로잡혀 있던 루스벨트에게 새로운 용기를 주었다. 그 뒤 그는 예전보다 더 왕성한 활동으로 대통령에 연속해서 네 번이나 당선되었다. 한참 동안 내 말에 귀를 기울이던 박 상사가 돌연 중얼거렸다.

"그렇지, 입으로만 살던 루스벨트도 소아마비를 이겨냈는데 몸으로 사는 내가 못 고친다면 말이 안 되지."

거칠고 힘든 일을 열심히 하는 사람들은 누구나 마음속으로 큰 자부심을 갖고 있다. 그들은 입이나 머리로 살아가는 어느 누구에게도 못지않다는 자신감을 갖고 있다. 도시에서 정신노동에 종사하는 사람들의 눈에는 그들의 생활이 하찮게 보일지라도 그들의 눈에는 오히려 정신노동자들이 불쌍하게 보인다. 그리고 자신감이 생기면 어떤 병이든 절반 이상 치료된 것이 다름없다. 그의 얼굴 표정은 처음 들어올 때와는 전연 딴판이 되었다. 자신의 병을 고칠 수 있다는 자신감이 넘쳤고 얼굴 표정도 밝았다.

나는 그의 위중委中과 장딴지를 사혈해주고 태충, 임읍, 삼음교, 현종, 족삼리, 음릉천에 뜸을 떴다. 그리고 허리에 부항을 붙였다. 위중이란 무릎 관절 안쪽의 가로 간 금 가운데 맥이 뛰는 곳이며, 태충과 임읍은 발가락, 삼음교와 현종, 족삼리, 음릉천은 종아리 복사뼈와 정강이뼈 근처에 있다. 이 치료법은 소아마비뿐만 아니라 다리를 잘라내야 하는 버거씨병도 고치는 처방이다. 버거씨병은 다리를 지나가는 동맥이 막혀 생기는데, 불치병의 하나로 여겨 다리를 잘라내는 경우가 많다. 이에 비하면 소아마비는 별로 어렵지 않다. 나는 20년 전 국내 최대의 단추공장을 하는 유 사장 등 여러 명의 버거씨병을 고쳤는데 아직까지도 재발했다는 이야기는 듣지 못했다.

부항과 사혈은 19세기까지 유럽에서 많이 쓰던 민간 치료법이었다. 여러분들도 프랑스의 영화 '마농의 샘'에서 죽어 가는 이브 몽탕에게 부항을 붙이고, 미국의 영화 '대부 3'에서 알 파치노의 조카가 폐렴으로 열이 오르자 부항을 붙이는 장면을 기억할 것이다. 특히 사혈은 혈액 순환을 도와 병을 낫게 하는 효과가 있다. 기운이 뻗쳐 못된 짓을 하던 불량배가 칼침을 맞고 사경을 헤매다가 정상인으로 돌아오는 경우가 있는데 바로 칼침이 사혈의 역할을 하는 경우이다. 또 남미 칠레의 남단에 있는 파타고니아 지방의 원주민들은 두통이 나면 머리에 구멍을 뚫어 해결했다고 하는데 이야말로 가장 강력한 사혈법일 것이다. 그런데 진화론을 쓴 찰스 다윈은 파타고니아 고원에 사는 원주민들의 해골에 구멍이 뚫려있는 것을 보고 의아해 했다고 한다.

나는 박 상사에게 쌍화탕에 해동피海桐皮를 넣은 한약을 처방해 주었다. 쌍화탕의 '쌍雙'은 기와 혈, 음과 양을 말하며 '화和'는 조화를 말한다. 따라서 이 처방은 기와 혈이 다같이 상했거나 성관계를 가진 뒤 심하게 일했을 때 또는 크게 병이 난 후 기가 소진되어 땀이 저절로 흐를 때 쓴다. 처방은 백작약 9.37그램, 숙지황·황기·천궁 각 3.75그램, 계피와 감초 각 2.8그램, 생강 3쪽, 대추 2개이다. 이때 주약인 백작약은 강원도에서 나는 강작약을 써야 제 약효가 난다.

해동피는 엄나무 껍질이다. 엄나무는 오갈피과의 낙엽교목으로 오동나무 잎을 닮았다고 해서 '해동'이라 불린다. 검은 회색을 띠는 껍질은 주로 다리 마비 등 통풍을 치료하는데 쓰인다. 방태산에는 100년생 이상 되는 엄나무들이 많았다. 이 나무는 꽃이 4~5년 간격으로 피는데 꽃이 피는 해가 되면 토종벌을 기르는 사람들은 풍년이 든다고 믿었다. 한동안 중풍에 특효약이라는 소문이 나서 방태산의 엄나무는 무수히 잘려나가 지금은 거의 보기 힘들다.

중풍 환자는 지팡이 짚지 마라

나는 박 상사에게 한약을 처방해주면서 영화 '슈퍼맨'에서 주연배우로 연기했던 크리스토퍼 리브의 경우를 말해주었다.

그는 1995년 경마대회에 참가했다가 말에서 떨어져 치명적인 척추 손상을 입었다. 다친 부위는 목과 두뇌를 지탱해주는 부위로 의사들 사이에서는 '교수형 죄수의 부상'이라 불리는 곳이었다. 그곳을 다치면 전신 마비 환자가 되고 '회복 불능'이란 판정을 내릴 수밖에 없기에 붙여진 이름이다. 하지만 일 년 뒤 그는 텔레비전 영화에 출연했고 「타임」지의 표지 모델로 등장했다.

의료진의 판정에 맞서 열심히 운동을 한 결과였다. 정신은 멀쩡했기 때문에 두뇌를 열심히 움직여 다리에 기운을 보냈다. 늘 다리가 움직이도록 생각하고 자신은 정상인이 될 수 있다는 신념을 가졌다. 그리하여 2002년에는 드디어 마비된 다리에 기운이 통해 다리가 움직이기 시작했고 최근에는 손가락과 발가락 일부도 움직일 수 있다고 한다. 그의 두뇌가 미국 의료진의 판단을 뭉갠 셈이다.

나는 박 상사에게 아무리 힘들더라도 지팡이를 짚고 다니지 말라고 했다. 중풍 환자들이 지팡이를 짚고 다니는 한 절대로 낫지 않는다. 지팡이에 의존하다 보면 불편한 다리에 기운을 보내지 않기 때문이다. 아무리 힘들더라도 지팡이 없이 걸어 다리에 기운을 보내야만 기가 통해 마비가 풀린다. 크리스토퍼 리브처럼 전신 마비된 몸도 마음먹기에 따라 풀리는데, 걸어 다닐 수 있는 반신불수 환자는 이미 환자가 아니다.

박 상사는 여인의 도움 없이 지팡이를 짚지 않고 산을 다녔다. 수없이 넘어지고 굴렀다. 그런 모습이 안쓰러워 여인이 부축해 주려고 할 때마다 그는 단호하게 뿌리쳤다. 얼굴과 몸에는 크고 작은 상처가 아물 날이 없었다. 그래도 그는 "입으로 사는 사람도 고쳤는데 몸으로 사는 내가 못 고치면 죽어야지"하며 이를 악물고 산을 오르내렸다. 그는 자신이 먹을 쌍화탕에 넣을 해동피, 작약, 당귀, 천궁도 직접 캤다.

6개월이 지나자 다리에 오동통하게 살이 오르고 따뜻한 기운이 돌았다. 불구자로서 방안에 처박혀 있을 줄 알았다가 완쾌되어 계속 산을 다닐 수 있게 된 그는 모든 것이 내 덕분이라고 고마워했다. 그러면서 한약방에 들릴 때마다 먹을 것을 가지고 왔다. 토끼, 바람표고버섯, 물찬더덕, 산작약, 산나물 따위였다. 그 덕분에 나는 그해 겨울 내내 토끼 고기를 실컷 먹었다.

박 상사가 이곳에 온 지 5년 정도 지나자 그의 밭에는 여러 가지 약초들로 꽉 들어찼다. 5년 전, 미산 종점 가게의 주인이 길을 가르쳐주면서 '5년만 잘 가꾸면 큰 부자가 되는 땅'이라고 말했는데 그 말이 현실화된 것이다.

그런 어느 날 한 여인이 찾아왔다. 고향에 있던 부인이었다. 부인이 찾아왔다는 소문이 돌자 마을 사람들의 의견이 분분했다. 아낙네들은 그렇지 않아도 낡은 귀틀집이 무너질 것이라 했고, 노인들은 별일 없을 것이라 했다. 박 상사의 허리힘을 잘 알기 때문이었다.

결과는 노인들의 판단이 적중했다. 다음날 아침, 귀틀집 앞마당에는 박 상사와 아내, 그리고 여인이 다정하게 식사를 하는 모습이 보였다. 세 사람은 마치 오랜만에 만난 친남매들 같았다. 그 후에도 세 사람은 한집에 살면서 나물을 뜯고 약초 캐는 일을 함께 했다. 건강하면 싸울 일도 없는 법이다. 아니, 풍년에는 벌도 사람을 쏘지 않는다는 것을 실증적으로 보여준 것이다.

지금까지의 의식과 습관, 환경을 과감하게 바꿔라

　미국의 정신과 의사 퀴블러 로스 *Kubler-Ross*가 죽음에 직면한 환자 200여 명의 심리 상태를 조사한 연구에 따르면, 불치병 환자들은 '부정 – 분노 – 타협 – 우울 – 인정'의 5단계 심리적 반응을 보인다고 한다.

　처음에는 진단을 받고 "그럴 리 없다, 오진이다"라고 부정하면서 이 병원 저 병원을 찾아다니다가 똑같은 판정이 나오면 "왜 하필 나야, 나쁜 짓을 많이 한 사람은 괜찮고 성실하고 올바르게 살아온 나만 왜 이런 일을 당해야 하나!"하며 분노하고 세상을 원망한다. 그러다가 시간이 지나면 하느님에게 기도하면서 앞으로는 열심히 착하게 살 테니 일 년이나 5년 정도만 더 살게 해달라고 매달린다. 마침내 병이 깊어지면 극도의 상실감 속에 심한 우울증에 빠져 사람을 기피하고 마지막에 가서는 살아온 인생을 정리하면서 죽음을 기꺼이 맞이하겠다는 일종의 감정적 공백기에 빠진다는 것이다.

　나를 찾아오는 환자들은 대부분 마지막 5단계를 겪은 말기 환자들이다. 그러나 그냥 앉아서 죽음을 기다리기보다는 '기왕 죽을 몸, 노력이나 실컷 해보고 죽자'고 마음먹은 사람들이다.

중증 간암엔 인진쑥 뿌리가 좋다?

도급 순위 10위권에 들어가는 국내 굴지의 건설회사 전무로 일하다가 쓰러진 50대의 송 전무 역시 자신에게 닥친 죽을병을 인정하되 "누구 죽지 않는 놈 있나?"하는 오기로 사는 방법을 찾아보겠다고 나선 사람이었다. 고위 공무원으로 있다가 건설 회사에 스카우트 된 그는 업무 성격상 접대가 많은 탓에 매일 술속에 묻혀 지냈다. 고혈압과 당뇨, 지방간이 생겨 통원치료를 받으면서도 일 때문에 술자리를 피하지 못했다. 그러다가 어느 날 술좌석에서 의식을 잃고 쓰러졌다. 정신을 차려 주위를 보니 사방이 온통 흰색이었다. 천장도 벽도, 그리고 흰 가운을 입은 간호사가 곁에 있었다. 중풍으로 좌반신이 마비되고 말 또한 반벙어리처럼 어눌해진 상태였다.

병원에서 두 달간 치료를 받았으나 병세는 여전했다. 심한 고뇌에 빠져 속을 끓이던 어느 날, 문득 그 동안 까맣게 잊고 있었던 죽마고우가 생각났다. 죽마고우는 자유당 시절 명문 집안으로 유명한 백씨 가문의 맏아들 백 상무인데, 중증간암 진단을 받고 산속에 들어가 살다가 완치된 사람이었다.

백 상무 역시 불치병 선고를 받자 처음엔 이글거리는 분노가 불길처럼 솟구쳤다. 나름대로 교회도 열심히 다니고 어려운 사람들을 위해 봉사 활동도 적극 해왔는데, 아니 이제 겨우 마흔을 갓 넘긴 나이인데 그만 죽으라는 것이 너무 억울했고 분했다. 하지만 죽음의 문턱에 도달한 그에게 도움을 줄 사람은 이 세상에 아무도 없었다. 가족이나 친지, 친구들의 위로도 그의 분노를 가라앉게 만들지 못했다.

처음 얼마간 분노에 속을 끓이던 그는 혹시 오진이 아닐까 해서 몇 군데 병원을 찾아다니며 정밀 진단을 받았지만 결과는 똑같았다. 어떤 사람은 미국에 건너가 치료를 받으라 했고 또 어떤 이는 백 년 묵은 산삼을 먹으면 좋아질 것이라 했다. 하지만 자세히 알아본 결과, 그런 것들은 다 쓸데없는 짓이었다.

몇 달이 지나고 그는 마침내 병을 인정하고 죽음을 조용히 받아들이기로 했다. 그리고 아무도 아는 사람이 없는 곳에서 죽겠다고 생각하여 회사와 가족들에게 '나를 찾지 마시오'란 편지를 남기고는 서울을 떠났다. 그는 예전에 즐겨 산행하던 치악산으로 갔다. 치악산 중턱의 화전민 마을에 있는 빈집에 거처를 정하고 죽을 날을 기다렸다. 하지만 멍하게 죽을 날만 기다리고 있는 자신이 더욱 한심하다는 생각이 들었다. 죽을 땐 죽더라도 뭔가 해보고 죽는 게 낫지 않겠는가. 이왕 죽을 거 노력이나 실컷 해보고 원 없이 죽자는 생각이 들었다.

그는 마을 노인들에게 귀동냥을 했다. 뱀과 개구리를 삶아 그 국물을 마시면 좋을 것이라는 말을 듣고는 아이들에게 돈을 주고 뱀, 개구리 등을 잡아오게 했다. 70년대 중반만 해도 죽을병에 걸린 사람들이 산속에 들어가 뱀, 산개구리를 잡아먹고 고쳤다는 속설이 많았다. 중증의 간병 환자나 신장질환자에게 뱀이나 산개구리 등 고단백질은 치명적인 수가 많다. 하지만 어떤 사람은 낫고 어떤 사람은 죽었다. 왜 그럴까. 그것은 먹을 때의 몸의 효율이 어떠냐에 달려 있다. 방안에 가만히 앉아 있으면서 먹기만 하면 몸의 효율이 떨어진 상태이기에 독이 되지만 하루 종일 산길을 걸어 몸의 효율이 높아진 상태에서 먹으면 약이 된다. 먹고 낫겠다는 강한 정신력도 중요하다.

며칠이 지나지 않자 뱀과 산개구리는 백 상무의 항아리를 가득 채웠다. 당시 강원도 산간 마을에서는 뱀, 산개구리 같은 파충류가 헐값이어서 아이들이 앞 다투어 잡아왔던 것이다. 그는 수시로 뱀과 산개구리를 삶아 먹었다. 특히 개구리는 통째로 삶아 백숙을 해서 그 국물을 마셨다. 그러던 어느 날 꽃뱀花蛇이라 불리는 유혈목이를 끓여 먹고는 죽을 뻔했다. 이 모습을 지켜본 노인들이 우매한 짓을 했다면서, 강원도 화사는 머리와 꼬리를 자르고 껍질을 벗기지 않으면 독이 있어 그대로 먹으면 토하고 배앓이를 한다고 귀띔해 주었다. 그러면서 인진쑥 뿌리를 삶아 먹으면 간에 좋을 거라고 했다.

인진쑥의 잎과 줄기는 간에 좋다. 『동의보감』에 인진쑥은 맛이 쓰고 매우며 몸속에 습열이 모여 생긴 황달로 인해 몸이 노랗게 되고 소변이 잘 통하지 않는 증세에 좋다고 되어 있다. 그래서 예로부터 간질환, 위장질환, 장질환, 부인병 등에 인진쑥을 달여 마시는 민간요법이 널리 쓰였다. 그러나 몸의 기운을 훑어내려 간경변 환자나 간암 환자가 장기간 먹든가 많이 먹으면 오히려 해로운 수가 많다.

인진쑥 뿌리는 어떠한가. 놀랍게도 『동의보감』이든 『본초강목』이든 어느 한의서에도 그 약효에 관한 기록은 나와 있지 않다. 그러나 나는 인진쑥 뿌리가 간질환자에게 좋다는 이야기를 여러 사람한테 들었다. 예를 들면 미산에 사는 광욱이 매형은 간암으로 고생하던 동생이 향로봉 근처에서 인진쑥 뿌리를 캐어 먹고 고쳤다고 했다.

약초 지식이 전혀 없었던 백 상무는 노인들의 말을 무조건 따랐다. 어차피 죽을 목숨인데 어설픈 지식을 앞세워 이것저것 따지기보다 살 수 있다는 믿음만 갖고 덤벼들기로 작정했다.

병은 의식과 습관, 환경의 결과

그는 아이들에게 인진쑥 뿌리도 캐 오라고 했다. 이번에는 그 자신도 뱀과 개구리를 잡으러 하루종일 산을 오르내렸다. 마을의 70, 80대 노인들이 밭에 나가 땀 흘리며 일하는 것을 보고 집안에만 있던 자신이 부끄럽게 생각되었던 것이다. 처음에는 30분도 걷기가 힘들었다. 평소 먹지 않던 음식을 먹은 탓인지 뱃속이 거북했다. 그래도 이를 악물고 참았다. 힘들 때마다 이 길만이 유일한 살길이라고 되뇌었다.

의사가 죽는다고 말한 6개월이 지났다. 그러나 그는 죽지 않았다. 오히려 새로운 건강의 싹이 보였다. 검푸른 얼굴에 화색이 돌았고 뱃속이 편안해졌다. 항상 피로와 짜증으로 몸이 무거웠는데 이젠 치악산 정상을 오르내려도 피곤한 줄 몰랐다. 이 산 저 산을 다니면서 개구리와 뱀을 잡고 인진쑥 뿌리를 캐다 보니 이제는 땅꾼, 약초꾼 노릇을 해도 먹고 살아갈 자신감마저 생겼다.

겨울이 되자 뱀과 개구리는 깊숙이 동면에 들어갔고 인진쑥 뿌리는 눈에 덮여 찾기가 쉽지 않았다. 그도 마을 사람들이 김장 준비를 하는 것처럼 겨울 양식을 준비했다. 항아리마다 뱀과 개구리, 인진쑥 뿌리를 가득 채웠다. 그리고 첫 눈이 내리던 날, 그 항아리들을 쳐다보면서 '저걸 다 먹으면 분명히 나을 것'이라고 다짐했다.

해가 바뀌고 봄이 찾아오자 치악산에 온지 일 년이 되었음을 알았다. 놀랍게도 그는 정신적으로나 육체적으로 아픈 데가 없었다. 열심히 밭일을 하는 산골 노인들을 보면서 그 옛날 편안함과 안락함만을 좇던 자기 삶이 부끄럽게 생각되었다. 병원에 가서 진단을 받았더니 암세포가 없다고 했다. 일 년 만에 서울로 돌아온 그는 그간의 사정을 설명하고 직장에 복귀했다. 친구인 송 전무를 만났을 때에는 자신의 병이 나은 과정을 이렇게 설명했다.

"사람의 병은 그 사람이 평소 지닌 의식과 살고 있는 환경, 그리고 습관이 만들어낸 결과이다. 죽을병도 마찬가지이다. 의사가 반 년이나 일 년밖에 못 산다는 시한부 인생을 판정했다면 당연히 그때까지 지속해온 의식과 환경, 습관을 버려야 한다. 그것을 버리지 못하면 반 년이나 일 년 후에는 반드시 죽는다. 하지만 그 모든 것을 전부 내버리면 죽음의 길이 아닌 다른 길, 즉 새로운 생명을 얻을 수 있다."

송 전무는 백 상무로부터 이 말을 들었을 당시에는 듣는 둥 마는 둥 대수롭지 않게 여겼다. 하지만 막상 자신이 시한부 인생 판정을 받자 그 말이 예사롭지 않다는 생각이 퍼뜩 떠올랐던 것이다. 그는 의사의 말 대신 친구의 말을 따르기로 했다.

서둘러 퇴원한 그는 회사에 사표를 제출했다. 신용카드와 통장, 도장 등을 가족에게 맡기고 집을 나섰다. 반신불수 상태로 말은 더듬지만 운전을 하고 여기저기 찾아다니는 데는 그다지 불편하지 않았다. 어디로 갈까. 아무래도 고향(영월) 가까이 가면 친지들에게 자신의 초라한 꼴을

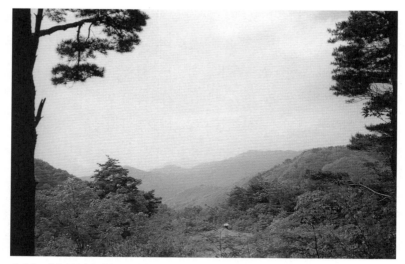

용네미 고개에서 바라본 해발 1444미터의 개인산

보일 것 같아 그보다 훨씬 북쪽으로 행선지를 정했다. 내설악에 있는 백
담사로 갔다. 평소 존경하는 만해 한용운 스님이 계셨던 곳이고 설악산
에서 경치가 가장 빼어난 백담계곡을 걷고 싶었다. 그런데 때마침 전직
대통령이 와있는 바람에 시골 장터 마냥 뭇 사람들로 북적거리는 게 아
닌가. 그는 백담사 입구에서 하룻밤을 지내고 차를 돌렸다.

　뚜렷하게 갈 곳을 정하지 못한 채 한참 차를 몰고 가는데, 아주머니들
이 손을 흔들어 태워주었다. 아주머니들은 인제에 살면서 약초를 캐는
아낙네들이었다. 이런저런 이야기를 나누던 끝에 송 전무는 자신의 처
지를 털어놓았고 여인들은 개인산에 가면 좋을 것이라고 귀띔해 주었
다. 인제에서 약초 아주머니들을 내려준 그는 길을 물어 개인산을 찾았
다. 미산리 버스 종점에 도착해서는 종점 가게에서 다시 한 번 개인산으
로 가는 길을 물었다. 가게 주인 황씨가 친절하게 가르쳐주면서 "그곳

민박집에 가면 백발백중 병이 나을 것"이라고 했다. 이 말에 그는 '역시 찾아오기를 잘 했구나' 싶어 마음이 한결 놓였다.

모든 투병의 시발점은 걷기

개인산으로 올라가는 산판 길은 무척 가팔랐다. 원래 이 길은 고개를 젖혀야만 하늘을 볼 수 있을 정도로 원시림이 뒤덮혔던 오솔길이었다. 1978년 길을 넓혀 트럭이 다닐 수 있을 정도가 되었지만, 그래도 구절양 장九折羊腸처럼 꼬불꼬불하고 가파른 비포장 길이다. 조심스럽게 지프 차를 천천히 몰아 올라갔다. 한참을 올라갔는데도 민가라고는 보이지 않았다. 길을 잘못 든 게 아닐까. 아니면 종점 가게 주인이 허풍을 떤 게 아닐까. 아무래도 잘못 온 것 같다는 생각에 차를 되돌리려 했지만 그럴 만한 공간도 없는 좁은 산길이었다.

반 시간쯤 진땀을 흘리면서 해발 800미터의 큰 재를 넘어 9부 능선을 따라 한참을 파고들어가니 깔때기 모양의 계곡 안 분지에 누워 있는 집 한 채가 눈에 들어왔다. 고즈넉한 그 풍광을 보는 순간, 이곳에 머물러야 겠다고 작정했다. 두 달치 방값을 선불하고 혼자 밥을 지어먹으면서 산 중 생활을 시작했다. 먼저 걷는 것부터 시작했다. 모든 투병의 시발점은 걷기이다. 달리기 따위는 건강한 사람의 몫이다.

그는 하루에 한 번씩 약수터까지 걸어갔다 오기로 작정했다. 민박집 에서 약수터까지는 2킬로미터 정도이나 길이 돌밭이나 다름없어 건강한 사람도 걷기가 쉽지 않다. 그가 약수터까지 올라가느라고 걸린 시간은 세 시간이었다. 숨을 헐떡이며 도중에 주저앉기도 몇 번이나 했는지 모

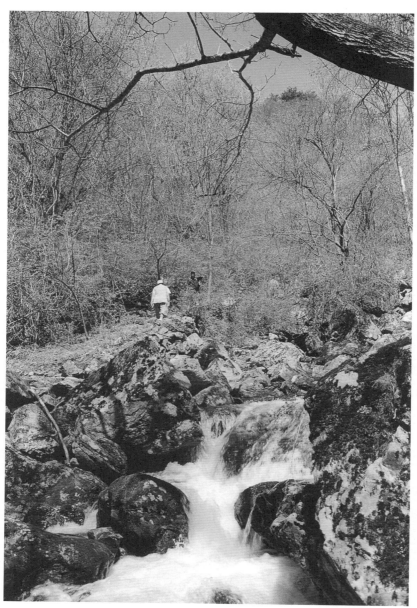

개인산 약수터까지 올라가는 길은 돌밭이어서 건강한 사람도 걷기 힘들다.

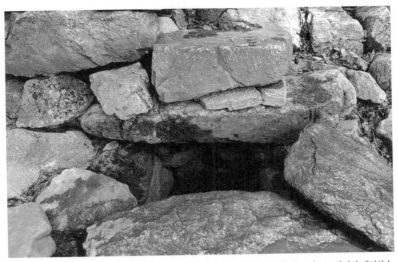

다량의 철분이 함유되어 위장병과 당뇨병에 효험 있는 것으로 알려진 개인약수

른다. 약수터에 다다르자 주변에는 100~200년 묵은 잣나무, 가문비나무, 전나무, 소나무 등 노목들이 우거져 한낮에도 어두컴컴했다. 약수는 설탕을 뺀 탄산음료처럼 비릿하면서도 톡 쏘는 맛, 비위가 약했던 그로서는 한 모금 마시기가 버거웠다. 그래도 눈을 찔끔 감고 꿀꺽 삼키자 폐부가 단번에 세척되는 것처럼 짜릿했다. 약수터 주위에 쌓아놓은 수많은 돌탑 곁에 앉아 잠시 쉬다가 내려오는데 걸린 시간은 세 시간이었다. 약수터를 오르내리는데 한나절이 걸린 셈이었다.

그러나 한 달이 지나자 걸음은 두 배 이상 빨라지고 약수터까지 다녀오는데 두 시간이 안 걸렸다. 이젠 다른 행선지를 정하지 않으면 안 되었다. 그는 약수터 위로 방태산 능선까지 올라가기 시작했다.

석 달이 지나자 방태산의 깃대봉과 배다른석을 올라갔다가 하늬등으로 하산해서 다시 민박집까지 올라가는 산행을 매일 반복했다. 배다른

석은 예전에 이곳이 바다였을 때 배가 도달했던 곳이라 하여 붙여진 이름이고, 깃대봉은 그 생김새가 깃대를 닮아 붙여진 명칭이다. 마을 사람들은 깃대봉을 방태산의 주봉이라 하는데 등산객들은 주억봉 또는 주걱봉(1443.7m)을 주봉으로 부른다.

그는 이곳에 머물기로 작정한 순간부터 10여 년간 밥 먹듯이 먹던 당뇨약, 고혈압약, 간염 약은 물론 최근에 같이 먹던 중풍 약도 일체 먹지 않았다. 도착한 날, 버리려고 이곳까지 갖고 온 약을 챙겼더니 라면 상자 하나를 꽉 채웠다. 그동안 밥보다 약을 더 많이 먹은 셈이었다. 약을 먹지 않기로 하자 처음엔 불안했다. 10여 년간 계속해 왔던 습관을 하루 아침에 버린다는 것이 말처럼 쉽지 않았다. 하지만 과감하게 쓰레기통에 내버렸다. 의식과 습관, 환경을 바꾸는 것만이 죽는 길이 아닌 사는 길이라는 백 상무의 말을 믿었던 것이다.

스트레스 해소에 행선이 좋은 이유

어느 날 그는 서점에서 건강서적과 함께 경제, 경영에 관한 책을 눈여겨보는 자신을 보고 다시 한 번 놀랐다. 한 달에 한두 번씩 홍천에 나가 서점에 들러 관심 있는 책을 살피곤 했었는데 아직까지도 세상과 인연을 끊지 못하고 옛날처럼 경제나 경영에 관심을 두고 있었던 것이다. 의식과 환경, 습관을 과감하게 바꾸겠다고 결심했건만 지나온 일에 관심을 두고 있는 자신이 너무 못나 보였다. 경제나 경영에 관한 책이 죽어가는 나와 무슨 관계가 있단 말인가. 그 동안 '경제를 살리는 길'에 줄섰다가 이 지경까지 되었는데 아직도 그 줄에서 탈출하지 못했단 말인가.

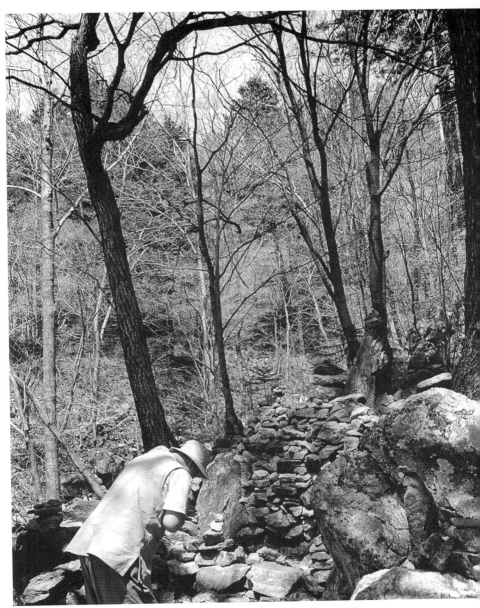

개인산 약수터 주위에 있는 돌탑들. 이곳에서 기도하는 사람들이 많다.

그는 정신을 다시 한 번 가다듬었다. 회사에 전화를 해서 수리되지 않고 있던 사직서를 처리해줄 것을 부탁했다. 회사에서는 그의 공로를 감안해서 사표를 수리하지 않고 월급을 지급해 왔지만 이런 식으로는 아무리 몸이 산속에 있어도 마음은 회사 한복판에서 분주하게 움직일 수밖에 없었다. 한쪽에 건강, 다른 한쪽에 경제라는 양다리를 걸치는 것은 사는 길, 새로운 길을 찾아 목숨 걸고 투병하는 사나이로서 취할 자세가 아니었다. 그는 건강이 회복되면 다시 복직시켜 주되 깨끗이 사표를 수리해달라고 했다. 마침내 사표가 수리되자 그의 머릿속에서 '한국 경제의 살길' 따위의 잡념이 사라졌다.

그는 오직 걷는 데만 정신을 집중했다. 걷기에만 집중하니 굳어 있던 몸의 근육이 서서히 풀려 갔다. 병은 긴장에서 생기는 법이다. 긴장으로 생긴 병은 이완시켜야만 풀어지는데 몸을 이완시키는 가장 좋은 방법의 하나가 바로 행선行禪이다.

'행선'이라고 해서 요즘 유행하는 '걷기 명상'을 고집할 필요는 없다. 그저 걸으면서 잡념을 없애기 위해 내뿜는 숨은 길게, 들이쉬는 숨은 짧게 하되, 손가락으로 호흡수를 헤아리면서 걷는 것이다.

사람들은 걸으면서 무수한 생각을 한다. 질병 치료의 암적 존재는 암세포같이 눈에 보이는 것뿐만 아니라 쓸데없는 생각, 걱정, 불안, 우울, 좌절감 등 정신적인게 더 큰 역할을 한다. 우리는 이러한 잡념을 스트레스라 한다. 스트레스는 긴장이다. 이것을 없애려고 술을 마시는 것은 미친개를 피하려다 호랑이를 만나는 격이다. 음주는 해결책이 아니라 더 나쁜 상황인 멍청한 상태로 우리를 이끈다.

암 환자의 예를 들면 스트레스로 암에 걸린 환자는 스트레스가 없는 몽롱한 상태, 멍청한 상태가 되면 암이 줄어들거나 없어질 줄 알지만 천만의 말씀이다. 암 환자는 뇌까지 암세포가 전이되면 의식불명 상태가 된다. 이때 암세포는 무서운 속도로 번져 나가는 것을 볼 수 있다. 스트레스의 해소책은 멍청함이 아니라 정신 집중이다. 따라서 걷더라도 잡념을 없애기 위해서는 고도의 집중력이 필요하고 많은 노력을 기울여야 하는데 가장 좋은 방법이 바로 출장식 수식관 행선인 것이다.

송 전무는 오직 외길로 걷기에만 매달려왔다. 개인산에서 생활한 지도 어느 덧 일 년이 지나고 또 반 년이 지나갔다. 자신이 생각하기에도 눈에 띄게 건강해졌고 모든 기능이 거의 정상으로 돌아온 것 같았다. 다만 한 가지가 문제였다. 아직도 말할 때 혀가 정상적으로 움직이지 않았다. 사람들이 알아챌 정도는 아니지만 그래도 마음이 놓이지 않았다. 이 책 저 책을 뒤적이다가 단식을 하면 좋다는 내용을 발견하고는 나에게 찾아와 단식요법에 대한 자문을 구했다.

나는 그와 비슷한 경우였던 어느 스님의 식이요법을 소개해 주었다. 오대산 암자에 있던 그 스님은 좌반신 불수로 말을 더듬거리며 지팡이를 짚고 지내다가 절식 수행을 시작했다. 100일 동안 하루에 밥 한 그릇, 김치 한 접시, 생수 두 잔만을 먹었더니 팔, 다리에 힘이 생기고 혀가 정상으로 돌아왔다. 이때부터 스님은 지팡이 없이 산속을 다녔다.

송 전무도 스님과 마찬가지로 한 달간 식이요법을 하자 혀가 정상적으로 움직였다. 마침내 개인산에 온지 2년, 그는 건강한 사람이 되어 직장에 복귀했다. 그리고 새로운 생명의 길을 열어준 개인산 산신령에게 감사를 드리고 개인산 산자락에 조그마한 집을 마련하여 수시로 찾아와서 머물렀다.

뇌종양은 정신의 병인가 육체의 병인가

육체를 움직여 정신을 살린 자폐아

나는 틈날 때마다 심마니들과 함께 방태산으로 심을 보러 다니는데 그럴 때 자주 동행하는 청년이 미산에 살고 있는 광욱의 동생 광복이다. 그는 세 살 때 열병을 앓아 정신박약아가 된 젊은이다. 자라면서 육체는 정상 발육했지만 두뇌는 다섯 살 정도에서 더 크지 못했다. 언어 능력은 더 형편없어서 벙어리처럼 거의 말을 못했다. 화전민 마을의 아이들은 어렸을 때부터 산에 가서 나무 하고 약초 캐고 나물 뜯고 밭일을 거드느라 학교는 가는 등 마는 등 했던 시절이어서 광복이처럼 정신박약아가 특수교육을 받는 것은 상상도 할 수 없었다.

그래도 그는 집안의 농사일을 거들고 산으로 약초를 캐러 다니면서 건강한 청년으로 성장했다. 정규 교육을 받지 못해 아는 것은 부족하지만 산나물이나 약초에 대한 지식은 전문가 못지않다. 언어 능력도 점점 좋아져서 이젠 웬만한 유행가도 어눌한 발음으로나마 흥얼거릴 정도가 되었다. 이 모든 것은 열심히 살아온 결과였다.

언젠가 나는 광욱, 광복 형제와 함께 오색약수에 있는 온천에 간 적이 있었다. 그때 광복은 겁이 나는지 자꾸 사람이 많은 길가에서 소변을 보는 바람에 나를 당황하게 만들었다. 미산에서는 아무 데서나 볼일을 봐도 흉이 안 되었던 터라 다른 곳에서도 똑같은 것으로 알았던 모양이었다. 그는 서른이 넘도록 방태산과 미산리 외의 세계를 거의 보지 못했다. 여든 가까운 노모를 따라 향로봉 아래 자리한 인제군 서화로 시집 간 누이 집을 몇 차례 왔다간 것이 바깥나들이의 전부였다.

온천장에 들어가면서 나는 그가 따라 들어올 것인지가 궁금했다. 여태껏 사람들 앞에서 발가벗은 적이 없었고 온천장이라고는 생전 처음 와보는 것이기 때문이다. 그래도 한참 쭈뼛거리더니만 옷을 벗고 안으로 들어왔다. 샤워 물 꼭지를 틀자 뜨거운 물이 나왔다. 순간, 그는 "앗, 따가!" 소리를 내면서 뒤로 물러섰다. 다시 한번 왔다 갔다 하며 쭈뼛거리더니만 이내 온몸에 더운물을 뿌렸다.

그때 형 광욱이 동생의 몸에 비누칠을 해주었다. 앞서 말했지만 그는 양손이 없다. 사고로 손을 다쳐 잘라냈다. 그래도 나름대로 손목을 쓰는 방법을 개발하여 자동차 운전도 능숙하게 잘한다. 손이 아닌 손목으로 동생의 몸에 비누칠 해주는 모습을 보면서 나는 잠시 코끝이 찡했다. 그 모습은 이들을 볼 때마다 떠오르는 아름다운 기억이기도 하다.

목욕을 마친 후 우리는 동해 바다로 갔다. 해안 가까이 다가가자 광복이가 큰 소리로 "개구리!"하고 외쳤다. 개구리라니…. 그는 개구리를 잘 잡았다. 계곡 바위틈에 손을 집어넣으면 백발백중 개구리를 건져냈다.

바다를 처음 본 그에게 바다는 미산계곡의 내린천과 비교할 수 없을만큼 큰물이었다. 자연히 개구리가 어마어마하게 많을 것으로 생각한 것이다. 흡사 1492년 콜럼버스가 아메리카 대륙을 처음 보고 "인도다!" 라고 소리 지른 것과 같다.

자폐증으로 2급 정신장애인 아들을 철인3종경기 선수로 키워낸 어머니의 수기 『달려라, 형진아』라는 책이 있다. 네 살 때 '자폐를 겸한 정서장애' 판정을 받은 아들(배형진)이 장애를 극복하고 당당한 철인으로 성장하기까지의 과정을 어머니가 쓴 책이다.

매사에 자신이 없고 사람을 겁내던 아들은 괴로움과 슬픔을 묵묵히 견뎌내면서 눈물겹게 뒷바라지 해온 어머니의 사랑 속에 달리기를 시작했다. 점차 자신감을 갖게 되고 지능 또한 좋아졌다. 1998년 조선일보 춘천마라톤 10킬로미터 부문에 처음 참가했고 2001년에는 풀코스에 도전하여 완주하더니 2002년에는 '아이언맨 코리아 트라이애슬론대회'에 참가하여 수영 3.8킬로미터, 사이클 180.2킬로미터, 마라톤 42.195킬로미터를 15시간 06분 32초에 완주하면서 철인 칭호를 받았다.

방태산 산신령이 내린 축복

영화배우 크리스토퍼 리브가 전신마비 상태에서 정신을 움직여 육체를 살렸다면 배형진 군은 육체를 움직여 정신을 살린 셈이다. 광복이도 마찬가지이다. 열심히 산에 다니면서 약초를 캐고 나물을 뜯고 산삼을 캐다 보니 어느 덧 말하는 것은 어눌하지만 어엿하게 한몫 하는 청년이 되었다. 그가 50년 경력의 심마니들이 보지 못한 산삼을 본 것도 열심히 살아가는 청년에게 산신령이 내린 축복이었던 것이다.

그날도 나는 광복이와 함께 심마니인 심 노인과 '꼬챙이 영감'을 따라 나섰다. 올해 70세인 심 노인은 반 백년을 한결같이 심마니 생활을 해온 사람으로 몇 년 전 육구만다리 산삼을 캐서 텔레비전에서도 방영되었던 전문 심마니 꾼이다. 그리고 '꼬챙이 영감'은 심 노인과 동갑내기로 체격이 꼬챙이처럼 깡마르기도 했지만 쇠꼬챙이로 백복령을 잘 꽂아 사람들이 '꼬챙이 영감'이라 부른다. 특히 그는 젊은 시절, 여인들도 백복령만큼 잘 꽂았다고 하는데 산삼과 백복령을 캐서 번 돈을 몽땅 여자들한테 쓰고 지금은 집 한 칸, 송곳 꽂을 땅 한 평 없는 신세가 되었다. 그래도 다시 태어나 돈을 벌어도 똑같이 쓰고 똑같이 살겠다면서 "개같이 벌어서 정승같이 쓰랬어!"라는 말을 입버릇처럼 되뇌곤 했다.

그날 우리 일행은 장군목을 지나 방태산 깃대봉 쪽으로 올라갔다. 방태산은 이 지역의 심마니들이 오대산, 설악산과 더불어 산삼이 잘 나오는 곳으로 손꼽는 지역이기도 하다.

한참 오르다가 중턱쯤에서 광복이가 산작약 군락을 발견했다. 방태산에는 산당귀는 많지만 작약은 별로 많지 않다. 당귀 군락이 백 개 있다면 산작약 군락은 하나 있을 정도이다. 우리 일행은 부지런히 수십 뿌리의 산작약을 캤다. 하지만 두 노인은 하나도 자기 자루에 넣지 않고 광복의 배낭에 넣어주었다. 심마니들은 아무리 궁해도 산삼 외에는 거들떠보지 않는 게 원칙이었다. 호랑이가 제아무리 배가 고파도 토끼나 노루처럼 풀을 뜯어 먹을 수 없다는 게 그들의 지론이었다. 풀로 배를 채우는 버릇이 들면 호랑이의 정체성은 무너질 수밖에 없다는 것이다.

조금 더 올라가자 산당귀, 더덕, 영지버섯, 떡다리버섯, 도라지 등이 눈에 띄었다. 우리 일행은 산당귀보다 훨씬 값이 비싼 더덕, 버섯 등을 캤다. 높은 산에서는 지고 다니는 일이 힘들기 때문에 값비싼 약초 위주로 캘 수밖에 없다. 그래서 차림새도 간단하다. 장화를 신고 마대 자루를 지니는 게 전부이다. 예전에는 홀치기를 메고 다녔지만 요즘에는 보다 가볍고 만들기 쉬운 정부미 마대에 멜빵을 달아서 사용한다. 장화는 필수품이다. 길이 아닌 길, 부식토가 무릎께까지 빠지는 길이므로 장화를 신어야만 한다. 등산화나 운동화는 흙이 들어가 잘 걸을 수 없다.

우리는 깃대봉 아래의 샘에서 점심 식사를 했다. 대략 1200미터 산 바위에 있는 샘이다. 그런 다음, 방태산 휴양림이 있는 적가리 계곡으로 내려와 잠시 쉬면서 계곡 물에 세수를 하고 발을 담갔다. 늦가을이지만 온몸에 땀이 흘렀다. 그런데도 광복은 전혀 힘들어하는 기색이 아니었다. 약초로 가득 찬 배낭의 무게가 50킬로그램은 족히 될 텐데, 그는 놀이공원에 간 어린아이처럼 즐겁기만 했다. 오늘도 산삼을 보지 못해 힘없는 두 심마니와는 대조적이었다. 심 노인은 산을 다닐 날이 얼마 남지 않았는데 이러다간 올해도 산삼을 보지 못한 채 넘길 것 같다고 했다.

두 노인과 내가 계곡에 발을 담고 쉬는 동안 광복은 방태산 휴양림의 공동화장실에 갔다. 전에는 아무 데서나 볼일을 봤는데 이젠 화장실을 찾아갈 정도가 된 것이다. 잠시 후, 광복이가 달려오면서 "심! 심!"하고 소리를 질러댔다. 순간, 나는 직감적으로 산삼을 발견한 모양이라고 생각했다.

지능이 떨어지는 그의 언어는 거의 단음절이었다. 또 말이 서툴러 일반인들과 대화하는 것도 힘들다. 내게 침을 몇 차례 맞은 뒤, 나를 볼 때마다 "침, 침"할 정도이다. 영화 '레인 맨'에서 더스틴 호프만은 환경 변

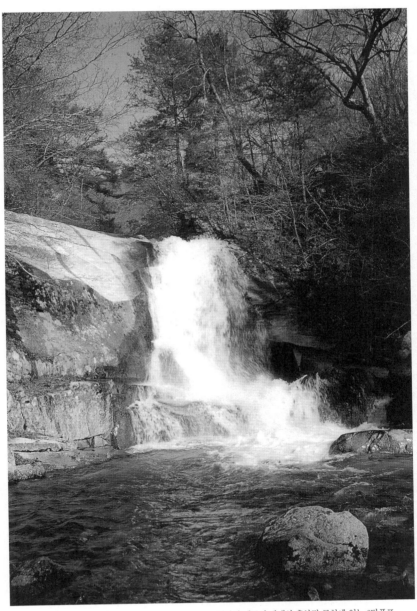

적가리 계곡의 방태산 휴양림 근처에 있는 2단폭포

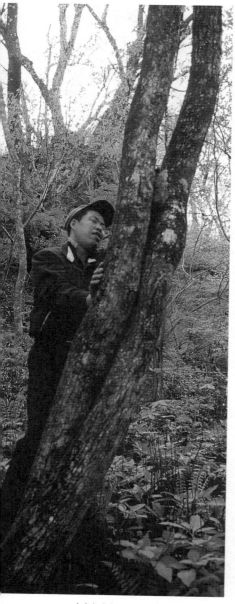

화를 싫어하고 새로운 것을 두려워하며 불안하면 짐승처럼 소리를 지르고 이상한 행동을 한다. 자폐증 환자의 전형적인 모습인데, 광복의 증상이 바로 그런 증세이다.

광복은 '심'이란 단어를 계속 외쳐대면서 우리 일행을 잡아끌었다. 두 노인과 나는 서둘러 따라갔다. 그가 가리킨 곳은 공동화장실 옆이었고 거기에는 무릎 높이의 세 닢짜리 산삼이 있었다. 바로 곁에 캠핑하는 장소가 있고 많은 사람들이 드나들뿐더러 두 노인과 나 역시 얼마 전에 지나친 곳이었지만 아무도 보지 못한 산삼을 광복이가 발견한 것이다. 즉, 서울 명동 한복판에 만 원짜리 100장 묶음인 100만 원짜리 돈 다발이 여러 개 떨어져 있는데, 아무도 보지 못하고 엄마 손을 잡고 걸어가던 다섯 살 먹은 어린아이가 발견한 셈이다.

심 노인이 산삼을 캐서 광복이에게 건네주었다. 나는 산삼이 어느 정도 가치가 있는가를 설명해줬다.

자신이 산삼을 발견한 곳에 돌로 흔적을 남기는 광복. 심마니들은 Y자 모양의 나무에 돌을 끼어 표시한다.

"저거 소야, 소!"

그는 돈의 가치를 잘 모른다. 가게에서 사탕을 하나 사먹어도 주머니에 있는 돈을 몽땅 꺼내놓고 주인이 챙기라고 할 정도이다. 그래서 나는 소에 비유했다. 그는 세상에서 소가 제일 귀하고 비싼 줄 알고 있다. 집안일을 거들면서, 특히 집에서 기르는 소를 열심히 돌봤는데, 대인관계가 원만치 못한 대신 소를 친구처럼 여기며 지냈다. IMF가 닥치고 쇠고기 수입이 자유화되자 이곳 마을에서도 기르던 소를 다 팔았는데, 광복의 소도 팔렸다. 소가 없어지자 그는 몇 달간 소의 꼴을 베러 다니던 산자락을 다니면서 "소~ 소~"소리를 내며 우는 것을 본 적이 있었다. 그래서 나는 '심' '소'라고 말해준 것이다. 내 말을 들은 그는 자기가 캔 산삼이 황소만큼 중한 줄 알아채고 소처럼 웃는 모습이 정말 흐뭇했다.

육체와 정신은 하나

육체와 정신은 하나다. 사람이 죽을병에 걸리면, 즉 육체에 병이 깃들면 육체보다 먼저 정신이 죽어간다. 정신이 죽으면 육체도 따라 죽는다. 정신을 살려 육체를 돕고 육체를 움직여 정신을 살린다면 죽을병이 살병으로 바뀐다. 광복이는 비록 정신박약아에 자폐증까지 겹쳤지만 그스스로 육체를 살려 열심히 산을 다니면서 건강한 청년이 되었다. 그가산삼을 발견한 것도 정신과 육체를 하나로 살아온 노력을 가상히 여겨방태산 산신령이 내려준 축복임에 틀림없다. 그는 분명 미산의 배형진이고 산속의 크리스토퍼 리브였던 것이다.

그럼 두뇌는 정신인가 육체인가. 다시 말하면 머릿속에 암세포가 생긴 뇌종양은 정신의 병인가 육체의 병인가. 뇌종양에 걸린 50대의 남자가 육체를 열심히 움직여서 병을 고친 경우를 보자.

한 박사는 미국 뉴욕의 어느 대학에서 철학을 가르치는 교수였다. 그는 몇 년 전부터 두통이 있었지만 그때마다 아스피린을 복용하여 그럭저럭 넘겼는데, 어느 날 심하게 머리가 아프고 구토 증세까지 겹쳐 병원을 찾았다. 검사 결과는 악성 뇌종양이었다.

의사는 수술을 권했다. 종양을 완전히 제거할 수는 없지만 그 양을 줄이면 생존 기간을 늘릴 수 있고 수술 후 화학요법이나 방사선 치료를 받으면 효과를 높일 수 있다고 했다. 수술을 받으면 반 년에서 일 년 정도는 살지만 그냥 놔두면 반 년을 넘기지 못한다는 것이다. 결국 일 년 안에 죽는다는 이야기였다.

한 박사는 깊은 고뇌에 빠졌다. 20대 중반, 미국에 건너와서 온갖 고비를 이겨낸 끝에 주류 사회에 편입하여 이제 겨우 안정을 누리고 향후 40년간 할 일을 구상해 왔던 그였다. 그런데 의사의 말 한 마디에 그 꿈이 산산조각 나고 말았다. 하지만 방도가 없었다. 재검진을 받아도 악성 뇌종양이 분명했고 현대 의학으로는 완치가 불가능한 병이었다. 수술이나 치료는 모두 생존 기간을 늘리는 보존적 치료에 불과했다.

문득 미국에 와서 치료를 받았던 서울에 사는 친척이 생각났다. 부동산 투기로 떼돈을 벌어 큰 부자가 된 그 친척은 60세 때 뇌암이란 진단을 받자 미국으로 건너와 뉴욕의 어느 병원에서 수술을 받았다. 당시 입원비는 무척 비쌌지만 그는 꽤나 장기간 입원해 있었다. 비슷한 시기에 같은 병으로 그 병원에서 수술 받은 아시아의 어느 왕족이 입원비를 감당하지 못해 한 박사 친구의 아파트에 머물며 통원 치료를 한 것과는 대조적이었다. 그때 한 박사는 '한국의 부자는 왕족보다 돈이 많다'는 것을 새삼 깨달았다. 그 친척은 완치되었다는 판정을 받고 한국으로 돌아갔다. 하지만 일 년 후 재발하여 다시 뉴욕으로 왔다. 그리고 다시 반년 후 세 번째 수술을 받고는 얼마 살지 못하고 죽었다. 왕족이 부러워할 정도로 많은 병원비를 쓰고 죽은 것이다.

한 박사는 그 친척을 떠올리면서 죽을 때 죽더라도 두려워하거나 심약한 사람이 되지 말자고 다짐했다. 인류 역사는 질병의 역사였다. 어떤 사람은 손도 쓰지 못한 채 죽었고 어떤 사람은 온갖 주의를 다 했는데도 죽었다. 그 중에서 암의 가장 무서운 특징은 자신이 그 병에 걸려들었다고 느꼈을 때의 절망감이나 무력감이다.

절망감과 무력감은 질병에 대한 저항력을 잃게 만들고 이로써 그 병에 훨씬 더 쉽게 희생된다. 의학적으로 설명하면 기쁨과 슬픔, 공포, 분노 등 다양한 감정의 중추 역할을 하는 곳이 대뇌번연계大腦邊緣系인데, 절망감이나 무력감이 앞서면 대뇌번연계를 통해 시상하부視床下部를 경유하는 감정적 스트레스가 면역 조직의 활동을 억제하고 결과적으로 암세포가 성장할 수 있는 환경을 만든다. 특히 시상하부가 뇌하수체를 자극하여 인체의 호르몬 균형에 변화를 일으킨다. 호르몬의 균형이 붕괴되면 체내에 이상 세포가 증가하는 현상이 일어나고 암세포의 성장을 촉진시키는 결과를 가져온다. 결국 체력보다 정신력이 훨씬 더 쇠약해지면 죽음을 가져올 수밖에 없다.

한 박사는 서점에서 건강 서적을 뒤적이면서 죽음을 떳떳하게 맞이할 자신감을 찾았다. 그러다가 자기 정서에 딱 맞은 책 한 권을 발견하고는 밤새워 몇 번이고 읽었다. 그리고는 자신에게 다짐했다.

'나는 걸을 수 있는 한, 살아 있는 것이다.'

'걸을 수 있는 한, 죽음은 나와 관계가 없다.'

그 책은 한국에서 발간된 건강 서적이었다. 30년간 타국에서 살아온 한 박사로서는 죽음이 어른거리자 고국에서 발간된 책에 큰 감명을 받았다. 여우도 죽을 때 머리를 자기가 살던 굴 쪽으로 둔다고 하지 않던가. 그 역시 고향 산천의 냄새가 물씬 풍기는 그 책의 내용이 가슴에 와 닿았다. 오랫동안 미국에서 살았지만 자기 몸속에는 아직도 한국적인 정서가 남아 있었으므로 고향 산천이 자신을 분명 살릴 수 있을 것이라는 확신이 들었다.

며칠 후 한 박사는 혼자 한국으로 향했다. 고향이 강원도 원주인 그는 오대산 기슭에 있는 방아다리 약수 근처의 민박집을 숙소로 정했다. 방

오대산 기슭에 있는 방아다리 약수와 용신각

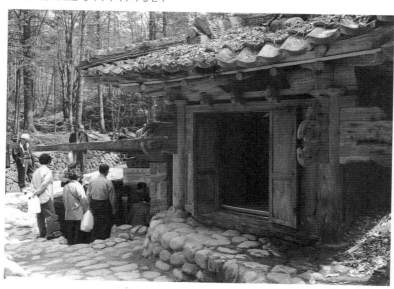

아다리 약수는 1910년 이씨 성을 가진 경상도 사람의 꿈에 나타나 발견
됐다고 하는데 그 지형이 방아다리 모양이라 '방아다리 약수'라 불렀다
고도 하고 화전민의 디딜방아가 있던 암반에서 약수가 솟아 붙여진 이
름이라고도 한다.

이른 봄의 오대산은 여전히 눈으로 덮여 있었다. 4월 중순이 되자 눈
이 녹고 나물과 약초가 나왔다. 그는 먼저 식단을 미국에 있을 때와 전혀
다르게 꾸몄다. 밀가루도 먹지 않았다. 유기농 쌀과 김치, 나물, 된장찌
개가 전부였다.

한국에서 발행된 건강 서적을 읽으면서 그는 한 가지를 깨달았다. 질
병은 삶의 한 단면인데 현미경으로 뇌만 들여다본다고 해결되지 않는
다, 자신이 앓고 있는 병은 의식과 습관, 환경의 산물이다, 그래서 이왕

방아다리 약수 입구의 전나무 숲. 약 250만 평의 원시 자연숲이다.

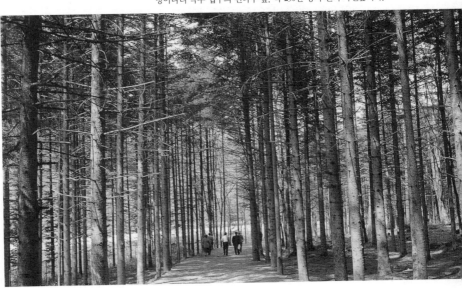

고향 산천의 방식을 따르기로 했으니 음식도 바꾼 것이다. 물론 미국식 사고방식도 떨쳐버리려고 애썼고 생활 습관도 바꿨다.

한 권의 책이 사람을 살렸습니다

그는 하루 종일 오대산을 걸어 다녔다. 웬만큼 먼 거리도 걸었다. 또 일부러 시골 장터를 찾아다니며 나물과 약초, 채소, 식량 따위를 사왔다. 2·7일의 봉평장, 3·8일의 진부장, 4·9일의 대화장을 틈나는대로 걸어서 찾아갔다. 이효석의 소설 「메밀꽃 필 무렵」을 보면 봉평장에서 재미를 못 본 장돌뱅이 허 생원과 조 선달, 그리고 동이가 대화장을 보러 밤길을 떠난다.

"대화장까지는 팔십 리 산길, 고개를 둘이나 넘고 개울을 하나 건너고 벌판과 산길을 걸어야 한다. 달은 지금 산허리에 걸려 있다. 밤중을 지날 무렵인지 죽은 듯이 고요한 속에서 짐승 같은 달의 숨소리가 손에 잡힐 듯이 들리며 콩포기와 옥수수 잎새가 한층 달에 푸르게 젖었다. 산허리는 온통 메밀밭이어서 피기 시작한 꽃이 소금을 뿌린 듯이 흐뭇한 달빛에 숨이 막힐 지경이다."

허 생원 일행은 밤새도록 고개를 넘고 개울을 건너고 벌판과 산길을 걷는 게 삶이요 즐거움이었다. 한 박사 역시 그 길을 걸으면서 여태껏 누려보지 못했던 걷는 즐거움을 새삼 깨달았다. 그 동안 차 타는 것에 너무나 익숙해있고 그것이 생활화되어 있었던 것이 후회되었다. 그는 빗

줄기가 오락가락 하는 궂은 날에도 걸었다. 우산이나 비옷으로 피하기보다는 오히려 빗줄기 속에 몸을 맡기니 한결 마음이 편했다. 때로는 발바닥에 전해오는 감촉이 좋아 맨발로 솔가리 깔린 숲길을 걸었고 햇볕에 달구어진 바위 길도 걸었다.

그런데 놀랍게도 집안에 있으면 머리가 아프지만 걸으면 개운했다. 그래서 더욱 걸었다. 어느 날 또 한번 놀랐다. 두통이 걸어야만 없어지는 줄 알았는데 시장에서 사람 구경을 하고 약초나 나물을 들고 나온 아낙네, 노인들과 이야기하고 있어도 없어졌다. 그제야 그는 두통이 머리에 있는 것이 아니라 마음에 있다는 것을 깨달았다.

분명 두통은 긴장하거나 멍청한 상태에서 나타났고 산을 열심히 걷거나 즐거운 일에 집중하면 없어졌다. 뉴욕에서의 바쁜 생활이나 악성 뇌종양에 걸렸다는 사실을 떠올리면 긴장 되고 두통이 찾아왔지만 산에 다니거나 시장 사람들과 어울리면 두통이 없어졌다. 결국 인생과 철학에 관한 문제를 책과 대학에서 구해 왔던 지난 삶이 잘못된 것이었음을 비로소 깨달았다. 성경이나 불경을 열심히 들여다본다고 성인이 되는 것이 아니며 수천 권의 철학서를 달달 외운다고 철든 사람이 되는 게 아니라는 것을 다시금 마음속에 새겼다.

하루는 팔뚝 만한 더덕을 캐서 시장에 팔려고 내놓은 80대의 노인에게 자신의 경험을 털어놓았다. 그러자 노인은 그런 걸 이제 깨달았느냐는 표정으로 이렇게 말했다.

"이보게, 젊은이! 나는 아무리 아파도 일을 하네. 걸을 수 있는 힘만 있으면 산에 가서 약초를 캐고 나물을 뜯지. 아프다고 방 안에 누워있으면 정말 환자가 되고 말아! 아무리 아파도 산에 다니면서 엎어지고 넘어지고 하다가 보면 어느 틈엔가 아픈 게 싹 가버려!"

약초 할아버지의 건강 비결은 약초를 먹는 게 아니라 병을 무시하고 열심히 일하고 열심히 걷는 것이었다. 『동의보감』에 '통즉불통通則不痛하고 불통즉통不通則痛한다'는 말이 있다. 기가 통해 혈액 순환이 좋아지면 아프지 않고 통하지 않아 혈액 흐름이 나빠지면 아프다는 뜻이다. 약초 할아버지는 집중하면 막힌 게 통하면서 통증이 사라지고 긴장하면 막히면서 통증이 찾아온다는 이치를 지적한 것이다.

노인의 말이 전적으로 옳다고 믿은 그는 더욱 열심히 걸었고 시골 장터에서 다양한 사람들과 즐겁게 어울렸다. 산나물꾼, 약초꾼들과 같이 오대산, 계방산을 다녔고 때때로 소백산, 태백산도 올라갔다. 6개월이 지났지만 그는 여전히 죽지 않고 걸었다. 병원에서는 뇌에 있던 암세포가 약간 줄어들었다고 했다. 일 년 후에는 완치되었다는 판정을 내렸다.

그는 뉴욕을 떠나 한국으로 올 때 편도 항공권이 아닌 왕복 티켓을 끊었다. 꼭 완치되어서 다시 가족들에게 돌아갈 수 있다는 자신감을 가졌기 때문이었다. 만일 그때 반신반의하여 돌아갈 비행기 표를 끊지 않았다면 지금쯤 살아 있을지는 의문이다.

정신 장애자들이 육체를 열심히 움직여 똑똑한 사람이 되었듯이 뇌종양에 걸린 철학교수도 열심히 걸어 머릿속의 암세포를 물리쳤다. 그는 뉴욕에 돌아가면서 내게 연락을 했다.

"한 권의 책이 사람을 살렸습니다, 고맙습니다."

2

모든 투병의 시발점은 걷는 것

냉탕반욕과 온탕반욕의 차이

동의보감의 '10종 요통'

허리 아픈 사람이 의외로 많다. 감기만큼 흔하다. 하긴 인간이 두 발로 걷기 시작하면서 생겨난 숙명적인 질환이 바로 요통이다. 남녀노소 구별 없이 전 인류의 80퍼센트 이상이 한 번 이상 앓았을 정도이다.

인간의 자세는 옆에서 봤을 때, 목에서부터 척추 꼬리뼈까지 S자형을 유지하는 것이 가장 좋다. 바로 체조의 요정 코마네치의 몸매 또는 쥐를 노리는 고양이의 허리 모양이다. 인간의 척추는 7개의 목뼈, 12개의 가슴뼈, 5개의 꼬리뼈가 대기 압력과 체중을 효과적으로 유지하기 위해 S자형의 모양을 유지한다. 척추에 걸리는 하중은 네 발로 걷는 동물의 네 배 정도이고 이것을 잡아주는 것은 힘줄(인대)과 근육이다. 그러므로 평소 목뼈는 옆에서 봤을 때 C자 형을 유지하도록 하는 게 좋다. 참선하는 자세 역시 목뼈는 C자 형으로 앞을 보고 척추는 S자 형태를 유지한다.

그런데 허리가 아파 병원에 가면 수술을 권유받아 수술을 하는 사람도 있고 그냥 집에 돌아와 지내다 보면 저절로 낫는 수도 많다. 하지만 요통은 그 원인과 증상이 매우 복잡하고 다양해서 그 증상에 따라 대처해야만 치료된다.

일반적으로 사람들은 요통의 원인을 아픈 허리 자체에서만 찾으려고 하는 경향이 있다. 그러나 『동의보감』을 보면 허리는 신腎의 부府로 허리가 약해지면 신장 기능도 약해지고 반대로 신장이 상하면 허리가 아파진다. 다시 말하면 허리 병은 간이 튼튼하지 못해 생긴 병이다. 『동의보감』에는 요통을 그 원인에 따라 아래와 같이 열 가지로 분류하고 있는데, 일반인들이 알기 쉽게 풀이하면 다음과 같다.

① 과다한 성생활로 신장이 상해서 정혈精血이 허리 근육을 제대로 보호하거나 영양하지 못하면 신허요통腎虛腰痛이다. ② 인체 노폐물의 일종인 담이 경락을 따라 허리나 옆구리 등 이곳저곳을 옮겨 다니며 나타나는 담음요통痰飮腰痛이 있다. 흔히 '허리에 담들었다'고 말하는 것이다. ③ 술과 음식을 지나치게 많이 먹고 과도한 성생활을 하면 습열의 사기가 신장을 상하게 하여 식적요통食積腰痛이 찾아온다. ④ 무거운 것을 들다가 삐끗하거나 높은 곳에서 떨어져 갑자기 허리를 쓰지 못하게 되면서 나타나는 것이 좌섬요통挫閃腰痛이다. ⑤ 넘어지거나 높은 곳에서 떨어서 피가 뭉쳐 생기는 것이 어혈요통瘀血腰痛이다. ⑥ 풍이 신장을 상하게 하면 풍요통風腰痛이 생긴다. ⑦ 찬 기운이 기혈 순환을 막아 신경락腎經絡이 상하면 한요통寒腰痛이 온다. ⑧ 춥고 습기가 많은 곳에 노숙해서 생기는 습요통濕腰痛이 있다. 허리에 돌을 얹은 것같이 무겁고 얼음을 댄 것같이 차갑고 아프다. ⑨ 평소 기름진 음식을 많이 먹고

운동량이 적으면 습열요통濕熱腰痛이 찾아온다. 습열과 음허의 소치이다. ⑩ 근심이나 걱정 등 정신적 긴장과 스트레스가 많아 비장을 상하면 허리가 아프고 분노로 간을 상하면 역시 요통이 온다. 기요통氣腰痛이라 한다. 기가 체하고 심혈이 왕성치 못하면 특별한 원인 없이 오래 서 있거나 걷지 못한다. 근맥을 기르지 않으면 기가 체하고 허리가 아프다.

기가 막히면 허리 아프다

이제 20대부터 갖가지 허리 병으로 고생하다가 50대 중반이 되어 자연요법으로 허리 병을 고친 김 화백의 경우를 보자. 그가 처음 나를 찾아온 것은 '한국의 피카소'라 불리면서 한창 명성을 날리던 40대 중반이었다. 넉넉한 풍채이지만 얼굴이 붉으면서 부은 것처럼 보여 첫눈에도 운동 부족 때문이란 것을 알 수 있었다.

그는 20대부터 허리가 아팠다고 하면서 그때 왜 허리가 아팠는지에 대해서는 잘 모른다고 했다. 당시 병원으로부터 수술을 권유받았으나 미국에서 외과 의사로 일하는 형의 만류로 하지 않았다고 했다. 한 달간 누워있는 사이에 허리 통증이 사라져서 그냥 퇴원했다는 것이다. 그의 형이 근무하는 병원은 외과 수술로 세계적인 명성이 자자한 곳인데 그곳 외과 과장이 허리 수술의 후유증으로 휠체어를 타고 진료한다고 했다. 아마도 그 모습을 본 형이 적극 만류했던 것 같다.

30대에 프랑스로 미술 공부를 하러 갔다가 다시 허리 병이 도져서 현지 병원에 입원했는데 그때도 역시 의사들은 수술해야만 치료된다면서 수술을 권유했다고 한다. 하지만 역시 미국의 형이 반대하여 수술을 포기했고 다행히 허리 통증이 없어져 그럭저럭 지냈다고 한다. 유학을 마치고 귀국한 그는 세계가 주목하는 유명한 화가가 되었다. 어느 날 허리가 몹시 아파 병원을 찾았더니 이번에도 역시 수술을 권유하더라는 것이다. 하지만 지난날의 경험을 거울삼아 수술하지 않고 버티다가 도저히 참지 못해 나를 찾아온 것이다.

그가 20대에 허리 병을 앓은 원인은 간단했다. 대학생 시절, 국전에 입선하는 등 촉망받는 젊은 화가로 세상이 주목하자 지남철에 쇠붙이가 달라붙듯 많은 여자들이 몰려들었다. 아직 세상 물정을 잘 모르고 철이 덜 든 나이인지라 '이게 웬 떡이냐' 하고 허겁지겁 떡 먹듯이 여자와 어울리다가 그만 허리 병을 앓은 것이다. 동의보감에 기록된 신허요통이 찾아온 것이다.

'신허'란 신장의 기능이 허약하다는 뜻이다. 대체로 과도한 성관계나 지나친 성적 충동 등으로 신장 기능이 허약해지면 양기가 떨어지고 스태미나가 부족해져서 무릎이 약해지고 허리 신경과 근육을 비롯한 뼈까지 약해져서 체중을 지탱하기 힘들다. 이럴 때는 허리 쓰는 것을 조절해야 한다. 비아그라 같은 약이나 보약을 먹고 계속 힘쓰면 허리도 끊어지고 목숨도 끊어진다. 우물에 고인 물을 바닥까지 긁어 펐으면 다시 물이 채워지기를 기다려야 한다. 그가 병실에 누워 있다가 허리 통증이 사라진 것은 기다리는 동안 우물에 물이 다시 고인 탓이다.

30대에 앓은 허리 병은 기요통에 해당된다. 한국에서 차세대 화가로 촉망받다가 파리로 유학을 갔을 때, 그의 마음속에는 뭔가 한 수를 보여주겠다는 욕심이 앞섰다. 프랑스 화단에서 단숨에 인정받고 싶다는 욕심에 전시회를 열었는데 비평가들로부터 졸작이란 혹평을 들어 망신만

당했다. 호랑이를 그리다가 이루지 못하면 도리어 개와 비슷하게 된다는 '화호불성반류구畵虎不成反類狗'란 말을 떠올릴 형국이었다. 이 말은 중국『후한서』의「마원전馬援傳」에 나오는 말로 너무 큰 것을 욕심내다가 실패하면 망신만 당한다는 뜻이다. 결국 그의 처지는 시골의 주먹 대장이 대도시에 가서 얻어터진 격이었다.

사업이 망하거나 소망이 이루어지지 않는 등 의지를 잃으면 심혈이 왕성하지 못해 근맥을 자양滋養하지 못하고 기가 막히게 되어 허리가 아프다. 또 근심, 걱정이 많으면 비장을 상하게 되고 분노가 심하면 간장을 손상케 하여 허리가 아프다. 결국 김 화백도 자기 뜻대로 일이 이루어지지 않자 허리 병이 찾아온 것이다.

제1권에서 허리 병으로 나를 찾아온 오케스트라 지휘자 역시 김 화백과 같은 경우였다. 유럽의 세계적인 음악 콩쿠르에서 일등하여 인정을 받은 그는 조국에서 봉사하겠다는 마음에 귀국했지만 국내 대학과 교향악단이 질시와 부러움으로 냉대하고 일할 자리를 주지 않자 기요통을 앓게 된 것이다. 그는 내가 해준 처방대로 방태산, 개인산을 산행하면서 심신을 달래 100일 뒤 완쾌되었다. 김 화백의 경우에는 실패에 연연하지 않고 열심히 미술 공부에 덤벼들어 저절로 치유된 셈이었다.

냉체질은 냉탕반욕이 위험하다

김 화백이 나를 처음 찾아왔을 때의 허리 병은 습열요통이었다. 프랑스 화단에서 인정받은 그는 귀국하자마자 명실공히 부와 명성을 누렸다. 여기저기 그를 초청하는 자리가 많았고 사람들은 앞 다투어 그를 대

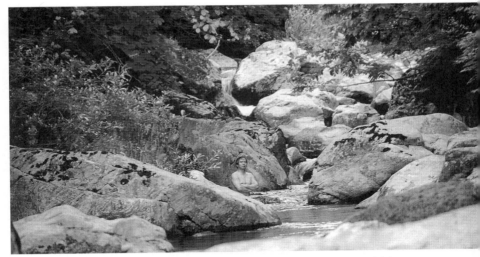

몸이 냉하고 손발이 찬 사람이 냉탕반욕을 하면 위험하다.

접했다. 유명 화랑의 큐레이터들은 그의 작품을 먼저 전시하기 위해 열을 올렸다. 결국 그는 매일같이 푸짐한 식사를 대접받으면서 작품 활동을 하다 보니 자연히 운동량은 부족할 수밖에 없었다. 습열요통은 평소 고량진미를 다량 섭취하고 운동량이 적은 사람에게 찾아오는 요통이다. 기름진 음식을 많이 먹고 몸을 움직이지 않으면 내부에 습기와 열기가 쌓이고 음기가 허해져서 생긴다.

내가 김 화백에게 해준 처방은 간단했다. 잘 먹고 움직이지 않은 것이 병의 원인이므로 덜 먹고 많이 움직이라 했다. 어떤 사람은 사슴 피, 노루 피, 곰발바닥, 구렁이, 해구신 등 보약을 먹는데, 이는 불난 데 휘발유를 끼얹은 짓이다. 잘못하면 목숨까지 잃는다.

김 화백은 50대 중반에 나를 다시 찾아왔다. 내가 쓴 책 『누우면 죽고 걸으면 산다』를 읽고 스스로 하루 30분씩 냉탕반욕을 하다가 허리 병이 생겼다는 것이다. 알고 보니 한요통이었다. 한요통은 추운 날씨, 찬물에 신경락이 상해서 오는 병이다. 평소 몸이 냉하고 손발이 차면서 기운 순환이 잘 안 되는 사람에게 생긴다. 냉 체질에 간염 보균자인 그가 하루 30분씩 냉탕반욕을 했으니 신장을 상한 것은 당연했다. 정말 죽지 않은 것이 다행이었다.

반욕법은 우리 선조들이 산속에서 얼음이 풀릴 때 자주 행하던 장생법의 하나이지만 무조건 냉탕반욕이 좋은 것은 아니다. 나는 김 화백에게 간염과 신장병 처방을 해주고 그에 알맞은 반욕법을 가르쳐 주었다. 즉, 온탕반욕 10분, 냉탕반욕 5분, 다시 온탕반욕 10분씩을 하루 한두 번씩 하라고 했다. 반욕이란 명치까지만 물에 담그는 것을 말한다. 그리고 온탕의 수온은 사람마다 다르지만 땀나기 직전의 상태를 유지할 정도가 적당하다. 일부러 땀을 흘리는 열탕은 해롭다. 반욕을 하면서 4초간 내쉬고 2초간 들이마시는 출장식 호흡을 곁들이면 더욱 좋다.

두 달 후 김 화백이 부인과 함께 밝은 표정으로 한약방을 찾아왔다. 그는 허리가 아프기는커녕 20대의 젊은 허리가 되었다면서 고마움을 표했다. 부인의 얼굴에도 여느 50대 부인과 다른 생기가 넘쳤다. 50대의 여자는 아무리 주름살 수술을 하고 화장을 짙게 해도 피폐한 분위기를 감추기 어렵다. 그러나 김 화백 부인처럼 젊은이의 기능을 가진 남자와 사는 여인의 얼굴에는 장마 후 보는 맑은 하늘 같은 느낌을 갖게 한다.

누구나 허리가 아프면 『동의보감』의 10종 요통 가운데 어느 것에 해당하는지 살펴 스스로 할 수 있는 것은 자가 치료를 해야 한다. 단, 10층에서 떨어져서 허리가 부러졌을 때는 예외이다.

불치병은 치료 아닌 조절해야 할 병

병자성사 받은 만성 신부전증 환자

어느 날 정씨라는 50대의 남자가 찾아왔다. 만성 신부전증을 앓고 있는데 언제 죽을지 몰라 병자성사病者聖事까지 받았다면서 자신에게 병자성사를 준 신부의 권유로 찾아온 것이라 했다. 알고 보니 당시 가톨릭 교리신학원 원장으로 있는 유 신부가 소개한 것이었다. 그의 증상은 아주 심해서 병원 약으로도 혈뇨가 잡히지 않았고 이뇨제도 크게 역할을 못해서 얼굴이 푸석푸석했다.

개인 사업을 하는 그는 대대로 가톨릭을 믿어온 집안의 장남으로 모태신앙이었다. 어릴 적부터 신부가 되기를 소망했으나 대학 진학을 앞두고 집안 생계를 책임져야 할 상황이 되어 포기하고 말았다. 다행히 신앙심이 깊은 아내를 만나 함께 성당에 다니면서 봉사활동을 열심히 하면서 참된 신앙인으로 살려고 애썼는데 이런 혹독한 시련을 겪게 되었다면서 흐느껴 울었다. 그가 말해준 경과를 요약하면 다음과 같다.

어느 날 몸이 부어 병원에 갔더니 의사는 신장이 약하다고 했다. 병원에서 지어준 약을 열흘 간 먹자 부종이 없어졌다. 그 후 여러 차례 부종이 생겼지만 그때마다 약을 먹으면 쉽게 없어졌다. 50세가 되던 해의 봄 소변에서 피가 나오면서 기운이 없고 전신이 부어올랐다. 병원에서는 말기 상태의 만성 신부전증으로 진단했다. 한 달간 입원 치료를 받은 후 퇴원하여 의사의 지시대로 약을 먹고 식이요법을 했다. 그러나 별로 건강이 좋아지지 않았다. 의사인 조카는 만성 신부전증의 경우 고친다기보다 악화되는 속도를 늦추는 게 치료의 목표라고 했다. 신장 기능이 15~10퍼센트 이하로 감소하면 신장 이식이나 신장 투석 등 대체요법을 강구할 수밖에 없다고 했다. 신부전증은 간경변처럼 아직까지 현대 의학이 속수무책인 불치병이다.

신앙심이 깊은 그는 언제 죽을지 모르므로 일단 병자성사를 받기로 했다. '병자성사'란 죽음에 임박한 사람이 받는 가톨릭 의식으로 예전에는 죽기 전에 한 번 받을 수 있다는 뜻에서 '종부성사'라고 불렀다. 의식이 끝나고 모인 가족들이 이런 저런 이야기를 나누던 끝에 신장 이식을 시도해 보기로 의견을 모았다. 그리고 신장은 정씨의 부인과 막내 동생이 제공하기로 했다. 며칠 후 두 사람은 병원에 가서 이식에 적합한지 여부를 알아봤는데 부인의 신장이 적합하다는 판정이 나왔다. 부인은 자기 신장을 남편에게 줄 수 있음을 하느님에게 감사드리고 수술 날짜를 잡았다.

그런데 수술 날짜가 임박해지자 부인의 친정에서 반대 소리가 나왔다. 특히 내과 의사인 부인의 오빠가 극구 반대했다. 그는 수술이 100퍼센트 성공한다는 보장도 없을뿐더러 설사 성공한다고 해도 후유증이 심하다는 점을 우려했다. 그러면서 현재 정씨의 신장이라면 그럭저럭 잘 다뤄 여러 해를 살 수 있는데 굳이 위험을 무릅쓰고 수술을 할 필요가 있느냐고 했다. 만일 잘못되어 죽기라도 하면 부인 또한 중병에 걸리면 아직 어린 세 자녀는 누가 책임을 질 것이냐고 했다.

결국 신장 이식은 없었던 일로 결론이 났다. 그러자 유 신부는 정씨에게 나한테 치료를 받아보는 게 어떠냐고 권했다. 언젠가 휴가차 나한테 놀러왔다가 만성 신부전증을 고친 청년의 이야기를 들었던 것이다.

약수의 진짜 효험

나는 정씨를 파르메기에 있는 김용수의 집에 머물게 했다. 파르메기란 '파리의 머리蠅頭'란 뜻의 지명이다. 미산의 종점 다리에서 개인산으로 올라가는 첫 번째 고개 너머에 있다. 예전에는 이 고갯길이 워낙 험하고 좁아서 미산 사람들은 송아지를 안고 고개를 넘었다. 김용수의 집 옆에는 윤씨의 민박집이 있다. 윤씨는 신장병으로 고생하던 외아들(석기) 때문에 80년대 초 부산에서 이곳을 찾았다가 아예 눌러 살고 있는 사람이다. 유 신부가 들었던 청년이 바로 윤씨의 아들이다.

만성 신부전증을 앓던 윤씨의 아들이 이곳에 처음 왔을 때는 체중이 무려 110킬로그램이었다. 키와 나이(20세)를 고려하면 70킬로그램이 적정치이지만 만성 신부전증으로 크게 늘어난 것이다. 그가 걸어 다니면 마치 일본의 스모 선수가 느릿느릿 걷는 것 같았다.

윤씨는 아들이 만성 신부전증에 걸렸다는 판정을 받자 잘 고친다는 의사와 몸에 좋다는 약을 백방으로 찾아다녔다. 지금은 의술이 발달하고 장기 이식에 대한 이해가 높아져 신장 이식수술을 많이 하지만 그 때만 해도 '장기 이식'이란 무척 낯선 단어였다. 더욱이 부산 지역에서는 엄두를 내지 못했다.

아들의 부종은 양약이든 한약이든 어떤 이뇨제를 써도 가라앉지 않았다. 처음엔 이뇨제를 썼더니 붓기가 금방 가라앉았더니만 반복되다 보니 효과가 없는 것이다. 당연한 일이었다. 부종은 신장과 밀접하게 관련되어 있고 신장의 기능이 되살아나야 가라앉는 법이다. 이뇨제는 오히려 신장의 기능에 나쁜 영향을 끼친다.

어느 날 윤씨는 군대 생활을 할 때 아들과 같은 신장병을 인제군 현리에 있는 방동약수의 물을 먹고 고쳤다는 소문을 들었던 기억이 희미하게 떠올랐다. 즉시 아들과 함께 부산을 떠나 인제로 왔다. 인제에서 택시를 타고 가던 중 개인산 약수가 더 효험이 있다는 운전기사의 말에 행선지를 개인산 약수로 바꿨다. 미산에 도착한 윤씨 부자는 머물 곳을 수소문했다. 그때 만난 김용수의 부친이 자기 집 옆에 비어 있던 두 칸짜리 집을 내줬는데 현재 살고 있는 집이 바로 그 집이다.

윤씨는 잘 걷지 못하는 아들을 대신하여 매일 개인산 약수터를 오르내렸다. 약수터는 집에서 7킬로미터나 떨어진 곳일뿐더러 오르는 길 또한 자갈밭에 험한 비탈길이어서 산행하기 힘들었다. 그래도 그는 반송장으로 업혀 왔던 사람이 약수 물을 마시고 씩씩하게 걸어 나갔다는 마을 사람들의 말에 용기를 내서 매일 새벽마다 약수를 길어왔다. 그리고 약수 물로 손수 아들의 밥을 지었다. 보름쯤 지나자 아들의 부기가 조금씩 빠지기 시작했다. 체중 역시 1~2킬로그램 줄어들었다. 윤씨 부자는 희망을 가졌다. 혹 이곳에서 잘못되기라도 하면 개인산에 아들을 묻을 각오까지 했었던 윤씨였다. 그런데 효험이 나타나니 이젠 살 수 있다는 자신감을 가졌다.

한 달 후 아들의 체중은 105킬로그램이 되었다. 이때부터 윤씨는 아들과 함께 약수터를 다니기 시작했다. 아들이 아직 뚱뚱한 몸 상태임을 고려하여 거북이걸음으로 천천히 걸었다. 아침 7시경 집을 나서서 약수터에 도착하면 11시쯤 되었다. 약수물로 밥을 지어먹고 잠시 쉬다가 오후 1시경 내려오기 시작하면 5시쯤 집에 닿았다. 지금은 약수터에서 취사가 안 되지만 80년대 초만 해도 가능했다.

석 달이 지나자 아들의 체중이 100킬로그램 이하로 내려가고 약수터까지의 왕복 시간은 처음의 절반인 4시간으로 줄었다. 그리고 반 년이 지나자 체중이 80킬로그램으로 줄면서, 이젠 약수터를 지나 해발 1400미터가 넘는 방태산의 주능선까지 올라갔다가 배다른석, 깃대봉을 거쳐 하늬등 계곡으로 내려올 수 있었다. 물론 건강한 사람도 오르기 힘든 코스이기에 집에 도착할 때쯤이면 완전히 녹초가 되었다. 다음 날 자리에서 일어나려면 온몸이 축 늘어지고 다리가 뻐근했다. 그래도 두 사람은 '죽어도 산속을 걷다가 죽겠다'는 독한 마음으로 아침마다 산행에 나섰다. 놀라운 것은 그렇게 힘들던 몸이 일단 산행을 시작하여 30분쯤 걸으면 가벼워진다는 점이다.

일 년 후 아들은 키 170센티미터, 체중 65킬로그램의 건강한 청년이 되었다. 건강을 되찾은 아들은 고향 근처의 회사에 취직하러 떠났지만 윤씨는 그냥 눌러 앉아 살았다. 그의 새 직업은 방태산 약초꾼이었다.

나는 정씨에게 이 이야기를 해주면서 윤씨 부자가 했던 대로 천천히

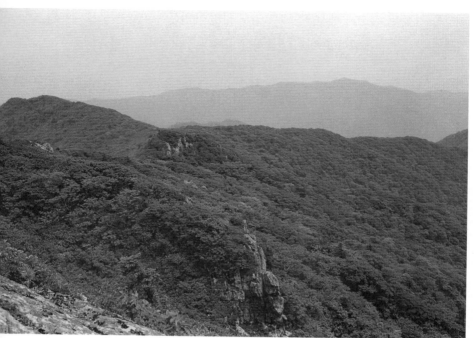

방태산의 배다른석에서 바라본 깃대봉 (해발 1435.6미터)

걸으면서 약수터를 오르내리도록 했다. 적어도 하루 두 시간은 걷되, 호흡하는데 부담을 주지 않을 정도의 걸음걸이로 걷도록 했다. 윤씨 아들의 병이 고쳐진 것은 약수의 효험도 있겠지만 무엇보다 걸으면서 몸의 기운을 순환시킨 결과라는 점을 상기시켰다.

겨울 숲과 같은 난치병

사람이 건강을 유지하는 것은 기본적으로 몸의 기운이 제대로 순환되어 각종 장기들이 제대로 작동하기 때문이다. 기운 순환에 장애가 생겨

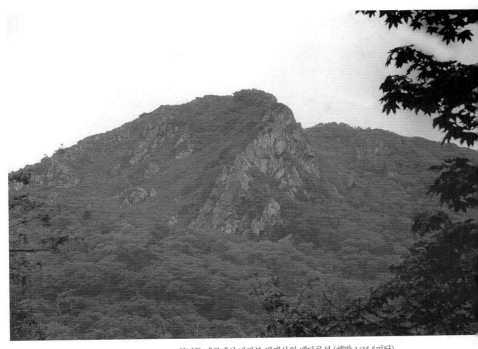

장기들이 제 역할을 못하면 체내에 불순물이 누적되고 이 불순물에서 발생하는 독소들이 인체의 여기저기를 공격하여 각종 문제를 일으킨다. 따라서 체내 독소를 신속하고 효과적으로 배설하려면 근본적으로 몸의 기운을 순환시켜야 한다. 현대 의학처럼 근본 원인에 대처하지 않고 대증요법에만 치중하다 보면 일시적으로 좋아지는 것 같지만 다시 재발하는 악순환을 반복하면서 질병은 더욱 악화되어 결국에는 돌이킬 수 없는 지경에 이르게 된다.

몸의 기운 순환이 잘 안 될 때에는 물리적으로라도 시켜야 한다. 누워 있어서는 기운 순환이 되지 않는다. 몸을 움직여야 한다. 그러려면 신진

대사 기능이 건강한 사람에 비해 형편없는 중환자로서 가장 효과적인 방법은 걷는 길밖에 없다.

나는 정씨에게 『동의보감』에 있는 오령산五苓散을 처방해주면서 이 또한 이뇨 효과를 위한 임시방편일뿐 원인의 치료가 되는 것은 아니라는 점을 분명히 했다. 오령산의 처방은 택사 2.5돈, 적복령·백출·저령 각 1.5돈, 육계 5푼, 생강 2쪽, 대추 2개이지만 혈뇨가 심한 점을 고려하여 산사山査를 추가했다. 산사는 소화를 촉진시키고 장의 기능을 좋게 할뿐더러 이뇨 작용이 뛰어나 신장 기능이 떨어지는 사람의 혈뇨를 잡는데 효과가 크다. 신장병 환자들의 눈에 보이는 혈뇨뿐만 아니라 눈에 보이지 않는 현미경적 혈뇨에도 잘 든다. 마침 한약방 옆 인제경찰서 상남지서 구내에는 오래된 산사나무가 있고 빨간 열매가 주렁주렁 달려 있어 보기에도 장관이었다. 정씨는 이 열매를 따다가 내가 지어준 약에 넣어 달였다.

정씨는 약수터를 오르내리면서 틈틈이 마을 사람들을 따라 산에 가서 토끼도 잡고 내린천 계곡의 얼음을 깨고 물고기도 잡았다. 그런 가운데 차츰 자신의 건강에 대한 자신감을 갖기 시작했다. 또 어떻게 병을 대처해야 하는지를 깨달았다.

불치병은 치료를 하는 병이 아니라 조절해야 하는 병이다. 간경변, 신부전증, 암 등의 난치병은 겨울 숲과 같다. 영화 '공동경비구역 JSA'에서 공동감시단의 한 장교가 "한반도의 긴장 상태는 마치 겨울 숲과 같다. 언제 어느 때 자그마한 불씨가 생기면 전체 숲이 몽땅 타버리고 재만 남는다"고 했는데 불치병에 걸린 인체도 바로 겨울 숲과 같아서 작은 실수에도 몸이 망가진다. 한번의 과식, 한번의 스트레스, 한번의 과로로 몸이 부서진다. 그래서 불치병 환자는 조그마한 불씨라도 생기지 않도록 늘 조심해야 한다. 봄이 되고 여름이 되면 숲이 우거지면서 웬만한 불씨에도 끄떡도 하지 않는 건강한 숲이 되는 것처럼 중환자 역시 서두르거나 절망하지 말고 여름이 올 때까지 조심하면서 몸 상태를 잘 조절해야 한다. 그 기간은 계절의 변화처럼 반 년 정도가 걸린다.

누구든지 몸이 아프면 통증이 생기고 마음이 아프면 짜증이 난다. 통증과 짜증은 몸과 마음에 기운이 막혀 생기는 현상이다. 사람마다 이 현상에 나름대로 대처하며 조절해야 한다. 이 조절 능력이 생겨야만 난치병, 불치병이 극복된다. 조심과 인내야말로 불치병 치료의 기본이다.

해가 바뀌고 봄이 되자 정씨는 부인과 가족이 그리웠다. 그 동안 바쁘게 지내느라고 친정 오빠의 반대로 신장 이식을 포기한 부인에 대해 지녔던 섭섭한 감정도 잊혀졌다. 마음 같아서는 정든 이곳에 눌러 살고 싶었지만 가족들 때문에 서울로 돌아가야만 했다.

서울로 돌아온 그는 신장병을 극복한 자기 자신이 대견했다. 과연 불치병에서 완쾌된 사람이 몇 명이나 될까 하고 우쭐댔다. 그런데 어느 날 다음과 같은 신문 기사를 읽고는 이내 '조심과 인내'라는 두 글자를 다시 떠올렸다.

"중한 신장병으로 단 열 발자국도 걷기 힘들었던 칠순 노인인 미국의 노엘 존슨은 분투 노력 끝에 전 미국 노인 마라톤과 권투 시합에서 일등을 하여 레이건 대통령과 미국 의회로부터 표창을 받았다."

비염, 천식, 비만, 우울증은 같은 병이다

하루는 모자母子가 찾아왔다. 40대 중반의 여인은 아들(10세)이 비염으로 여러 해 동안 고생했는데, 최근 천식까지 겹쳐 병원을 자주 다녔으나 낫지 않았다고 했다. 병원 약을 먹으면 잠시 멈춘 것 같지만 이내 수돗물 새듯이 콧물이 계속 나오고 겨울에도 숨쉬기 어려울 정도라고 했다. 아이도 힘든지 밥도 잘 먹지 않아 얼굴이 창백하고 수척해서 걱정이라는 말도 덧붙였다. 본인도 비염으로 고생하고 있다면서 요즘에는 비만과 신장염, 우울증까지 겹쳤다고 울상을 지었다.

아이는 엄마와 내가 10여 분간 상담하는 중에도 차분하게 앉아 있지 못하고 주위를 두리번거렸다. 여인은 늦게 아이를 낳은 탓에 버릇없이 키웠다고 부끄러워했다. 비염, 천식만이 아이의 병이고 산만한 것은 병이 아닌 나쁜 버릇으로 여기는 것 같았다.

비염이나 천식 등 알레르기는 약 100년 전에 만들어진 현대 의학 용어이다. 하지만 동양의학에서는 기원전의 『황제내경』이나 2세기경 장중

경張仲景이 펴낸 『상한졸병론傷寒卒病論』에 이미 '수독水毒' 또는 '수체증水滯症'이라 정의하고 있다. 몸속에 불필요한 물이 남아 있을 때 일어나는 증상이라는 뜻이다.

수독은 필요 이상으로 수분을 섭취하거나 신장, 폐, 피부 등 수분을 배설하는 기관의 활동이 약해져 수분이 몸 밖으로 제대로 나오지 못하기 때문에 생긴다. 몸속에 남아 있는 불필요한 수분이 독으로 변한 것이 바로 알레르기의 근본 원인이다. 따라서 알레르기 증상은 수독에 대한 인체의 경고 반응이자 치유 반응인 것이다.

병을 구조로만 파악하는 현대 의학

지구의 70퍼센트는 물이고 인체의 70퍼센트도 역시 물이다. 예로부터 인체는 '소우주'라 하여 우주의 구조나 질서를 인체의 그것과 동일시했다. 지구는 쉬지 않고 자전을 하며, 동시에 태양 주위를 도는 공전을 한다. 태양도 역시 은하계의 한 중심을 돌며 자전을 한다. 그러니까 지구와 태양은 똑같이 자전과 공전을 한다. 지구의 종말이란 이 '자전과 공전'에 이상이 온 상태를 말한다.

인류가 지구상에 출현한 것은 대략 300만 년 전이다. 그때부터 인류는 잠자는 시간을 제외하고는 한시도 쉬지 않고 몸을 움직이면서 진화해 왔다. 그러다가 과학 문명의 발달로 편리하고 편안한 생활을 누리게 되었고 먹을 것 또한 풍부해졌다. 즉, 300만 년간 지구처럼 계속 움직이던 인체가 불과 100~50년 전부터 많이 먹고 움직이지 않는 것으로 습관을 바꾼 것이다. 많이 먹고 움직이지 않으면 체내에 수분이 쌓이고 이 수분은 몸을 차게 만든다. 기운 순환의 이상은 몸이 차가워질 때 일어난다. 현대병은 구조의 문제가 아닌 기능의 문제, 즉 기운 순환에 이상이 있어서 만들어지는 병이다. X레이 사진을 찍고 CT검사를 하고 조직 검사를 해도 아무런 이상이 없는데 심하게 죽을 것같이 아픈 사람이 많은 것은 모두 기능에 이상이 있는 탓이다. 모든 병을 구조의 시각으로만 파악하려는 서양 현대 의학의 맹점인 것이다.

여인의 병은 아이를 난 뒤부터 생겼다고 했다. 여자들은 출산 후 몸조리를 잘못하면 신장, 간 등의 기능이 떨어지며 수분 대사에 이상이 생기고 체중이 늘어난다. 날씬한 딸과 뚱뚱한 엄마를 보면 날씬한 딸을 세상에 보내기 위해 딸만큼 날씬했던 엄마가 뚱뚱한 몸매가 된 듯하다. 특히 늦게 출산을 하면 인체의 기능이 쇠퇴하는 시기와 겹쳐 체중이 무섭게 증가한다. 인체는 30세가 넘으면 매년 1퍼센트씩 기능이 저하되는데 이것이 출산과 겹치면 급격한 비만이 온다. 바로 수독이다. 몸속에 수분을 내보내는 기능인 신장, 폐, 피부의 능력이 떨어진 것은 감안하지 않고 계속 다량의 물을 몸속에 집어넣는다면 결과는 뻔하다. 이런 상태에서는 수분이 삼겹살과 같은 역할을 한다.

서양의 산모들이 물 속에서 아이를 낳거나 출산 후 즉시 수영을 하면서 산후 조리를 하는데 동양의 산모들이 유럽이나 미국에서 이 흉내를 내다가 손톱이 빠지고 신장, 간이 나빠지는 후유증을 겪는 경우가 많다. 그럼 서양의 여자들은 괜찮을까. 통계에 따르면 미국의 기혼 여성들은 50세가 되면 대부분 골다공증 증상을 보인다. 의학계에서는 우유와 칼슘의 다량 섭취를 원인으로 지적하지만 근본 원인은 잘못된 산후 조리에 있다. 오랜 세월 지구상의 여인들은 아기를 낳으면 따뜻한 방에서 몸을 뜨겁게 했다. 체열을 뺏길까봐 찬물도 만지지 않았고 찬바람도 맞지 않았다. 몸에 열을 가해서 체온을 높이는 것으로 산후에 허약해진 몸을 추스렸던 것이다. 그런데 서양 여자들은 덥게 하기는커녕 체온을 낮췄으니 골다공증을 예약한 셈이다.

임신 중에는 모든 관절이나 이齒는 물론 위장 등 신체 내부 기관이 호르몬의 영향으로 부드러워져 있는 상태인데다가 출산 직후에는 열감과 땀으로 인해 온몸의 땀구멍이 열려 있는 상태이다. 이때 몸을 차갑게 하면 산후풍을 앓게 되고 골다공증을 비롯하여 관절염, 비만, 신경통, 류머티즘, 우울증 등이 나타나는 것은 당연하다. 음식도 찬 것은 해롭다. 그래서 열대지방의 산모들은 바나나도 익혀 먹었다.

동양의학에서는 2000년 전부터 신장 기능과 뼈의 관계를 밝혔다. 즉, 신장 기능이 좋으면 뼈의 상태가 좋고 신장이 약해지면 골다공증 등 뼈의 상태가 나빠진다. 비염, 천식, 비만, 우울증은 서로 관련이 없는 것 같지만 근본적으로는 몸에 수분 대사가 안 되어 수체 상태가 되고 체온이 낮아지면서 기운 순환 장애가 발생한 결과로 생겨난 병이다.

물 한 모금도 꼭꼭 씹어 먹어야

나는 아이와 엄마가 함께 코에 세신산細辛散을 넣고 산행하도록 했다. 세신산은 막힌 코를 뚫어주고 기도氣道를 열어 기운 순환을 시켜줄 뿐만 아니라 찬 공기를 덥게 해서 몸속에 넣어주는 역할을 한다. 처방은 신이辛夷와 과체瓜蔕, 세신細辛인데, 그 가루를 콩알만큼 솜에 싸서 콧구멍에 넣으면 된다.

신이는 목련꽃 봉우리이다. 글자 그대로 매운 맛辛이고 소멸시킨다夷는 뜻으로 얼굴의 기미를 없애준다고 하여 붙인 이름이다. 『동의보감』에는 '콧물이 흐르고 냄새를 맡지 못하는 증세를 뚫어준다'고 적혀 있다. 과체는 덜 익은 참외의 꼭지인데 담을 잘 토하게 하고 부종, 황달을 잘 다스린다. 중증 응급시 토하게 하려면 4~6그램을 끓여 먹인다. 1~2그램의 가루만 먹어도 즉시 토한다. 코가 막혔을 때도 담이라 과체를 썼다. 세신은 쥐방울덩굴과에 속하는 족두리풀 뿌리를 말한다. 봄과 여름 사이에 뿌리를 캐서 그늘에 말리는데 『동의보감』에는 사람의 몸에 있는 구규九竅, 즉 두 눈과 두 귓구멍, 두 콧구멍, 입, 전음前陰, 후음後陰을 열어준다고 되어 있다. 얼굴과 머리 통증에 특효약으로 손꼽히며 특히 코가 막혔을 때와 치통에 잘 듣는다. 가루를 물에 개서 배꼽에 붙이면 멀미가 멎는다.

이 처방에 콧물이 있으면 소청룡탕少靑龍湯, 통규탕通竅湯을, 콧물이 없으면 황금탕黃芩湯을 쓴다. 소청룡탕의 처방은 마황·백작약·오미자·반하 각 5.6그램, 세신·계지·감초 각 3.75그램이고, 통규탕은 방풍·강활·고본·승마·갈근·천궁·삽주 각 4그램, 백지 2그램, 마황·천초·세신·감초 각 1.2그램이다. 그리고 황금탕은 속썩은풀(黃芩, 술에 축여 볶은 것)·산치자·길경·작약·상백피·맥문동·형개수·박하·연교 각 4그램, 감초 1.2그램이다.

두 사람에게 산행을 시킨 것은 햇볕 아래 오랫동안 걸어서 땀을 흘리고 체온을 높여야만 수독을 없앨 수 있기 때문이다. 이것은 비염, 천식 등 알레르기 환자뿐만 아니라 비만, 우울 증세가 있는 사람들에게도 아주 효과적이다. 지구상에서 제일 살기 좋은 나라인 북유럽 사람들이 여름철 뜨거운 태양 아래 하루 종일 일광욕을 하고 겨울에는 더운 지중해 해안으로 장기 휴가를 가고 사우나로 땀을 많이 흘리는 것은 춥고 햇빛이 부족해서 오는 수독증의 하나인 우울증을 막으려는 처절한 몸부림이다. 의학계에서는 일광욕이 피부암을 유발한다고 주장하지만 일광욕을 하는 인구는 오히려 늘어나고 있다. 일광욕을 하지 못해 생기는 우울증과 자살 충동이 피부암보다 무섭기 때문이다.

아이와 엄마는 서울 근교에 있는 북한산을 오르내렸다. 집이 서울 정릉에 있었으므로 주로 형제봉 능선을 이용했다. 일단 형제봉을 지나 일선사에 도착하면 물을 딱 한 모금만 마시고 보현봉으로 올라갔다. 여기서 '물 딱 한 모금'이 중요하다. 갈증이 난다고 해서 물을 벌컥 들이키면 산행하면서 땀을 낸 것이 허사가 된다. 아무리 땀을 많이 흘려도 물을 많

알레르기 환자는 햇볕 아래 걸어서 땀 흘리고 체온을 높여주어야 한다. (사진은 개인산 오르는 길)

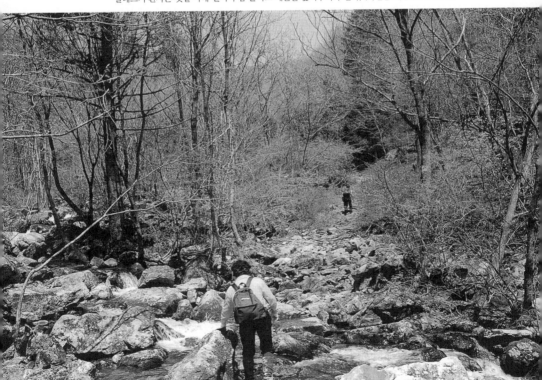

이 마시면 결과적으로 한 일은 아무것도 없다. 특히 뚱뚱한 부인들은 사우나, 등산 등으로 땀을 흘린 후 아무 생각 없이 물을 많이 마시는 바람에 고생한 보람을 물거품으로 만든다. 땀을 무척 많이 흘려도 물은 딱 한 모금만 마셔야 한다. 그것도 딱딱한 음식을 먹듯 천천히 꼭꼭 씹어가면서 먹어야 한다. 물을 많이 마셔도 좋은 경우는 신장, 폐, 피부 등 배설 기능이 좋은 사람에게 해당되는 이야기이다.

성격도 건강 탓이다

두 사람은 아침에 일어나면 먼저 유기농 쌀미음을 먹었다. 아이가 현미 쌀을 싫어해서 보통 쌀로 미음을 만들었다. 싫은 음식을 억지로 먹는 것보다 먹기 좋은 밥이 좋다. 그런 다음 마스크로 입을 가리고 10분씩 줄넘기를 했다. 비염 증세가 심해지면 평소 코가 막혀 입을 벌리고 숨쉬는 바람에 코가 아닌 입으로 숨쉬는 버릇이 생긴다. 그러나 코로 숨쉬는 연습을 해야 한다. 코를 통해 공기가 지나가면서 병균도 차단하고 불순물도 걸러내고 따뜻해진 공기를 뇌혈관에 보내고 폐에 보낸다. 입으로 숨쉬면 병균이나 불순물이 여과 없이 그대로 폐에 들어가고 또 찬 공기가 몸속에 들어가 몸을 더욱 차게 한다. 몸이 차서 생긴 비염에 찬 공기를 몸속에 집어넣으면 몸은 더 차게 된다.

두 사람은 옷을 넉넉히 입고 하루 두 시간 이상 산행을 했다. 물론 산행 중에도 세신산을 코에 넣고 다녔다. 하루에 줄넘기를 10분씩 아침, 저녁으로 두 번씩 하고 온탕반욕을 10분씩 아침에 일어나서 한 번, 밤에 자기 전에 한 번 했다. 온탕반욕은 숨쉬기에 편하다고 느낄 정도의 물로 했다. 물이 너무 뜨겁거나 너무 차도 숨쉬기가 나쁘다. 이밖에 결가부좌를 하고 참선하는 자세로 30분 이상 출장식 호흡을 하도록 했지만 아이가 워낙 산만하고 짜증을 내는 바람에 그만두었다.

나는 아이의 엄마에게 특히 물 마시는 것을 각별히 신경 쓰라고 당부했다. 그 동안 그녀는 친구 만나면 한 잔, 밥 먹고 한 잔, 심심하면 한 잔, 전화 걸면서 한 잔, 산에 가서 한 잔, 산에서 내려와 한 잔, 남편과 말하면서 한 잔 등 하루에도 수없이 커피, 녹차, 생강차, 쌍화차, 콜라, 사이다 등을 마시는 자신을 보고 깜짝 놀랐다. 그녀가 하루에 마시는 물의 양은 세숫물보다도 많았다.

3개월 후 아이는 비염, 천식이 없어지면서 정상적으로 코로 숨을 쉬었고, 엄마 역시 비염, 비만, 우울증이 없어졌다. 그리고 산만하던 아이가 침착한 성격으로 바뀌었다. 아이들이 차분하게 행동하지 못하고 산만한 것은 성격이나 성품 때문만이 아니다. 어른들의 우울 증세와 비슷한 것으로 불안하고 초조해서 생기는 현상이다. 물론 환경과 교육의 영향으로 성격이나 기질로 굳어지는 경우도 있지만 비염, 천식 등 기관지 질환을 앓고 있다면 건강의 관점에서 바라볼 필요가 있다.

산만한 어린이에게 건강을 잡아주지 않으면 성인이 된 후에도 우울증이 오는 수가 많다. 비염, 천식, 비만, 우울증은 하늘과 땅처럼 관련이 없어 보인다. 그러나 하늘과 땅, 사람은 한 마음이고 한 몸이다.

아토피성 피부염과 스트레스

계절이 가을로 바뀌는 게 괴로운 사람들이 있다. 바로 아토피성 피부염을 앓고 있는 사람들이다. 흔히 신생아에게 많이 나타나 태열胎熱로 불리는 이 병은 예전에는 자라면서 저절로 낫는 질환으로 알려졌으나 지금은 마흔이 넘은 성인에게도 발병한다. 통계에 따르면 우리나라 인구의 0.5~1퍼센트, 어린이의 경우 5~10퍼센트 정도가 아토피성 피부염으로 심각한 고통을 받고 있다고 한다.

속상하면 나타나는 피부병

어느 날 두 살 때부터 피부병으로 고생했다는 일곱 살 난 소녀가 엄마와 함께 찾아왔다. 여러 병원을 옮겨 다니면서 치료를 받았는데 약을 쓰면 잠시 낫는 듯하다가 나중에 더 심해지는 증상이 되풀이되었다. 그 바람에 온순하던 성격이 사나워지고 친구와도 어울리지 않아서 부모의 속을 무척 썩힌다고 했다. 소녀의 피부병은 태열이었다. 그리고 엄마에게서 대물림을 했다. 소녀의 엄마는 지금까지 살아오면서 인생의 어려운 고비 때마다 아토피성 피부염이 얼굴에 나타나 고생했다고 한다.

최초의 증상은 처음 맞선을 보기로 한 날이었다. 그날 아침에 일어났더니 얼굴 여기저기에 얼룩이 졌고 온몸에 붉은 반점이 생긴 것이다. 마음 같아서는 맞선 약속을 취소하고 싶었으나 '놓치기 아까운 신랑감'이라는 부모의 성화에 평소보다 진하게 화장을 하고 맞선 장소로 나갔다. 맞선을 보는 내내, 얼굴에 신경이 쓰여 보는둥 마는둥 대충 끝내고 병원으로 직행했다. 며칠간 열심히 치료를 받자 얼룩은 없어졌다.

부유한 가정에서 자란 그녀는 미모를 갖춘 재원이었다. 그래서 맞선 볼 남자가 끊이지 않았다. 하지만 전날까지만 해도 멀쩡하던 피부가 맞선을 보는 날이면 어김없이 생기는 일이 되풀이되는 게 아닌가. 그럴 때마다 병원을 찾아가 치료를 하다보니 점점 몸과 마음이 지쳐 갔다. 결국 그녀는 더 이상 맞선을 보지 않겠다고 선언했다.

왜 맞선이란 소리만 나오면 피부에 이상이 생기는 것일까. '주여, 나를 평화의 도구로 써주소서'라는 기도문으로 우리에게 잘 알려진 아씨시의 성자 프란체스코는 나쁜 마음만 먹으면 온몸에 문둥병 같은 발진이 생겨 고생한 것으로 유명하다. 그럴 때마다 프란체스코는 열심히 기도하고 강도 높은 노동으로 피부병을 없앴다. 사악한 마음을 몰아내기 위해 노동을 한 것이다.

그녀 역시 말로는 외모나 재산, 학벌 같은 것을 따지지 않는 '깨어 있는 여성'임을 자부하면서도 맞선을 보는 남자들의 조건을 따졌다. 혹 조건이 뒤떨어진 남자들이 자기와 결혼하겠다고 하면 속물근성이라 업신

여기면서도 자기 자신이 속물근성을 갖고 있는 것은 외면했다. 그런 가운데 스트레스는 가중되었고 그 스트레스가 바로 아토피성 피부염으로 나타난 것이다. 맞선을 포기한 이유는 인연이 있는 남자라면 애써 조건을 따지지 않더라도 만날 것이라 생각했기 때문이다. 그러자 거짓말처럼 아토피성 피부염이 사라졌다. 공부를 더 하기 위해 미국으로 유학을 간 그녀는 한 남자를 사귀게 되었는데 막상 결혼을 결심하자 옛날 악몽이 떠올라 주저했다. 하지만 이번에는 이상하게도 아토피성 피부염이 얼굴에 나타나지 않았다.

'진짜 인연이 있는 남자구나.'

그녀는 하늘에 감사를 드렸다. 결혼하고 얼마간은 행복한 신혼 생활을 누렸다. 임신까지 하게 되자 세상에 더 이상 부러울 게 없었다. 그런데 남편에게 바람기가 있을 줄이야. 그 바람에 속을 썩이고 남편과 티격태격하자 다시 아토피성 피부염이 얼굴에 나타났고 얼마 후 남편과의 사이가 좋아지자 사라졌다.

출산이 가까워지면서 그녀는 태어날 아기의 성별이나 생김새보다 피부를 먼저 걱정했다. 다행히 태어난 아기는 건강한 여아였다. 두 돌이 지나자 피부염 증상이 보였다가 없어졌다 했다. 소녀가 일곱 살 되던 해, 소녀의 부모는 심한 부부 싸움 끝에 별거에 들어갔다. 그러자 딸의 피부에 심한 발진이 생겼고 엄마의 얼굴에도 얼룩이 생겼다.

아이의 피부염은 엄마가 임신 중에 속을 끓이면서 생긴 열독이 원인이었다. 열독은 임신 중 감기 등으로 인해 고열에 자주 오랫동안 시달리거나 지나치게 자극적인 음식, 술, 밀가루 음식, 인스턴트 음식 등을 즐겨 먹었을 때 생긴다. 심한 스트레스도 원인이다. 산모의 쌓인 열독이 혈관을 통해 태아에게 전달되는데 아기가 이때 받은 열독을 피부를 통해 배출하려는 노력 중에 나타나는 현상이 바로 태열이다.

피부병은 면역체계부터 바로 잡아야

엄마의 피부병은 아토피였다. 아토피란 말은 그리스어로 '알 수 없는' '기묘한'이란 뜻으로 1925년 코카라는 학자가 처음 사용했다. 선천성 음식물이나 기타 흡입성 물질에 대한 알레르기 반응을 의미한다. 어원에서도 알 수 있듯이 정확한 원인을 알 수 없고 따라서 치료가 힘든 난치성 질환이다.

일반적으로 아토피를 일으키는 요소는 세 가지이다. 첫째, 소인素因으로 유전적 요소이다. 세포 내의 염색체에 문제가 있어 몸에 들어온 해로운 화학물질을 분해하는 기능이 손상되면 이것이 유전한다. 또 유전이 아니라도 허약한 체질을 대물림하면 보통 사람은 아무렇지 않은데 아토피 증상이 생긴다. 둘째, 유인誘因으로 환경적 요소이다. 장기간 강한 독성 물질이 몸에 들어와 몸이 망가지면 사소한 오염 물질에도 아토피 증상이 나타난다. 셋째, 원인原因으로 면역적 요소이다. 우리가 흔히 아토피의 원인으로 여기는 알레르겐, 즉 알레르기를 일으키는 계기가 되는 물질 때문이다. 건강한 사람은 아무런 문제가 없지만 체질적으로 약한 사람이나 독성 물질로 몸이 망가져서 면역력이 약해졌을 때 알레르겐이 몸에 들어오면 아토피 증세가 나타난다.

아토피를 막으려면 원천적으로 독성 물질이 몸속에 생기는 것을 차단하는 한편, 이미 몸속에 들어있는 독성 물질을 배출해야 한다. 나는 간염, 간경변 환자를 많이 겪으면서 그들의 피부가 아토피성 피부염 환자와 흡사한 것을 보았다. 그리고 그들의 간질환이 치료되자 피부병은 덤으로 없어졌다. 피부병이 낫자 간경변이나 간염이 치료되었다고 표현할 수도 있다. 그래서 나는 피부병 환자들에게 간질환 환자와 같은 치료법을 처방한다.

우리 몸속에 독소가 쌓이면 간은 이 독소를 해독하고 신장은 배설한다. 그런데 독소가 간과 신장의 해독 능력과 배설 능력의 한계 이상으로 쌓이면 간염도 되고 간경변도 되고 아토피성 피부염도 된다. 또 신장부전이 되기도 한다. 최악의 경우에는 암도 된다.

미국 통계에 따르면 아토피 증세를 포함한 화학물질 과민증 환자들의 암 발생률이 매우 낮은 반면, 암 환자 중에는 화학물질 과민증인 경우가 거의 없다. 아토피 상태에서 관리를 소홀히 하여 증세가 계속 악화되면 어느 시기부터 아무 감각이 없는 중독 상태가 될 수 있다. 면역 기능이 완전히 교란되어 아무런 기운도 쓰지 못하는 상태가 되는 것이다. 이때 아무런 증상이 없는 것은 면역 기능뿐만 아니라 생명 작용에 총체적 문제가 있는 탓이다.

GPT와 GOT 수치가 높은 간염 환자가 간경변 상태가 되면 이 수치가 나타나지 않아서 외형적 상태로는 '정상'이 된다. 한마디로 몸이 포기한 상태로 죽음이 코앞에 있는 것이다. 알코올 중독자가 감염 검사를 했더니 GPT와 GOT 수치가 정상으로 나오자 자신은 건강한 간을 가지고 있다며 계속 술을 먹다가 어느 날 갑자기 죽는 경우가 많다.

또 유해 물질의 분해 능력이 너무 뛰어나서 아무런 증상이 보이지 않다가 암에 걸릴 수도 있다. 어제까지만 해도 건강해 보이다가 어느 날 갑

자기 전신암, 말기암이라는 판정을 받는 것이 이런 경우이다. 이런 사람들은 남보다 몇 배 술을 마시고 많은 음식을 먹고 전혀 건강관리를 안 해도 이상할 정도로 건강해 보인다. 그러나 아무리 유해 물질을 분해하는 능력이 뛰어나도 그 물질을 분해하는 과정에서 생기는 물질 중에 발암 물질은 배설되지 않고 몸속에 쌓이는데 이것들이 세포에 악영향을 미치고 암이 발생하게 된다. 생명 작용의 교란 상태가 극단적으로 나타나는 것이 암인 것이다.

아토피는 기본적으로 피부병이 아닌 면역 질환이며 체질병이다. 체질적으로 민감한 인체가 외부의 자극을 스스로 이겨낼 수 있는 힘을 갖게 해주어야만 아토피 피부염에서 벗어날 수 있다. 그런데도 사람들은 스테로이드제와 항히스타민제에만 매달린다. 피부 상태만을 개선하려고 애쓰는 것은 승산 없는 싸움을 계속하는 꼴이다. 아토피성 피부염 환자들의 모임을 보면 10년, 길게는 30~40년간 표면 치료를 하다가 후유증이 생겨 세상을 저주하는 사람들이 많다.

사실 이 후유증은 심각하다. 수십 년간 문둥병 같은 얼굴과 몸으로 세상을 산다는 것은 분명 남자든 여자든 힘든 일이다. 자연히 후유증의 하나로 우울 증세가 뒤따라오고 심하면 자살까지 몰고 간다. 우울 증세는 따뜻한 햇볕 아래 일하거나 걷는 게 가장 좋은 치료법인데, 피부가 흉해진 사람들은 남의 눈에 띄는 것을 피해 어두운 실내에만 머물게 되니 자연히 병세가 악화된다.

피부병은 눈에 보이는 피부 치료보다 몸의 기능을 회복시켜 면역 체계를 바로잡는 것이 관건이다. 치료의 힘은 바로 자신의 몸속에 있다. 그리고 아토피는 우리 몸에 독소가 쌓여 있음을 알려주는 신호이다. 따라서 아토피를 잘 조절하면 건강하게 장수할 수 있다.

프로이트 심리학을 내동댕이친 심리학자

나는 모녀에게 간경변 환자의 피부질환 치료법과 같은 처방을 했다. 코에 세신산을 넣고 산길을 천천히 걷도록 했다. 식사는 유기농 자연식을 먹게 했다. 그리고 중국 명나라 때의 명의 공정현이 지은 『수세보원』의 위령탕을 처방했다. 특히 엄마에게는 걸을 때 내쉬는 숨은 길게, 들이마시는 숨은 짧게 하는 출장식 호흡법을 곁들이도록 했다.

호흡은 단순히 숨을 쉬는 게 아니다. 호흡하는 방법에 따라서 몸과 마음 전체가 영향을 받는다. 긴장하거나 불안한 마음이 들 때, 천천히 깊게 숨쉬면 긴장과 불안이 가라앉는 긴장 이완을 경험했을 것이다. 우리는 평상시 3~3.5초에 한 번 들이마시고 내쉬는데, 짧게 들이마시고 길게 내쉬면 마음이 편안해진다.

흔히 출장식 호흡을 이야기할 때 참선하는 자세를 많이 거론하는데 그것보다는 걸으면서 자신의 호흡수를 헤아리며 집중하는 것이 좋다. 이른바 수식관 행선이다. '수식관'이란 숨을 세면서 몸과 마음에 일어나는 모든 현상을 지켜본다는 뜻을 가진 전통적인 참선법의 하나이다. 호흡이 들어오고 나가는 것에 정신을 집중하여 마음을 챙기고 안정을 찾는 것이다. 하지만 환자는 걸으면서 해야 한다. 앉아서 책을 뒤적이거나 밀폐된 공간에서 명상을 한다고 해서 집중이 되는 것은 아니다. 누누이 강조하지만 위대한 성인들은 험한 육체적 고행을 통해 집착, 번뇌에서 벗어났다. 번뇌나 집착은 버리겠다는 마음을 굳혔다고 해서 버려지는 것이 아니라는 것을 알았기 때문이다. 번뇌나 집착도 스트레스이다. 스트레스를 해소하려면 힘든 노동이나 걷기 등을 통해 집중에 도달해야 한다. 환자는 걷는 것 자체가 중노동이다.

모녀의 아토피성 피부염은 스트레스가 가장 큰 원인이었다. 그래서 산행을 통해 가슴속에 응어리진 스트레스를 스스로 풀어야 낫는다. 스트레스는 성인에게만 있는 것이 아니다. 어린아이도 있고 동물도 있고 식물도 있다. 인간은 지각이 생기면서 계속 스트레스와 싸움을 한다. 이 스트레스를 극복하고 건강하게 살기 위해서는 끊임없는 노력이 필요하다. 종교인의 수행도 이 스트레스를 극복하는 한 방법일 뿐이다. 수행은 결코 종교인의 전유물이 아니다. 보통 사람도 질병을 극복하고 예방하며 건강하고 행복하게 사는데 필요하다.

모녀는 걸을 때 천천히 즐겁게 걸었다. 걸어야 한다는 집념에 빠지면 그것도 하나의 스트레스이다. 즐거운 마음으로 편안하게 걷는 것이 중요하다. 반 년 후 소녀와 엄마는 한약 처방, 음식, 걷기로 아토피성 피부염을 극복했다. 그리고 앞으로 정신적인 충격이 와도 겁먹지 않고 의연히 대처할 강심장이 되기로 했다. 긴장을 극복하는 최선의 방법은 바로 집중에 의한 이완이다.

소녀의 엄마는 미국에서 심리학 박사 학위를 받고 국내 대학에서 심리학을 강의하는 심리학자였지만 프로이트의 정신분석학에 기초한 현대 심리학으로도 자신의 심리를 다스리지 못하고 심한 갈등을 겪자 프로이트 심리학을 내동댕이쳤다. 그 대신 출장식 행선으로 자신의 마음을 꽉 잡았다.

발기 불능과 썩은 산삼

'역린逆鱗을 건드린다'는 말이 있다. 『한비자』의 세난편說難篇에 나오는 말이다. '역린'이란 용의 목 아래에 거꾸로 난 한 자 정도 크기의 비늘을 말하는데 용은 다른 것은 다 참아도 역린을 건드리면 반드시 성을 내어 죽인다는 뜻이다. 요즘 말로 하면 일종의 콤플렉스인 셈이다. 이 고사성어는 아무리 허물없는 사이라도 남의 아픈 곳을 건드리지 않는 것이 예의임을 가르쳐주고 있다. 삼국지에서 조조 밑에 있던 양수楊修는 조조의 마음을 너무 잘 읽어서 죽음을 당했다.

정력은 건강이고 활력이다

칠십을 넘긴 허주 선생의 역린은 주먹과 허리였다. 평소 '운동, 참선, 밥'을 제대로 챙기면 한약이든 양약이든 건강식품이든 필요 없다는 것이 그의 지론이었다. 실제로도 그랬다. 여태껏 병원에 한 번 간 적이 없었고, 젊었을 때 무술로 단련된 몸이기에 웬만한 젊은이들과의 힘자랑에서도 뒤지는 법이 없었다. 부부 관계도 나름대로 강도를 조절하면서 만족한 성생활을 유지해 왔다. 50대에는 2~3일에 한 번, 60대 이후부터 지금까지는 일주일에 한 번으로 회수를 조절해 왔다. 그만큼 건강에 자신을 가졌던 그였다.

그가 성생활을 보람 있게 여기는 것은 단순히 섹스 때문만이 아니었다. 정력은 건강이고 활력이라고 믿었다. 실제로 전립선이 약해 정력이 떨어지면 몹시 피로해지고 소변도 시원치 않게 된다. 전립선염, 전립선 비대증, 전립선암 따위에 걸릴 기회도 많다. 정력이 떨어져서 미인을 소가 닭 보듯이, 개가 도토리 보듯이 하면 세상 살 맛이 안 날 정도로 매사가 귀찮고 우울해진다. 정력이 왕성한 우울증 환자는 없다. 영웅호색이란 말은 영웅이 섹스를 많이 밝힌다는 게 아니라 그만큼 세상살이에 의욕적이라는 의미이다. 남자가 정력을 목숨만큼 귀중하게 여기는 것은 아주 현명한 건강 철학이다.

정력이 떨어졌을 때 비아그라를 먹는 것은 어떨까. 전립선이 약해 발기 부전으로 고생하는 사람이 비아그라를 복용한다는 것은 경운기에 대포를 매달아 놓는 격이다. 네 살 먹은 어린아이도 경운기에 설치된 대포를 쏘면 경운기가 부서진다는 것쯤은 안다.

아무튼 세상을 정력적으로 살아온 허주 선생이 어느 날 기가 팍 죽은 모습으로 찾아왔다. 수십 년간 곁에서 지켜봤지만 그런 모습은 처음이었다. 두 달 전, 부부 관계에서 생전 처음으로 영 시원치 않은 사정을 했고 그 양도 평소의 절반도 안 되는 느낌을 받았다고 했다. 전에는 사정을 할 때 고성능 폭발이 일어나고 고압 전류에 감전된 듯한 느낌이었는데 평생 처음 고무풍선에서 바람 빠지듯, 소형 건전지에 감전된 듯 가벼운 반응이 왔다는 것이다. 전혀 예기치 못한 상황이 벌어지자 '내 인생도 종착역에 왔구나' 하는 생각이 들었다고 했다. 하긴, 평소 주먹 힘과 허리 힘만은 자신이 있었는데 그 허리힘에 치명적인 타격이 왔으니 심각한 고민에 빠질 수밖에 없었을 것이다.

허탈한 마음에 천장만 쳐다보고 있는데 "당신, 바람 폈지?"하는 아내의 잔소리가 들렸다고 한다. 순간, 여자의 질투는 묘지까지 간다고 하더니 허튼소리가 아니라는 생각이 들었다고 했다.

이튿날 그는 모 의과대학의 명예교수로 있는 송 교수를 찾아갔다. 친구인 송 교수는 우리나라 비뇨기과의 대가 중 한 사람이었다. 진찰 결과, 전립선염이었다. 허주 선생의 '부지런하고 왕성한' 성생활을 익히 알고 있는 송 교수는 비아그라를 복용하면 도움 되겠지만 칠십 된 노인에게 권할 만한 처방은 아니라고 했다. 그는 이제 나이도 나이이니만큼 부부관계는 접어두고 전립선염 치료에만 집중할 것을 권했다.

허주 선생과 같은 또래의 송 교수로서는 친구의 정력이 부럽기도 했지만 이해가 되지 않는 면도 있었다. 술을 많이 마시고 머리를 많이 쓰는 바람에 그는 50대부터 이미 부인과 각방을 쓰고 있었다. 남녀가 결혼하면 30대에는 서로 마주보고 40대에는 천정 보고 50대에는 등 돌리고 60대에는 각방을 쓴다는 말이 있지만 70대인데도 합방을 하고 정력적인 섹스를 즐긴다는 게 이해하기 힘들었다.

허주 선생은 속으로는 불만스러웠지만 비뇨기과의 권위자인 친구가 엄숙하게 충고하는 바람에 열심히 전립선염을 치료했다. 항생제를 복용하면서 전립선 마사지도 했고 온수좌욕도 해봤다. 그러나 두 달이 지나도 별 차도가 없고 오히려 정력이 떨어지는 것 같다는 생각이 들자 이번에는 한방 치료를 받아보겠다면서 나를 찾아온 것이다.

나는 전립선과 발기 부전 치료에 도움 되는 우귀음右歸飮을 처방해주었다. 여기서 '우'는 우신양右腎陽을 뜻하고 '귀'는 귀원歸元을 말한다. 따라서 이 처방은 쇠퇴해진 명문화明文化를 도와 양陽을 활발하게 한다. 전립선이나 발기 부전은 신양腎陽 부족에서 오기 때문이다. 처방 내용은 숙지황 12그램, 산약·구기자·두충·산수유 각 7.5그램, 부자포·육계·감초구 각 3.75그램이다. 이 중에서 숙지황이 주약인데, 신腎을 돕고 정精을 채운다. 즉, 음양이 서로 의존하기 때문에 음중陰中에서 양陽을 구하는 것이다. 숙지황은 반드시 아홉 번 쪄서 말린 것을 써야 한다.

나는 이 처방에다가 산삼을 곁들이도록 했다. 때마침 그의 후배 중 한 사람이 강원도에서 심마니 생활을 하고 있어서 우귀음을 복용하는 동안 20년 이상 된 장뇌 스무 뿌리를 같이 먹게 했다. 자연산 산삼은 구하기도 어렵고 값도 비싸기 때문에 강원도 산 장뇌를 대신 쓴 것이다.

썩은 산삼 먹고 퇴산증 고친 데릴사위

산삼은 면역 기능을 키우는 최고의 약이다. 면역 기능이 커져야 신장 기능이 되살아나고 전립선염이 없어진다. 강원도 심마니들은 정력제의 으뜸으로 산삼을 꼽는다. 그 좋은 예가 심마니 심 노인으로부터 들은 다음과 같은 이야기이다.

30년 전 심 노인은 가칠봉의 7부 능선에서 5구짜리 산삼을 발견했다. 대략 40~50년 정도 되었고 무게는 한 냥(40그램)쯤 되었지만 20퍼센트 정도 썩은 산삼이었다. 심 노인은 수천만 원을 횡재했다가 졸지에 잃어버린 기분이 되었고 동행했던 심마니 일행들도 안타까워했다. 집으로 돌아오는 길에 삼봉약수에서 잠시 목을 축이고 있는데 수심에 가득 찬 얼굴로 한숨을 푹푹 내쉬는 청년이 눈에 띄었다. 일행 중 한 사람이 청년에게 무슨 사연인가를 물었다. 청년의 말은 이러했다.

고향이 강원도 산골인 청년(28세)은 아는 사람의 중매로 3년 전 강릉에 데릴사위로 장가를 갔다. 결혼 당시 아내는 17세였다. 장인은 강릉에서 건어물 장사로 큰돈을 벌었지만 자손이 귀해 늦둥이로 겨우 딸 하나를 두었던 것이다. 그런데 결혼한지 3년이 지나도 이들 부부에게는 아이가 없었다. 장모가 이모저모로 알아봤더니 사위한테 문제가 있었다. 발기 부전이었다. 청년은 어릴 적부터 퇴산증이 있었던 것이다.

장모는 걱정이 태산 같았다. 허우대가 멀쩡하고 힘깨나 쓰는 사위가 발기 부전이라는 사실도 충격이지만 무엇보다 자손이 귀해 손자를 기다리던 남편이 알까봐 걱정되었다. 하루는 조용히 사위를 불러 돈 뭉치를 건네주면서 알아서 처신하라고 했다.

집을 나온 사위는 유명한 한약방을 수소문해서 정력에 좋다는 보약을 먹었으나 허사였다. 그때 누군가가 삼봉약수에 가서 약수 물을 마시면서 백일기도를 하면 효험이 있다고 했다. 이 약수는 신경쇠약과 피부병, 신장병에 효험이 있고, 특히 위장병에 효과가 크다고 하여 예전부터 사람들이 들끓었다.

청년은 이곳에서 열심히 기도하고 약수를 마셨지만 100일이 지나도 하반신은 움직일 줄 몰랐다. 그래서 어떻게 할 것인가를 놓고 고민을 하던 중에 심 노인 일행을 만난 것이다.

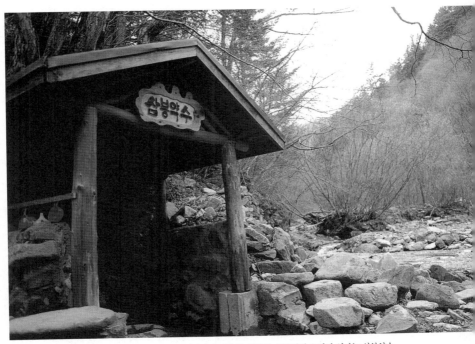
신경쇠약과 피부병, 신장병, 위장병에 효험이 있다는 삼봉약수

　사연을 들은 일행 중 한 사람이 발기 부전에는 칠점사七点蛇가 최고라
고 했다. 칠점사는 살모사 중에서 무게가 200그램이 넘는 큰 뱀을 말한
다. 한 번 물리면 일곱 발자국도 못가서 죽는다고 하여 붙여진 이름으로
우리나라 뱀 가운데 독성이 가장 강하다. 맹독으로 인해 피를 맑게 해주
고 허리가 아프거나 양기 부족에 효과가 크다는 속설이 있다. 하지만 청
년은 이미 칠점사를 먹어봤다고 했다.

　다른 사람이 산돼지 피가 좋다고 하자 그것도 먹었다고 했다. 계속해
서 노루 피, 물새, 개의 신腎 따위들이 나왔지만 청년은 다 먹어 봤다고
했다. 그러자 와자지껄하던 자리가 조용해졌다. 원래 정력에 좋다는 음

식이나 보약, 방중술은 하늘의 별처럼 많다. 또 사람들은 저마다 정력제에 일가견이 있다고 목청을 높인다. 하지만 그 모든 것을 청년은 이미 해본 것이다. 청년의 발기 부전은 산증疝症이 원인이었다. 『동의보감』에는 다음과 같은 구절이 있다.

"내경內徑에, 병이 소복小腹에 있으면 배가 아프고 대소변을 못하니 병의 이름은 산疝이라 하는데 한寒에서 얻은 것이다. 퇴산은 고환이 붓고 아프고 딴딴하여 돌과 같으며 부인은 음문이 돌출하니 퇴병이라 한다."

갓 태어나서부터 이런 증세가 있는 것은 엄마의 뱃속에서 생긴 것이다. 청년도 어려서부터 소변을 자주 보고 한쪽 불알이 큰 '토산불알'이라 친구들한테 놀림을 많이 받았다. 집안이 가난한 그로서는 제대로 치료받지 못한 채 성장했다. 유일하게 치료를 받은 것은 지룡분地龍糞 처방이었다. 지룡분은 아이들의 음낭이 붓고 아플 때 쓰는데, 분을 감초 즙이나 박하 즙에 개어 바르거나 건지룡乾地龍을 곱게 개어서 총초탕에 씻은 후 침에 개어 바르는 것이다. 즉, 지렁이의 똥이나 지렁이 말린 것을 불알에 바른다는 이야기이다.

현대 의학이 발달된 지금도 소변을 마시거나 소변을 이용한 의약품이 많은 것을 보면 이 지렁이 똥이나 지렁이 처방은 현대 의학이 참고할 가치가 있다고 생각된다. 미산에 사는 광복이도 어렸을 때 퇴산불알로 고생하다가 모친이 두꺼비 오줌을 십여 차례 발라주어 낫다고 했다.

이런저런 이야기를 묵묵히 듣고 있던 심 노인이 홀치기에서 썩은 산삼을 꺼내 청년에게 주었다. 원래 노인은 이 산삼을 작은아버지에게 줄

요량이었다. 남편이 환갑이 지나자 부쩍 정력이 떨어진 것을 눈치 챈 작은어머니가 은밀하게 조카한테 부탁했던 것이다. 부탁을 받은 지 몇 년이 되었지만 그 동안 마땅한 게 나오지 않았다가 마침 캔 산삼이 썩은 것이기에 작은어머니의 소망을 들어줄 수 있다고 내심 흐뭇해하면서 하산했던 그였다.

산삼은 성인의 경우 30~40년은 묵고 무게가 한두 냥쯤 되는 것을 먹어야 효과가 있다. 그런데 이런 산삼은 그 값이 수천만 원 하니 심마니들은 캐기는 했지만 먹을 엄두를 내지 못한다. 간혹 이번처럼 일부가 썩거나 캐다가 상처가 난 산삼, 또는 잘못 보관하여 팔기 어려운 산삼 등을 집안 식구나 본인이 먹기도 한다. 무리하게 산을 다니느라 나이가 들면 대부분 무릎, 허리가 아픈데, 이럴 때 산삼을 먹으면 아픈 데가 없어지고 계속 산을 다닐 수 있다. 또 심마니들은 오래 전부터 산삼이 퇴산불알에 특효약임을 잘 알고 있다. 『백범 일지』를 보면 백범 김구 선생도 안중근 의사의 부친인 안 진사 댁에 머물면서 석 달간 산에 올라가 사삼을 캐서 먹었더니 산증이 나았다는 대목이 있다. 사삼이란 더덕으로 성질이 차고 가래를 없애고 음陰을 돕고 폐의 열을 내린다.

심 노인이 청년에게 산삼을 준 것은 그 사정이 하도 딱하다고 여겼기 때문이었다고 했다. 청년은 산삼을 그 자리에서 흙도 털지 않은 채 그대로 먹었다. 썩은 부분도 산삼이라면서 남기지 않았다.

며칠 후 청년이 심 노인의 집으로 찾아왔다. 얼굴은 삼봉약수에서 만났을 때의 모습과 전혀 달랐다. 청년은 큰절을 올리면서 '선생님의 은혜는 평생 잊지 않겠다'고 했다.

청년은 산삼을 먹은 지 사흘이 지나자 야구공만 하던 한쪽 불알의 부기가 가라앉으면서 돌처럼 딱딱하던 게 연시처럼 말랑말랑해지기 시작했다. 일주일이 지나자 양쪽 불알의 크기가 거의 같아졌다. 30년 가까이 간직했던 열등의식도 일주일 만에 사라졌다. 더욱 놀라운 일이 일어났다. 새벽마다 아랫배가 묵직하고 아파서 견디기 힘들었다.

청년은 허겁지겁 강릉에 있는 아내에게 달려갔다. 처음에 남편을 소가 닭 보듯이 하던 아내는 하룻밤을 함께 보내자 딴 사람이 되었다. 그야말로 단 하룻밤에 개처럼 취급하던 남편을 하느님 모시듯 했다. 아내는 아침마다 남편의 세숫물을 떠다 바치고 밤에는 발을 씻어 주었다. 열 달 후 아내는 아들을 낳았고 환갑이 지나 첫 손자를 본 장인, 장모는 하늘을 날듯이 기뻐했다. 하루는 사위를 병신 취급하며 업신여기던 장모가 웃으면서 사위를 불러 다정하게 물었다.

"자네, 뭘 먹고 효험을 보았나?"

"왜요…?"

사위는 쑥스러워 말을 흐렸다. 그러자 장모가 말했다.

"자네 장인 좀 먹이려고."

나이 들수록 부부 관계 열심히 하라

허주 선생의 부인 또한 마라톤에 출전하는 선수의 트레이너처럼 정성껏 약을 달였다. 그리고 식단도 유기농 자연식으로 바꿨다. 허주 선생은 5년 전부터 그만두었던 북한산 산행을 다시 시작했다.

북한산 아래 수유동에서 오랫동안 살아온 그는 20대부터 매일 새벽마다 산에 올라가 한 시간 참선을 하고 한 시간 무술 수련을 해 왔다. 그러다가 5년 전 용인에 있던 땅값이 폭등하여 하루아침에 부자가 된 다음 날부터 중단했던 것이다. 그 땅은 주먹으로 한 세상을 풍미하던 자유당 시절에 거의 줍다시피 싼값에 산 땅이었다. 가족 묘지로 쓸 생각이었으나 아파트가 들어서면서 큰돈이 되자 땅을 팔아 강남에 빌딩을 사고 아파트를 장만하여 이사를 했다. 자연히 북한산의 새벽 운동도 그만두게 되었고 대신 골프를 쳤다. 말하자면 그의 허리는 이미 5년 전부터 골프를 치면서 몰락을 예고하고 있었던 셈이다.

엄청난 재산은 행운인 동시에 저주이기도 했다. 하지만 그는 '허리 없는 골프냐, 허리 있는 산행이냐'를 고민하는 미련을 떨지 않았다. 나의 권유를 받아들여 북한산 산행을 다시 시작했다. 새벽마다 산에 올라가 땀 흘리고 계곡에서 목욕을 하고 참선을 하고 무술 수련을 했다.

석 달이 지났다. 그 동안 밤에 잠잘 때 대여섯 차례 일어나 소변을 보던 게 두세 차례로 줄더니 석 달 후에는 중간에 한번도 깨지 않았다. 새벽에 일어나면 십대 소년처럼 하반신이 묵직해졌다. 북한산 등반과 아내의 정성스런 약, 장뇌 등으로 예전의 명성을 되찾은 것이다.

섹스와 전립선염은 동전의 양면과 같다. 섹스가 순조로우면 전립선이 튼튼하고 전립선이 튼튼하면 섹스에 이상이 없다. 60, 70대에도 일주일에 최소한 한 번의 부부 관계를 가지면 전립선염에 걸릴 확률이 아주 낮아진다는 통계가 있다. 나이가 들수록 부부 관계를 열심히 해서 전립선염에 걸리지 않도록 해야 할 필요가 있다.

주먹 싸움에 일가견이 있는 허주 선생은 평소 '섹스와 주먹은 하나'라고 믿었다. 주먹 힘이 떨어지면 섹스 능력이 없어지고 섹스 능력이 없으면 주먹 힘도 없어진다는 것이다. 여기서 주먹이란 일반인들의 경우에는 체력에 해당되는 말이다. 사실 그의 친구 중에는 50세가 되기도 전에 허리힘을 전혀 쓰지 못하는 사람들이 많았다. 사회적으로 이름깨나 알려진 그들은 입으로는 천하장사처럼 떠들지만 실제 생활에서는 전혀 그렇지 못했다.

허주 선생의 '성과 건강'에 관한 지론은 스코틀랜드의 로열 에든버러 병원 연구팀이 3500명을 조사한 결과에서도 입증된다. 조사 결과, 주당 3회 이상 성생활을 하는 사람은 평균 10년(남자는 12년 1개월, 여자는 9년 7개월) 더 젊은 것으로 평가되었다. 즉, 성생활을 통해 분비되는 엔도르핀이 스트레스를 완화시키고 성장 호르몬이 체지방을 줄이고 근육을 늘여 노화를 늦춰준다. 또 성생활 자체가 운동이기 때문에 심폐 기능을 높여주고 체중 감량에도 도움이 된다. 성행위로 감정이 고양되면 스트레스를 줄여주는 테스토스테론이 분비되는 것으로도 나타났다. 이밖에 성행위 도중 면역 클로불린A의 분비가 증가하여 감기, 독감 같은 질병에 걸리지 않게 우리 몸을 방비하는 것으로 나타났다.

물론 허주 선생이 이러한 내용을 알리는 만무했다. 그가 만병통치약은 오직 섹스뿐이라고 갈파한 것은 그만큼 허리힘이 좋았고 그것을 체력이 뒷받침해주기 때문이었다.

허주 선생은 100일간의 노력으로 노인들에게는 불치에 가까운 전립선염도 고치고 섹스 능력도 회복했다. 어느 날 한약방을 찾아온 그는 졸부가 되는 바람에 쓸데없는 짓을 했다면서 "개도 배가 부르면 도둑을 못 잡듯, 인간도 재산이 많으면 바보가 된다"고 말했다. 그러자 곁에 있던 그의 부인이 만족한 웃음을 지으며 말했다.

"이 양반은 여든 살에도 까딱없을 것 같아요."

참선과 웃음도 건강할 때 효과 있는 법

참선했더니 오히려 복수가 찬 할머니

70세의 할머니가 한약방을 찾아왔다. 첫눈에 보기에도 여장부 형이었다. 키가 크고 굵은 뼈대가 건장한 남자의 체격을 방불케 했다. 하지만 얼굴 표정에는 살고 싶다는 의지가 전혀 보이지 않았다. 할머니를 모시고 온 아들은 왜 죽을 생각부터 하느냐고 핀잔을 주면서 눈시울을 적셨다. 그는 '여기 와서 고친 사람이 있다'면서 어머니를 안심시키려고 애썼다. 그의 친구 부친이 내게 와서 간경변을 고친 것을 말하는 것이다. 할머니의 내력은 이러했다.

할머니는 서울의 중부시장에서 6·25가 끝나던 해부터 노점상을 시작으로 건어물 도매상을 하여 큰 재산을 모았다. 그러다가 함께 고생하던 남편이 20년 전에 바람을 피우더니 어느 날 집을 나가는 바람에 충격을 받고 몇 달간 속을 끓였다. 그 바람에 간이 나빠지고 배가 불러왔다.

그녀는 평소 불공을 드리러 자주 찾았던 북한산 중턱에 있는 사찰의 고명하신 스님을 찾았다. 스님에게 자신의 처지를 하소연하고 가르침을 청했다. 당시만 해도 간경변 같은 불치병에 걸리면 어디에 가서 치료를 받아야 좋은지를 잘 몰랐던 때였다. 스님은 한의원을 소개했고 그녀는 한의원에서 지어주는 약을 3개월간 먹고 알부민 주사를 세 번 맞자 병세가 씻은 듯 없어졌다.

건강을 되찾은 그녀는 스님을 부처님 모시듯 했다. 그리고 스님에게 참선을 배워 헝클어진 마음을 바로 잡았다. 가게에 찾아오는 손님들에게 전보다 더욱 정성을 쏟자 장사는 더욱 번창했고 많은 시주를 절에 할 수 있었다.

2년 전, 스님이 입적했다는 소식을 들은 그녀는 충격을 받아 병원에 입원했다. 18년 만에 간경변이 재발하고 담석, 간결석이 생긴 것이다. 병원에서 1년 8개월에 걸쳐 담석 수술, 간결석 수술을 받고 치료를 받았지만 간경변은 더 심해져만 갔다. 그녀는 옛날 자신의 간경변을 고쳤던 한의사를 떠올리고 그 한의원을 찾아갔으나 한의사는 이미 죽고 그 아들이 대신 개업을 하고 있었다. 미덥지가 않았지만 그래도 치료를 받았다. 하지만 별로 차도가 없었다. 그녀는 스님에게 배운 참선에 마지막 기대를 걸고 열심히 좌선을 했으나 오히려 배에 복수가 차는 등 역효과가 왔다. 이제 그녀가 기댈 곳은 아무것도 없었다. 스님도 한의사도 죽은 마당에 참선마저 효과가 없으니 자기는 죽은 목숨이라면서 모든 치료를 거부해 오던 터였다.

할머니는 아들 성화에 못 이겨 한약방에 오긴 했지만 희망을 완전히 내버린 사람처럼 보였다. 나는 먼저 간경화 복수 상태에서 매일 술을 먹

었지만 7년이나 더 살았던 오대산의 조씨 이야기를 들려주면서 '죽는 것
도 인연이 있어야 한다'고 말했다.

죽는 것도 인연 있어야 한다

오대산 기슭 산골 마을에서 농사를 짓고 약초를 캐면서 살던 조씨는
평소 술을 즐겼다. 20대부터 40년간 거의 하루도 빼먹지 않고 매일 술을
마신 사람이었다. 그러다가 3년 전에 배가 개구리처럼 불룩 솟아오르고
숨이 차서 병원을 찾아갔더니 간경화 복수라는 진단이 나왔다. 한 달간
입원하여 치료를 받자 복수가 빠져 퇴원했다.

그는 의사와 가족들 앞에서 술을 마시지 않겠다고 다짐하고 부인과
교회에 다니기 시작했다. 교회에서 '금주에 대한 신앙 간증'도 여러 차례
했다. 하지만 몇 달이 지나자 다시 옛날로 돌아갔다. 술을 마시면 죽는
줄 뻔히 알면서도 다시 술을 마시기 시작한 것이다.

물론 복수가 차오르기 전에 하루 종일 술독에 빠졌다가 체력에 한계
가 오고 물이나 미음도 넘기지 못하는 때가 자주 있었다. 그럴 때면 부인
은 나름대로 비방 약을 챙겼는데 그것은 두 가지였다. 하나는 동해안에
서 잡은 생태를 추운 겨울에 처마 밑에 말려 명태도 생태도, 그렇다고
황태도 아닌 어정쩡한 상태로 만들어 냉장고에 보관했다가 남편이 물도
넘기지 못하면 참기름에 살짝 볶다가 산더덕을 한 주먹 넣고 푹 삶아 그
국물을 마시게 했다. 다른 하나는 초겨울 동면 직전에 잡힌 산개구리를
냉동 칸에 보관했다가 내장째 통째로 삶아서 역시 산더덕과 함께 삶아
그 국물을 마시게 했다. 죽을 것 같던 조씨는 명태나 개구리를 삶은 물을

마시면 푸시시 일어나 미움을 먹고 밥을 먹고 다시 일했던 것이다. 그리고는 다시는 술을 안 마시겠다고 맹세하지만 사흘이 못 가서 또 술을 마셨다. 이렇게 40년을 살아온 조씨였다.

어느 날 조씨는 다시 배가 부르고 숨이 차고 물도 넘기지 못했다. 부인은 서둘러 개구리를 삶아서 마시게 했다. 그런데 이번에는 마시자마자 모두 토했다. 혹시나 해서 명태를 삶은 물을 먹게 했지만 마찬가지였다. 다시 병원을 찾아갔고 한 달간 입원했지만 부풀어 오른 배는 꺼지지 않았다.

그런데도 의사는 아무런 말이 없었다. 식구들도 똑같았다. 조씨가 눈치를 살피니 가망 없는 사람으로 취급하는 것 같았다. 참다못한 그는 병원을 뛰쳐나와 집으로 돌아왔다.

집에 와보니 앞마당이 깨끗이 치워져 있었고 외양간에는 커다란 돼지 한 마리가 다리가 묶인 채 꿀꿀거리고 있었다. 식구들은 아무도 없었다. 순간, 병원에서 임종 준비를 하라는 말을 듣고 아들이 초상 치를 계획을 세워 놓은 것이 분명하다는 생각이 들었다. 아비가 이렇게 버젓이 살아있는데도 초상 치를 준비를 하는 아들에게 화가 난 그는 다시 술을 마셨다. 이래 죽으나 저래 죽으나 죽기는 매일반이고 먹고 죽은 귀신은 때깔도 좋다는 말이 있지 않은가. 기왕 죽을 몸, 좋아하는 술이나 실컷 먹고 죽자는 심사였다. 인사불성이 되도록 술을 마셨고 죽은 듯이 잠에 빠져들었다.

뒤늦게 돌아온 식구들은 깜짝 놀랐다. 정말 오늘밤을 넘기지 못하는 것이 아닌가 하고 생각했다. 간경화 복수가 꽉 찬 사람이 술을 마시면 100퍼센트 죽음이다. 술의 양이 적고 많음의 문제가 아니다. 이런 사람이 술을 마시는 것은 뱃속에서 다이너마이트를 터뜨리는 것과 같다.

다음 날 정오쯤, 조씨는 깊은 잠에서 깨어났다. 눈을 뜨자 깨질 듯한 두통을 느끼며 '내가 아직 안 죽었나?' 하고 주위를 두리번거렸다. 그때 밖에서 요란한 곡성이 들렸다. 그는 다시 한 번 화가 났다. 두 눈을 시퍼렇게 뜨고 살아있는데 죽었다고 통곡하는 자식들이 어디 있는가. 당장 아들을 불러 따귀를 올려붙였다.

"이놈, 죽지도 않은 애비를 앞에 두고 곡을 해? 이 불효막급한 놈아!"

아들은 황당한 표정을 지으며 말했다.

"그게 아닌 데요."

"그게 아니긴, 뭐가 아니야?"

조씨는 또다시 아들의 따귀를 때렸다. 아들은 부풀어 오른 오른 뺨을 어루만지며 조그맣게 말했다.

"할머니가 돌아가셨는데요."

"뭐? 누가, 언제?"

"어젯밤, 할머니가 대들보에 목 매셨어요."

통곡 소리는 조씨가 아닌 노모가 죽었기 때문이었다. 노모는 살아서 자식이 죽는 꼴을 볼 수 없다면서 어젯밤 목을 매어 자살한 것이다.

모친의 장례를 치르고 난 다음날부터 조씨는 다시 술을 마셨다. 어머니를 돌아가시게 한 자식이 무슨 낯으로 세상을 살겠는가 하면서 죽기를 작정하고 술을 마셨다. 복수가 차서 마시기 어려우면 그냥 방바닥에 누워 죽은 듯이 잠을 잤다. 이제는 부인도 자식도 '이래라, 저래라' 하지 않았다. 몸조리를 잘해도 죽을 사람이 죽으려고 발버둥치는 데는 하느님도 말리지 못한다. 술에 지쳐 며칠씩 죽은 듯이 누워 있던 조씨는 다시 일어나 술을 마셨다. 그는 아들뻘 되는 동네 청년들이 모인 술자리에도 끼어들었다. 어느 날 한 청년이 그만 마시라고 하자 "나보다 네가 먼저 죽을 테니 걱정하지 마라!"고 대꾸했다. 며칠 후, 조씨는 여전히 술을 마셨고 그 말을 한 젊은이는 죽었다. 얼마 후에는 술에 취해 주정하는 조씨에게 술을 그만 마시라고 한 젊은이가 또 죽었다. 반 년 후 비슷한 말을 주고받은 일이 있었고 또 그 젊은이가 죽었다. 2년간 조씨는 술을 그만 마시라고 말한 젊은이에게 "네가 나보다 먼저 죽을 테니 참견하지 마라!"고 세 번을 예언했는데, 그 세 명의 젊은이가 죽었고 조씨는 여전히 살아 있었다. 그 동안 복수가 차서 수십 번 죽을 뻔했지만 그는 죽지 않았다.

어느 틈에 사람들은 그를 두려운 눈으로 쳐다보고 슬금슬금 존경하기 시작했다. 전에는 '미친×'이라 불렀는데 이젠 '예언자' '염라대왕의 대변인' '불사신'으로 불렀다. 그리고 아무리 심한 술주정을 해도 참견하는 사람이 없었다. 조씨가 죽은 것은 그로부터 7년이 지난 뒤였다.

이처럼 사람의 목숨은 질기다. 곧 죽을 거라고 세상이 전부 호들갑을 떨었지만 그것은 조씨에게 찻잔 속의 태풍이었다. 사람들은 월정사에 불공을 열심히 드리다가 먼저 저 세상으로 떠난 노모의 정성이 그의 수명을 7년간 연장시켜 주었다고 했다.

웃음보다 효과적인 출장식 호흡

조씨의 얘기를 흥미 있게 듣고 있던 할머니가 마침내 '살고 싶다'면서 내게 치료해줄 것을 부탁했다. 벽처럼 단단했던 마음이 약간 열린 것이다. 네덜란드의 철학자 스피노자는 '불행한 자의 위안은 불행한 친구를 갖는 것'이라 했는데 할머니가 바로 그런 경우였다.

나는 할머니가 해온 참선에 대해 이야기했다.

건강할 때의 참선과 중병에 걸렸을 때의 참선은 다르다. 간암이나 간경변에 걸린 마라톤 선수가 건강할 때처럼 달리기를 하면 죽게 마련이다. 그 동안 전념해온 할머니의 참선은 마치 간경변에 걸린 마라토너가 달리기를 한 것과 같다. 환자는 체력도 그렇지만 특히 정신력이 약해 좌선이 힘들다. 건강한 사람도 좌선을 하려면 상당한 인내심이 필요한데 환자는 그것을 더욱 감당하기 어렵기 때문이다. 인내심은 정신력에서 오고 정신력은 체력이 뒷받침되어야 한다. 배가 조금만 고파도 좌선을 하기 어려운데, 하물며 중병 환자는 어떨 것인가. 인내심이란 건강해야 가능한 덕목이다.

나는 할머니에게 걸을 때 내쉬는 숨은 길게, 들이마시는 숨은 짧게 하는 출장식 행선을 권했다. 성한 사람도 그렇지만 환자는 특히 아픈 통증 때문에 몸속에 이산화탄소가 가득하다. 이럴 때 웃으면 큰 도움이 되지만 아파 죽겠다는 사람이 '웃음'을 터뜨리는 게 어디 쉬운 일인가.

예로부터 웃으면 복이 온다고 했다. 정말 웃으면 병을 다스릴 수 있고 복을 가져올까. 웃음으로 병을 고친 유명한 일화가 있다. 미국의 한 잡지 편집자였던 노먼 커슨이라는 사람은 척추관절염에 걸려 의사로부터 수술을 받더라도 회복될 확률이 500분의 1밖에 되지 않는다는 판정을 받았다. 척추관절염은 교원병膠原病의 하나로 난치병에 속한다.

노먼 커슨은 먼저 말기 상태의 난치병 환자들 가운데 회복된 사례를 조사했다. 결과는 다소 황당했다. 수술이 아니라 비타민C와 웃음이 명약이었다. 그는 호텔에서 일 주일간 코미디 프로를 보면서 실컷 웃었다. 그러자 통증도 줄어들고 편안한 잠을 잘 수 있었다. 이에 용기를 얻은 그는 재산을 정리하고 세계를 일주하면서 코미디와 희극 영화를 보고 항상 웃으며 생활했다. 놀랍게도 여행을 마치고 돌아왔을 때 그의 병은 말끔히 나아 있었다. 이때부터 그는 '웃음학 박사'가 되었고, 웃음은 체내의 조깅과 같으며 내면세계의 깊숙한 마사지라는 유명한 말도 남겼다. 프랑스의 르빈 스타인 박사는 그의 저서 『웃음의 의학』에서 다음과 같이 설명하고 있다.

"웃음은 모르핀과 비슷한 진정 작용을 가진 엔도르핀 분비를 촉진할 뿐만 아니라 호흡을 통해 이루어지는 산소와 이산화탄소의 교환을 네 배나 증진시킨다. 또 소화를 돕고 간 기능 부전을 개선한다."

분명히 웃음은 척추관절염뿐만 아니라 어지간한 질병을 자연스럽게 낫게 한다. 그러나 극심한 통증에 시달리는 환자가 한 시간 이상 억지로 웃고 있기는 현실적으로 불가능하다. 그래서 할머니에게 권한 것이 출장식 행선이다.

걸으면서 출장식 호흡을 하면 그 이상의 효과가 있다. 이것은 몸속에 쌓인 이산화탄소를 내보내고 깨끗해진 폐에 신선한 산소가 들어오게 하는 호흡법이다. 웃으면 네 배의 '산소-이산화탄소' 교환이 이루어진다고 하지만 이 호흡을 하면 그보다 더 많은 교환을 이루어진다.

출장식 호흡은 내쉬는 숨을 길게 하는 것이므로 일단 이산화탄소를 쪽 내뱉게 된다. 그리고 그만큼 산소를 들이마시니 웃을 때만큼 이산화탄소를 내보내고 더 많은 산소를 마시게 된다. 억지로 웃으려면 10분을 넘기기 힘들지만 출장식 행선은 한 시간이고 두 시간이고 얼마든지 할 수 있다. 또 호흡수를 세며 집중하므로 잡념이나 고민 등 스트레스가 저절로 없어진다.

잠잘 때는 우측으로 누워라

할머니는 잠자기 전에 한 시간 가량 천천히 걸으면서 출장식 호흡법을 했다. 네 걸음을 내쉬고 두 걸음을 들이마셨고 손가락을 꼽아가면서 자신의 호흡수를 헤아렸다. 그런 다음에 10분 정도 온탕반욕을 하고 잠자리에 들었다. 물의 온도는 숨쉬기에 가장 편안한 상태를 유지했다. 너무 뜨겁거나 너무 차도 숨쉬기가 나쁘다. 온탕반욕을 할 때는 4초간 숨을 내쉬고 2초간 들이마셨고 호흡수 또한 손가락을 꼽아가면서 헤아렸다. 걷기나 목욕을 호흡 위주로 한 것이다.

잠잘 때는 우측으로 눕고 역시 4초 내쉬고 2초를 들이마시는 호흡을 하며 잠들었다. 왜 우측으로 눕는가. 잠자는 자세에 대해서는 동서양의 견해가 똑같다. 소크라테스는 잠잘 때 오른쪽으로 머리를 두면 형이상학적인 사고를 하고 왼쪽으로 머리를 두면 형이하학적인 사고를 한다고 했다. 석가는 『아함경阿含經』에서 오른쪽으로 누워 자라고 했다. 그래서 '열반도涅槃圖'를 보면 부처가 오른손을 볼에 붙이고 오른쪽 방향으로 누워 있다. 공자 역시 죽은 사람처럼 반듯이 누워 자지 말라 했고 『동의보감』에도 '누워서 잘 때 몸을 옆으로 하고 무릎을 구부리는 것이 사람의 심기를 좋게 해 준다'고 했다. 옆으로 눕되, 그것도 왼쪽보다 오른쪽으로 눕는 것이 간이나 폐 기능 유지에 좋다는 것이다. 오른쪽으로 누웠을 때 폐로 들어가는 공기량과 폐를 순환하는 혈액량을 왼쪽으로 누웠을 때와 비교하면 오른쪽으로 눕는 게 훨씬 유리하다.

우리는 흔히 '의식'과 '무의식'을 나누는데 바른 의식이면 바른 잠, 바른 꿈을 꾸고 잘못된 의식이면 잘못된 잠, 잘못된 꿈을 꾼다. 스트레스가 많은 상태에서 잠들면 역시 잠자리와 꿈자리가 사납다. 바보가 천재 꿈을 꾸지 못하고 천사가 악마 꿈을 꿀 수 없는 법이다.

할머니는 불과 일주일이 지난 어느 날 새벽에 눈을 뜨자 폭포 같은 힘찬 소변을 보았다. 배에 복수가 가득 찬 사람이 폭포 같은 소변을 보면 이미 그는 병이 다 나은 것이나 마찬가지이다.

생각이 바뀌면 기적이 일어난다. 마음을 바꾸면 행동이 바뀌게 되고, 행동이 바뀌면 병을 다스릴 수 있다. 할머니의 기적은 간경변 약과 심장병 약, 유기농 쌀밥과 채소로 된 식단, 병원의 이뇨제, 그리고 살 수 있다는 신념과 출장식 행선이 서로 어울린 결과였다.

걸어서 분노 삭인 '서러운 의인'

독일의 작가 파트리크 쥐스킨트가 쓴 『좀머씨 이야기』라는 소설이 있다. 현대 사회에서 마음의 상처를 입고 운둔자처럼 숨어 사는 주인공 좀머의 기이한 인생을 이웃에 사는 한 소년의 시선으로 담담하게 그려 낸 책이다. 주인공은 목적지나 뚜렷한 이유 없이 마냥 걷는다.

"이른 아침부터 저녁 늦게까지 좀머 아저씨는 그 근방을 걸었다. 걸어 다니지 않고 지나는 날이 일 년에 단 하루도 없었다. 눈이 오거나 비가 억수로 오거나, 햇볕이 너무 뜨겁거나 태풍이 휘몰아치더라도 좀머 아저씨는 줄기차게 걸었다. 4시에 일을 나가던 어부들이 해가 뜨기도 전에 집을 나서는 그를 만나기가 일쑤였다. 그렇게 나가는 그는 달이 하늘 높이 떠있는 늦은 밤에야 집으로 돌아오곤 했다. 그가 돌아올 때쯤 하루 종일 걸은 길은 엄청난 거리가 되었다. 호수 주변을 한 바퀴 돌면 약 40킬로미터, 백 리쯤 되었는데, 그 거리를 하루에 걷는 것은 그에게 별로 어려운 일이 아니었다. 하루에 두세 번 군청 소재지까지 갔다 오기도 했는데, 그러면 갈 때 10킬로미터, 올 때 10킬로미터가 되는 거리가 좀머 아저씨에게는 아무 문젯거리가 되지 않았던 것이다."

소설에서 좀머는 밀폐공포증 환자이다. 어떤 한 공간에 가만히 머무르지 못하는 증상이다. 그래서 배낭을 짊어지고 시간에 쫓기는 사람처럼 이 마을에서 저 마을로 마냥 걷는다. 아마도 작가는 이 주인공을 통해 비인간적인 현대사회에 대한 무언의 항거라는 메시지를 전달하고 있는 것 같다. 하지만 내가 이 책에 관심을 갖는 이유는 걷기를 장려하고 있다는 점이다. 또 이 책을 읽고 걷기를 시작했다는 사람도 있어서 흐뭇하다. 그러나 환자의 경우에는 소설 속의 주인공과 달라야 한다. 마음을 다스리고 육체를 다스린다는 뚜렷한 신념을 갖고 걸어야 한다.

병을 편하게 고치려는 잘못된 생각

흔히 사람들은 환자에게 병문안을 갔을 때 '반드시 낫는다는 용기를 잃지 마라'는 말로 위로한다. 그런데 정작 중요한 것은 어떻게 해야 마음을 굳게 먹고 용기를 잃지 않는 것인지, 그 구체적인 방법에 대해 제시해 주는 사람이 하나도 없다는 점이다.

불량배에게 폭행당하는 시민을 구해주다가 그 자신이 반신불수가 되었으나 사회로부터 냉대를 받은 '서러운 의인' 인찬이에게 문병을 온 사람들도 마찬가지였다. '의로운 일을 하다가 겪은 일이니 반드시 하느님이 보살펴 주실 것'이라는 사람도 있었고 '마음을 비우고 편하게 가지면 좋아질 것'이라고 말하는 사람도 있었다. 하지만 그런 말은 인찬이에게 아무런 도움이 되지 않았다. 그냥 듣기 좋은 말이고 인사치레로 하는 틀에 박힌 말이다. 위로받기보다는 오히려 짜증만 나게 만든다.

올해 28세인 인찬은 보험회사 영업부에 근무하고 있었다. 3년 전부터 사귀던 여자와 결혼하기 한 달 전이었다. 퇴근길에 우연히 거리에서 불량배들이 시민 한 사람을 집단 폭행하는 장면을 목격했다. 남달리 의협심이 강한 그는 불량배들과 맞서 싸웠다. 태권도학과 출신의 무술 고단자였기에 십여 명과 싸워도 이길 자신 또한 있었다. 불량배들을 거의 다 때려 눕혔을 때였다. 뒤통수에서 '퍽!' 하는 소리가 나더니 이내 의식을 잃고 말았다. 정신이 들어 눈을 뜨니 사방이 온통 흰색이었다. 근심 어린 표정의 어머니 얼굴이 보였다.

"인찬아, 엄마다, 알아보겠니?"

병원이었다. 피곤해서 오랫동안 잠자고 깬 것 같은데, 왜 병원에 있는 것일까. 머리에는 붕대가 감겨져 있었다. 한 달 뒤면 결혼할 애인의 모습이 보이지 않는 것도 이상했다. 자리에서 일어나려 했지만 움직일 수가 없었다.

"엄마, 몸이 왜 이렇죠. 제가 어디 아픈 건가요?"

어머니는 그 동안 있었던 일을 간략하게 설명해주었다. 불량배에게 몽둥이를 맞아 의식을 잃은 채 길바닥에 쓰러져 있었는데 다행히 지나가는 사람이 보고 병원으로 옮겨졌다고 했다. 진단 결과, 뇌에 큰 손상을 입은 것으로 나타났고 의사들은 수술을 해도 식물인간이 되기 쉽다고 했다. 만일 수술하지 않으면 얼마 살지 못한다는 것이다. 어머니는 식물인간이 되어도 좋으니 살아만 있게 해달라면서 수술을 고집하여 수술

했는데 다행히 수술 경과가 좋아 거의 일 년 만에 의식을 되찾았다. 하지만 반신불수 상태가 되어 누워 있어야만 했다. 당연히 결혼식은 못 치렀다. 주위를 둘러보니 벽에 걸린 달력이 낯설었다. 분명 자기는 1999년으로 생각하고 있었는데 달력은 2000년을 나타내고 있었다.

참으로 모든 것이 억울했고 섭섭했다. 어머니 말씀으로는 결혼할 예정이었던 여자는 이미 다른 남자에게 시집 갔다고 한다. 그가 구해준 사람은 코빼기도 비치지 않고 불량배들은 전부 도망을 가서 경찰에서도 어쩔 수 없다고 한다. 엄청난 수술비와 병원비는 온전히 그의 몫이었다. 직장에서도 이미 퇴직 처리된 지 오래였다. 결국 의롭게 남을 도와줬지만 남은 것이라곤 아무것도 없었다.

그는 죽을 궁리를 하기 시작했다. 곤경에 처한 사람을 도와주려다가 폐인이 되었건만 누구도 거들떠보지 않는 이 세상에서 살기 싫었던 것이다. 그러던 어느 날 옛 직장 동료가 병문안을 오면서 두 권의 책을 갖고 왔다. 한 권은 서두에서 언급한『좀머씨 이야기』이고, 다른 한 권은『누우면 죽고 걸으면 산다』라는 책이었다. 그러고 보니『누우면 죽고 걸으면 산다』라는 책은 낯이 익었다. 사무실에서 보았던 책이었다. 내가 생각하기에 모 생명보험회사에서 신입사원 연수용으로 600권을 구입했었는데 그때 그 책을 본 모양이었다.

물론 인찬은 그 당시에는 별로 관심을 두지 않았다. 건강한 젊은이로서 아픈 것이나 누워 있다는 것은 상상할 수 없는 일이었기 때문이다. 그런데 정작 몸이 아프고 보니 그 책이 새롭게 다가왔다. 몇 번이고 반복해서 책을 읽은 그는 뭔가 공감되는 구석이 있다는 생각이 들었다. 얼른 생각하면 누구나 알고 있고 지극히 상식적인 내용 같은데, 왠지 마음을 끌어당기는 면이 있었다. 특히 다음과 같은 대목이 눈길을 끌었다.

"불치병이나 난치병은 쉽고 편안한 삶을 사는 사람들에게는 극복하기 어려운 시련이지만 고된 세상살이를 살아온 사람들에게는 대수롭지 않은 일이다. 돈으로 집안에 편안하게 앉아서 병을 고치려는 생각은 버려야 한다. 운동 부족으로 생긴 병인데, 운동을 안 하고 고치겠다는 것은 어리석은 짓이다."

어머니가 입버릇처럼 하시던 말씀도 떠올랐다.

"엄마는 시골에서 농사짓는 일이 힘들기도 하지만 나름대로 행복감을 만끽하는 요령을 안단다. 새벽에 일어나 온몸이 쑤시고 정신이 혼미해도 밭에 나가 엎어지고 메치고 하다 보면 정신이 들고 아프던 몸도 시원해지고 기분이 좋아진단다. 그때의 그 기분, 그 행복감에 몸은 고됐지만 견딜 수 있었던 거야."

그렇다. 아무리 힘들어도 자꾸 움직이다 보면 움직인다는 사실 자체에 감사하게 되고 몸에 관성이 생기면 움직인다는 것이 대수롭지 않은 일이 된다.

그날부터 인찬은 병실에 줄을 매달아 놓고 그 줄을 잡고 걷는 연습을 시작했다. 병원에서는 물리치료실을 이용하라고 했지만 실내에서 혼자 연습하는 것을 고집했다. 자신의 몰골을 남한테 보여주기 싫었기 때문이다. 그의 오른쪽 절반은 완전히 마비되어 누워 있어도 아팠고 걸으면 더 아팠다. 이렇게 아프나 저렇게 아프나 아프기는 마찬가지였다. 그러나 아픈 것을 참고 힘들게 걷는 연습을 30분 정도 하면 통증이 가라앉고 기분이 좋아졌다. 마라톤 선수들이 출발해서 30분간 참기 어렵다가 기분이 좋아지는 것과 같았다.

한 달이 지나자 병원 마당까지 걸어 나와 천천히 산책할 수 있을 정도가 되었다. 지팡이는 처음부터 짚지 않았다. 지팡이에 의존하다 보면 발에는 기가 보내지지 않는다. 힘을 필요로 하지 않기 때문이다. 기가 통하지 않으면 그 발은 점점 기능이 나빠지고 결국 퇴화한다. 프랑스의 진화론자 라마르크가 주창했던 용불용설用不用說이 여기에 해당된다.

마음을 다스리려면 몸을 고단하게

어느 정도 걷기에 자신감이 생겼을 때, 그는 짐을 싸서 이곳으로 왔다. 개인산 약수 아래 민박집에 두 달간 머물면서 약수터를 오르내렸고, 그 이후에는 미산으로 숙소를 옮겨 광복의 집 옆에 있는 빈집에 머물며 혼자 생활을 했다.

광복의 집에서 상남 장거리까지는 왕복 20킬로미터인데 그는 하루에 두 번을 왕래한 적이 많았다. 그러니까 백 리 되는 40킬로미터를 쩔뚝거리면서 걸은 셈이다. 이상하게도 걸으면 아프지 않았는데 집안에 앉아 있으면 아팠다. 그래서 하루 종일 걸었다.

걸을 때나 앉아 있을 때나 늘 출장식 호흡법으로 혼란스런 마음을 다스렸다. 모든 것을 잊고 걷는 것만 생각하자고 다짐하지만 그게 말처럼 되지 않았다. 불량배들에 대한 복수심, 그가 구해준 사람의 배은망덕, 의

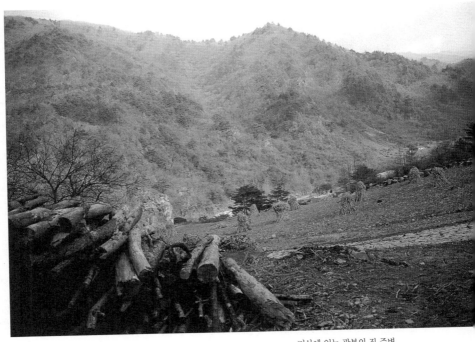

미산에 있는 광복의 집 주변

로운 행동에 대한 사회의 냉대, 그리고 떠나가 버린 애인에 대한 섭섭함 등이 뒤엉켜 머리가 복잡할 때가 많았다. 그것을 잊기 위해 네 걸음을 내쉬고 두 걸음을 들이마시면서 손가락으로 하나하나 호흡 숫자를 헤아렸다. 앉아 있을 때는 4초간 내쉬고 2초간 들이마셨다. 숫자를 세는데 집중하다 보니 다른 생각을 할 수가 없었다. 다른 생각이 들면 지금까지 몇 번을 헤아렸는지 헷갈렸다.

자신이 숨쉬는 숫자 하나에도 집중하지 못한다면 세상의 번뇌를 극복할 수 없다. 제일 간단한 숨쉬기에도 집중을 못하면 증오심 같은 잡념에서 해방될 수 없는 것이다. 그는 건강 서적에서 본 대목을 크게 써서 벽

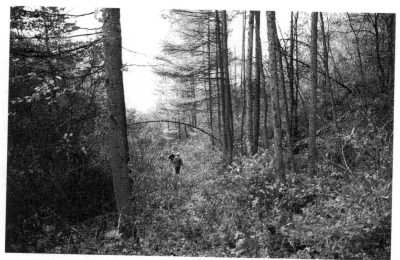

산행할 때 출장식 호흡을 곁들이면 몸과 마음을 다스릴 수 있다.

에 붙여놓고 수시로 소리 내어 읽었다.

"건강 철학은 건강에 관한 철든 생각으로 몸과 마음은 하나라는 것을 아는 데 그 기초가 있다. 인체 세포는 60조 개로 대뇌 깊숙이 위치한 시상하부를 통해 마음을 다스리는 대뇌피질과 연결된다. 따라서 인체 구조는 마음을 다스려야 몸의 건강이 유지되게끔 설계되어 있다. 마음을 다스리려면 육체를 다스려야 하니 결국 마음과 육체는 하나이다."

하루 종일 걸으면서 마음을 다스리고 앉아 있거나 누워 있을 때는 출장식 수식관을 통해 육체를 다스렸다. 그렇다고 몸이 항상 좋은 상태만은 아니었다. 한 달에 몇 차례씩 호흡을 잘하고 잔 다음날 아침에는 마비된 몸이 정상으로 풀렸다가 두 시간쯤 지나면 다시 굳어졌다. 그래서 그는 더욱 걸었다. 반 년쯤 지나자 마을 사람들과 인사를 하며 지내기 시작했다. 이곳에 처음 왔을 때는 일부러 남의 시선을 피하려고 빈집을 택했던 그였다. 나 역시 도회지에서 태어나고 자란 그가 화전민들의 생활환경에 적응할 수 있을지를 걱정했었다. 광복의 집에 머물게 하기보다 그 옆의 빈집에 머물게 했던 것도 그 때문이었다. 그런데 마음을 어느 정도 다스렸는지 반 년 후부터는 그가 먼저 사람들에게 이야기를 건네는 광경을 볼 수 있었다. 특히 광복이를 형처럼 따라다니며 함께 산에 다니면서 칡을 캐고 산나물을 뜯었다.

마음을 다스리는 일은 가만히 앉아서 명상에 잠기거나 참선을 한다고 되는 일이 아니다. 집착이나 번뇌, 고민, 스트레스 따위는 정신적인 기운 순환 장애이다. 이 장애를 극복하려면 몸을 고단하게 만드는 것이 가장 빠른 지름길이다. 정상인이라면 강도 높은 노동이나 운동을 하겠지만 중환자의 경우에는 힘들게 걷는 것만으로도 충분히 중노동이 된다. 몸이 아픈 사람은 인찬이처럼 기진맥진하게 걸어야 한다.

물론 인찬은 걷다가 사람을 만나 인사를 할 때면 몸이 굳어져 걷는 게 불편했다. 그만큼 사람들의 눈을 의식했고 아직도 남들보다 건강하고 똑똑하고 싸움을 잘한다는 교만한 마음이 남아 있었던 것이다. 아무것도 없는 불구자도 마음을 비우기가 이렇게 힘든 법이다.

일 년이 지나자 인찬은 광복이와 같이 심마니 노인들을 따라 산삼을 캐러 다녔다. 방안도 걷지 못하고 누워 죽을 궁리만 하던 스물여덟 살의 젊은이를 만나려면 이제는 방태산 기슭에 올라가야만 했다.

명처방은 김구 선생의 '총탄 박힌 심장'

기관지 휘고 신장이 약한 스님

2000년 1월로 기억된다. 얼굴은 낯설지만 이름을 듣고 나니 얼른 알아볼 수 있는 유명한 스님이 찾아왔다. 참선 수행으로 유명할뿐더러 어느 큰 사찰의 주지 스님으로 있던 분이다.

스님은 평소 기관지가 시원치 않아 '오는 감기, 가는 감기'에 자주 걸렸고 비염이 있어 참선을 할 때마다 호흡이 거북할뿐더러 독경을 할 때에도 코 먹은 소리가 나서 불편했다고 했다. 또 요통, 무릎 관절염이 심해서 걷기도 힘들다고 했다. 병원에 가서 검사를 했더니 신장 기능이 약하고 기관지가 굽어져 있다는 것이다. 신장이 약하므로 허리와 무릎이 아프고 기관지가 휘어져 있으므로 기관지 염증, 비염 등이 심해진 것이다. 의사는 '환갑 연세에 기관지가 휘어 있다고 큰일 날 일도 아니니 그냥 참고 지내는 것이 좋다'고 했는데 스님이 듣기에는 '이제 늙었으니 대강 살다가 죽으라'는 말 같았다고 했다. 하지만 휘어진 기관지에 연신 기침을 하고 코가 막히고 냄새를 잘 맡지 못하면서 살아갈 생각을 하니 마음이 심란하여 찾아왔다는 것이다. 특히 기관지가 약하고 코가 막히니 참선과 독경에 지장이 많다고 했다. 한때 중풍으로 쓰러졌다가 나름대로 노력하여 이겨냈지만 기관지가 휘었다는 말을 듣고는 자가 치료하는 게 엄두가 나지 않더라는 말도 덧붙였다. 스님의 중풍은 좌반신 불수였다. 왼쪽 팔과 다리가 불편하고 머리가 깨질 듯 아프다가 어느 날부터 혀가 굳어져 반벙어리가 되었다는 것이다.

사람이 유명해지거나 인기인이 될 때 자칫 몸 관리를 소홀히 하면 기가 위로 뜨고 기가 뜨면 순환 장애가 생겨 중풍이 찾아온다. 중국의 유명한 사찰의 무술 고수들도 매스컴의 각광을 받아 바빠지자 나이 육십을 전후하여 중풍으로 쓰러진 사람들이 많다. 인기를 누리는 만큼 그만한 크기의 불운이나 괴로움이 따라오는 법이다. 뉴턴의 제3법칙인 '작용 – 반작용'도 여기에 해당된다.

그런데 중풍을 이겨낸 스님의 치료법이 독특했다. 처음에는 중풍 전문 병원에 두 달간 입원 치료를 받았으나 별 차도가 없었다. 병원에서는 뇌 수술을 권했지만 단호히 거부하고 침을 맞으면서 우황청심원 등 한약 처방을 받았지만 반 년이 지나도 호전될 기미가 없었다.

수도자가 중풍을 앓는 것은 죽음보다 더한 치욕이었다. 그래서 다시 절로 돌아온 스님은 절식 수행을 했다. 절식 수행은 예로부터 불가에서 전통적으로 해온 식이요법이다. 『백유경百喩經』을 보면 '그윽한 산해진미 군침을 삼키지만 조절해 먹지 않으면 도리어 화가 된다. 학들이 장수함은 절식이 원인이니 그대 양을 알면 수명을 보존하리' 라는 대목이 있다. 음식을 과식하고 숨을 헐떡이면서 설법을 부탁하러 찾아온 사람에게 석가가 일러준 처방이었다.

스님은 하루의 식사량으로 유기농 쌀밥 한 그릇, 채소 한 접시, 생수 두 잔을 정해놓고 그 외에는 일체 먹지를 않았다. 여기서 생수가 중요하다. 끓인 물은 안 된다. 끓였다가 식힌 물을 어항에 사흘만 주면 어항 속의 물고기는 죽게 마련이고 화분에 열흘간 주면 화초 또한 죽는다. 끓인 물은 죽은 물이기 때문이다. 또 밥은 지구상에 존재하는 식품 가운데 가장 완전한 단일 식품이다. 옥수수나 감자는 여러 가지를 섞어 먹어야 하지만 밥은 최고의 단일 식품이자 약품을 겸한 음식이다. 인간은 밥과 물만 먹어도 오래 살 수 있다.

석 달이 지나자 70킬로그램이던 체중이 48킬로그램으로 줄었다. 무려 22킬로그램이나 빠진 것이다. 60세에 키가 160센티미터인 스님에게 70킬로그램은 너무 많고 48킬로그램은 너무 적은 체중이다. 하지만 그 동안 깨질 듯이 아프던 두통이 태풍 뒤의 잔잔한 바다처럼 깨끗하게 가셨다. 왼쪽 팔과 왼쪽 다리에 힘이 생겨 정상적인 걸음이 되고 굳었던 혀가 풀리며 발음이 정상적으로 되돌아왔다. 그런데 중풍 증세가 걷히자 계속 피곤하고 졸음이 왔고, 젊어서부터 고생하던 비염, 기관지염, 요통, 무릎관절염이 다시 생긴 것이다.

심장에 총탄이 박혔는데도

나는 스님에게 대 선배이신 백범 김구 선생이 심장에 총탄이 박혀 있는 상태에서 70대까지 건강하게 사셨던 이야기를 해주면서 '60세의 스님이 기관지가 좀 휘었기로서니 사는데 무슨 지장이 있겠느냐?'고 했다.

'대 선배'라는 단어를 쓴 것은 김구 선생이 스무 살 때 일본인에게 시해 당한 명성황후의 원수를 갚고자 일본군 장교를 살해한 혐의로 복역하다 가 탈옥하여 공주 마곡사의 승려가 된 적이 있었기 때문이다.

김구 선생은 62세인 1938년 5월에 중국 장사長沙에서 조선혁명단원 인 이운환에게 저격을 받아 총알이 심장에 박힌 상태에서 1949년 암살 당할 때까지 11년간 건강하게 살았다. 그 자세한 내용이 『백범일지』에는 다음과 같이 기록되어 있다.

"3당 통일 문제를 협의하기 위하여 5월 6일에 조선혁명당 당부黨部인 남 목청楠木廳에 모여서 연회를 개최하기로 하여 나도 출석하였다. …

그런데 정신을 차려보니 내 집이 아니고 병원인 듯한데, 몸이 극히 불편 하였다. '내가 어디를 왔느냐?'고 물어 보니 남목청에서 술을 마시다 졸 도하여 입원하였다는 것이다. 의사가 자주 와서 내 가슴을 진찰하였는데, 가슴에 무슨 상흔이 있는 듯하여 물어보았다.

'어쩐 까닭입니까?'

'졸도할 때 상 모서리에 엎어져서 약간 다치신 것 같습니다.'

나는 그 말을 믿고 아무런 의심도 품지 않았다. 그랬는데 1개월이 거의 가까워서야 엄항섭 군에게서 입원한 진상을 상세히 보고받았다. 그날 남 목청 연회 때 이운환이 돌입하여 권총을 난사하였다. 제1발에 내가, 제2 발에 현익철이 중상, 제3발에 유동열이 중상, 제4발에 이청천이 경상을 입었다. 현익철은 병원에 도착하자마자 절명하였다. 남목청에서 자동차 에 실려 상아의원에 도착한 후 의사가 나를 진단해 보고는 가망이 없다고 선언하여 입원수속도 할 필요 없이 문간에서 명이 다하기를 기다릴 뿐이었다. 그러다가 한두 시간 내지 세 시간 내 목숨이 연장되는 것을 본 의사는 네 시간 동안만 생명이 연장되면 방법이 있을 듯 하다고 하다가 급기야 우등병실에 입원시켜 치료에 착수하였다. …

하루는 홀연 신기가 불편하고 구역이 나고 오른쪽 다리가 마비되므로 다시 상아의원에 가서 진단을 받았다. X광선으로 심장곁에 들어 있던 탄환을 검사하니 위치가 변동되어 오른쪽 갈비뼈 옆으로 옮겨가 있다는 것이었다. 의사는 '본시 심장 곁에 있던 탄환이 대혈관을 통과하여 우측 갈비뼈 쪽으로 옮겨갔습니다. 불편하면 수술도 쉬우나 그대로 두어도 생명에는 아무 관계가 없습니다. 오른쪽 다리의 마비는 탄환이 대혈관을 압박하는 까닭이나 점차 소혈관들이 확대됨에 따라 해소될 것입니다'라고 말했다."

내 이야기를 듣고 있던 스님은 연신 고개를 끄덕이면서 뭔가 자신감을 얻었다는 표정을 지었다. 나는 세신산을 처방하여 코에 넣게 하고 신장 기능을 강화시키는 한약 처방을 해주었다. 그리고 온탕반욕을 하면서 하루에 2~4시간 정도 천천히 걷도록 했다.

상반신은 차고 하반신은 따뜻해야

스님은 걷는 데는 이골이 난 몸이므로 자신 있다면서, 왜 천천히 걸어야 하느냐고 되물었다. 이미 절식 수행을 통해 강도 높은 수행에 익숙한 몸인데 천천히 걷는 게 무슨 도움이 될까 하고 의아스럽게 여긴 것이다.

나는 걷는 것이 운동의 개념이 아니라 기운 순환의 개념임을 설명했다. 온몸을 땀으로 적시고 숨을 헐떡이면서 계단을 오르거나 조깅, 경보 등은 건강한 사람의 몫이고 환자는 자신의 건강 상태에 알맞게 천천히 걸어야 한다. 건강한 사람도 걸은 후 숨쉬기가 곤란하고 현기증이 나거나 기운이 빠지면 무리하게 걸은 셈이므로 조절할 필요가 있다.

걸으면 왜 기운 순환이 되는 것일까.

일반적으로 기운 순환이 안 되는 이유는 하체에 기를 내려 보내지 못하기 때문이다. 인체는 하체에 있는 음陰이 위로 올라가고 위에 있는 양陽이 아래로 내려가는 순환이 자연스럽게 이루어져야 원활한 기운 순환이 이루어져 건강한 상태를 유지한다. 한마디로 위가 차갑고 하반신이 따뜻해야 한다.

그런데 스님이나 목사, 신부 같은 성직자는 일반인에 비해 몸보다 머리를 많이 쓰기 때문에 머리는 뜨겁고 하반신은 차게 될 개연성이 높다. 비단 성직자에 한한 이야기가 아니다. 사회적으로 유명해지거나 들뜬 기분을 갖게 되면 예외 없이 뜨거운 머리에 차디찬 하반신을 갖게 된다. 두통이 생기고 코가 막히고 눈이 침침해지고 귀가 멍멍해지는 것은 대부분 머리가 뜨거워진 데서 시작된다. 감기에 걸려 얼굴에 열이 많은 상태와 비슷하다. 또 이 상태가 되면 가운데 중초인 위가 항상 개운하지 않고 막혀 있는 기분이 들고 소화력이 약해진다.

상체가 뜨거워지면 상대적으로 하반신은 차가워진다. 하반신이 차가워지면 남자는 낭습이나 요통, 여자는 생리불순에 냉이 생기고 허리가 아프고 무릎관절염이 생긴다. 따라서 상반신이 차고 하반신이 따뜻해지면 건강한 상태가 되어 두통, 비염, 요통, 무릎관절, 낭습, 냉, 생리불순,

위장병이 없어지게 된다. 천천히 걷는다는 것은 다리 부분에 열을 가해 하반신을 따뜻하게 하고 상대적으로 머리를 차게 하는 방법이다. 빨리 걷거나 뛰면 열이 위로 올라가고 다시 머리가 더워지는 현상이 생긴다. 천천히 걸어야만 온탕반욕처럼 하반신에 열이 가해지고 머리는 차가워진다. 머리는 차가워져야 맑게 된다. 온탕반욕이나 냉탕반욕도 마찬가지이다. 다만 냉탕반욕은 체력이 튼튼한 사람만이 가능하고 중병환자나 허약한 사람은 반드시 온탕반욕을 해야 한다. 이런 사람이 냉탕반욕을 하면 돌이킬 수 없는 치명상을 입는 수가 많다. 결국 건강은 자기 몸속의 균형과 조절로 만들어지는 것이다.

이야기를 듣고 있던 스님은 내 말에 공감이 간다면서, 자신이 스승을 본받지 못한 것이 부끄럽다고 했다. 스님의 스승이었던 큰스님은 참선 수행으로 100세의 나이에도 건강하고 정신이 맑았다고 했다. 천수를 알아 하루는 제자들을 불러 앉히고는 '나, 간다' 하고 앉은 채 입적했다.

그 옛날 큰스님은 이른 봄 남쪽 바닷가에 있는 암자에서 묘향산을 향해 걸었다. 이 산 저 산을 둘러보며 석 달 걸려 묘향산에 도착했을 때는 온몸이 지치고 날씨는 뜨거운 여름이 되었다. 큰스님은 묘향산 암자에서 하안거夏安居를 했는데 석 달간 좌선을 하면서 정신력과 체력을 회복했다. 가을이 되자 석 달간 이 산 저 산, 이 절 저 절을 둘러보며 지리산에 있는 암자에 도착했다. 스님은 동안거冬安居에 들어가 다시 석 달간 수행했다. 결국 큰스님은 행선과 좌선을 거듭하여 수행의 높은 경지에 올랐던 것이다. 그런데 나를 찾아온 스님은 스승이 걷던 길을 고급 승용차를 타고 다니면서 수많은 신도들의 존경 속에 지낸 것이다. 바로 그것이 스님의 병의 원인이었다.

달마 대사는 소림사가 있는 중국의 숭산崇山에서 9년간 면벽 수행을 한 것으로 유명하다. 그럼 누구든지 동굴 안에서 9년 동안 벽만 쳐다본다고 모두 뛰어난 고승이 되고 해탈할 수 있는 것일까. 대사가 결가부좌의 자세로 앉아 벽을 마음의 눈으로 바라보고 졸음을 참기 위해 눈꺼풀을 잘라버리면서 9년간 수행할 수 있는 밑바닥에는 엄청난 행선으로 쌓은 내공이 있었다. 인도에서 태어난 대사는 험한 히말라야 산맥을 넘어 다녔고 드넓은 중국 대륙을 걸어 다닌 엄청난 행선으로 내공을 쌓은 후 좌선에 들어갔던 것이다. 말하자면 행선과 좌선이 달마 대사를 고승으로 만든 양대 축이다. 위대한 고승들은 걷는 데 이골이 난 사람들이었다. 그런데 나를 찾아온 스님은 오직 좌선 일변도로 고행을 하다가 병을 만난 것이다.

스님은 온탕반욕, 천천히 걷기, 참선, 한약 등으로 건강을 회복한 다음에는 걷기와 좌선을 알맞게 배합하며 정진을 거듭했다. 휘어진 기관지에 신경이 쓰일 때마다 심장에 총탄이 박힌 채로 건강하게 지낸 김구 선생을 떠올리며 자신감을 되찾곤 했다.

스님과 비슷한 시기에 찾아온 인천의 박씨도 백범 선생의 심장을 교훈 삼아 건강을 되찾은 사람이다. 29세의 청년인 박씨는 힘든 일을 하지 않았는데도 늘 피곤하고 몸이 부었다. 병원을 찾아가서 정밀 진단을 받자 충격적인 결과가 나왔다. 심장 기능이 30퍼센트 이하로 작동하여 수술하려고 했으나 특수한 심장이라 완치될 확률이 20퍼센트 이하라는 것이다. 겁도 났고 완치될 확률이 낮다는 말에 그냥 퇴원해 버렸다.

나는 그에게 처방 대신 『백범일지』의 '가슴에 박힌 총탄' 부분을 읽고 오라고 했다. 다음 날 찾아온 그는 『백범일지』를 처음부터 끝까지 다 읽었다면서 큰 감명을 받았다고 했다. 비록 심장 기능이 부족하지만 절망하지 않겠다는 말을 몇 번이고 되풀이했다. 나는 기운이 나고 부기가 빠지는 한약을 지어주면서 스님과 마찬가지로 천천히 걷고 온탕반욕을 하고 출장식 호흡법을 하라는 처방을 함께 주었다.

얼마 후 부기가 빠지고 기운이 생겨 다시 병원을 찾아가서 검진한 결과, 심장 기능이 70퍼센트 이상 향상되어 있었다. 이제는 정상적인 생활을 하는데 지장이 없었고 수술할 필요도 없어졌다. 부족한 30퍼센트의 심장 기능은 겸손하고 성실하게 살라는 하느님의 계시로 알고 지금까지도 즐겁게 살고 있다.

산골 명의의 명처방

우리는 세상을 살다 보면 불치병, 난치병을 만나고 그때마다 불치병, 난치병을 이겨내는 갖가지 처방도 알게 된다. 처방이 반드시 약이나 운동일 수는 없다. 스님과 박씨라는 청년에게는 백범의 가슴에 박힌 총탄이 큰 용기가 되었고 명처방이 되었다.

강원도의 어느 화전민 마을에 사람들이 '명의'라고 부르는 사람이 살고 있었다. 어느 날 남루한 옷차림을 한 한 중년 여인이 찾아왔다.

"선생님, 남편이 몸이 몹시 아파서 일도 못하고 먹지도 못하고 또 힘이 없어 계속 누워만 있습니다. 왕진을 부탁드립니다."

명의는 부인과 함께 눈 덮인 꼬불꼬불 산골길을 한참 걸어 산중턱에 있는 환자의 토담집에 도착했다. 방안에 들어가 보니 신문지로 도배한 흙벽은 반쯤 떨어져 있었고 환자는 요도 이불도 없이 왕골 대자리에 누워 있었다. 남자는 오랫동안 일자리가 없었다. 혈색이 나쁜 남편은 아프다기보다는 근심, 걱정에 싸여 있었고 먹지 못한 게 아니라 먹을 것이 없었다. 먹지 못하니 힘이 없는 것은 당연한 일이었다. 또 근심, 걱정이 많으니 아플 수밖에 없었다. 지금은 일자리가 있어도 놀겠다는 사람이 많지만 예전에는 밥만 먹여준다 해도 열심히 소처럼 일을 했었다. 그런데 이런 일자리마저 찾기가 힘든 시절이었다.

명의는 환자를 진맥한 후 부인에게 말했다.

"오후에 내게 들리십시오. 남편의 약을 지어놓겠습니다."

그날 저녁, 부인이 찾아왔다. 명의는 부인에게 상자가 들어있는 쇼핑백을 주면서 말했다.

"여기 먹을 약이 있습니다. 약 위에 처방전이 있으니 그대로 하십시오. 그러면 남편의 병이 낫게 됩니다. 그런데 반드시 남편 앞에서 상자를 열어야 약효가 있습니다."

"어떻게 약을 먹지요?"

"상자 안에 사용법이 있습니다."

집에 도착한 부인은 명의가 시킨 대로 남편과 함께 상자를 열었다. 순간, 두 사람은 깜짝 놀랐다. 상자 안에는 돈이 가득 들어 있었다. 그리고 맨 위에는 다음과 같은 처방전이 적혀 있었다.

'아플 때마다 수시로 먹을 것.'

3

기적은 신념과 실천이 만든다

암에 관한 지식이 많을수록 일찍 죽는다

지식의 함정

한 해 동안 잘 팔린 소설을 보면 그 시대의 흐름을 알 수 있다고 한다. 2000년에 가장 많이 팔린 소설 10권을 보면 조창인의『가시고기』, 김하인의『국화꽃 향기』, 박완서의『아주 오래된 농담』이 들어 있다. 흔히 베스트셀러가 되려면 타이밍, 타깃, 타이틀이라는 '3T'가 있어야 한다고 하는데 위에서 열거한 소설들의 공통점은 무엇일까.

사람에 따라 보는 관점이 다르겠지만 내가 보기에 그것은 타이밍이 아닐까 싶다. 이들 소설에서 주인공들은 한결같이 암에 걸려 죽는다. 실제로 2000년의 우리 사회에서도 많은 사람들이 암에 걸렸고 암에 걸린 대다수의 사람들이 죽었다.

1960년대에도 미국의 작가 에릭 시갈의 소설『러브 스토리』는 세계적인 베스트셀러의 하나였다. 1970년 아서 힐러 감독이 영화로 만들어 더욱 인기를 끌었다. 명문가의 부잣집 아들이 가난한 이탈리아 이민자의 딸을 만나 사랑에 빠지고 결혼하지만 여자가 혈액암인 백혈병에 걸려 숨을 거둔다는 줄거리이다. 만약 『러브 스토리』나 『가시고기』, 『국화꽃 향기』 등의 주인공들이 암에 걸려 죽지 않는 내용이라면 베스트셀러가 되었을까. 내가 보기에 에이즈에 걸려 죽었거나 문둥병에 걸려 고생만 하다가 죽었다면 별로 인기 없는 소설이 되었을 것이다.

우리 시대는 과학과 문명의 엄청난 발전에도 불구하고 여전히 암에 많이 걸리고 암에 걸려들면 죽을 수밖에 없다는 공포감 속에 놓여 있다. 미국에서는 암 치료법을 개발하기 위해 1971년 '암 퇴치법'을 제정하고 암과의 전쟁을 선포하면서 십여 년간 250억 달러가 넘는 연구비를 쏟아 부었으나 실패하고 말았다. 오늘날 미국인 세 사람 중 한 사람이 암에 걸리고 다섯 사람 중 한 사람이 암으로 죽을 것이라는 통계까지 나오고 있다. 우리나라도 국민소득이 높아지면서 미국인과 같은 음식을 먹고 미국인과 같은 주거 환경에서 살고 미국인과 같은 의식을 갖다 보니 그들처럼 암에 잘 걸리고 그들처럼 암으로 죽을 확률이 높아졌다.

우리는 행복하게 살기 위해 지식을 쌓고 돈을 버는데 소득이 높아질수록, 그리고 지식이 많이 쌓일수록 행복은 멀어진다. 또 우리의 지식은 부정적인 것이 많고 그 부정적인 지식이 부정적인 가치관을 낳고 있다. 그래서 '암에 걸리면 반드시 죽는다'는 지식의 함정 속에서 빠져 나오지 못한다. 암에 관한 한 식자우환識字憂患을 넘어 목숨까지 잃는 식자사망識字死亡이 되었다. 즉, 암에 관한 지식이 많은 사람일수록 암 선고를 받고 나면 암세포를 앞질러 공포심으로 먼저 죽는 것이다.

공포증이 있는 사람들은 위험한 상황에 처하게 되면 그 위험을 실제

상황보다 훨씬 더 무섭게 느낀다. 그리고 이 증폭된 공포감이 죽음을 가져올 수도 있다. 실제적인 실험을 바탕으로 한 프랑스의 작가 베르베르의 소설 『뇌』에는 이런 대목이 나온다.

"한 선원이 실수로 냉동 컨테이너에 갇혀 있다가 죽은 채 발견되었다. 그런데 사실을 알고 보니 그는 얼어 죽은 게 아니라 스스로 춥다고 생각했기 때문에 죽었다. 그는 컨테이너 벽에 유리조각으로 자기가 느낀 고통을 기록해 놓았다. 그는 손과 발이 시시각각 얼어붙는 느낌을 생생하게 묘사했다. 목적지에 도착해서 다른 선원들이 그의 시체를 발견했다. 그런데 선원들은 깜짝 놀랐다. 냉동 컨테이너속은 별로 춥지 않았다. 그들은 냉동 시스템이 작동되지 않고 있음을 확인했다. 그 선원은 스스로 춥다고 생각했고 그 확신이 그를 죽였다."

공포심도 잡념의 산물

혈기왕성한 스물다섯 살에 뇌암, 폐암, 고환암 등 전신암에 걸린 세계적인 사이클 선수 랜스 암스트롱이 암과 싸워 이겨내고 재기에 성공한 뒤, 주치의에게 물었다.

"내가 살아날 확률이 절반은 넘었지요?"

주치의는 고개를 좌우로 흔들었다.

"그럼 30퍼센트는 되었나요?"

여전히 의사는 고개를 좌우로 저었다.

"그럼 10퍼센트도 안 됐단 말인가요?"

주치의는 말했다.

"3퍼센트 미만이었습니다."

살 확률이 3퍼센트 미만이었던 그가 재기에 성공하여 다시 세계 챔피언이 된 것은 오로지 살 수 있다는 신념을 갖고 자전거를 열심히 탔기 때문이다. 자전거를 타지 못하는 게 죽음보다 두려웠던 그는 암 선고를 받자마자 좌절하고 의기소침해지고 모든 것으로부터 은둔하는 다른 암 환자들과 달리 기자회견을 자청해서 '반드시 완쾌해서 사이클 트랙으로 다시 돌아오겠다'고 다짐했다.

신념만 갖고 있어서는 부족하다. 신념은 행동과 함께 가야 한다. 기적은 저절로 일어나는 게 아니다. 신념과 행동에 의해 만들어지는 것이다. 암스트롱은 자전거 페달을 밟을 힘만 있으면 쉬지 않고 자전거를 탔다. 아무런 생각 없이 심심풀이로 자전거를 탄 것도 아니고 죽을까 살까 하고 걱정하면서 탄 것도 아니다. 목숨을 걸고 자전거 페달을 밟았다. 적어도 자전거를 타는 동안에는 삼매경에 빠져들었다. 자전거 타기에 집중하자 죽음의 공포로 긴장하고 있던 그의 몸이 이완되기 시작했다. 암의 주범인 긴장감이 집중력으로 이완된 것이다. 말하자면 랜스 암스트롱에게 자전거를 타는 것은 '자전거 선禪'이었다.

인간이 동물과 다른 점은 무엇인가. 동물은 지식의 공포심은 없고 신념의 기적을 일으킬 수도 없다. 인간의 정신력은 지구상의 어떤 동물도 감히 넘볼 수 없는 신비의 영역이다. 살 확률이 50퍼센트인 사람이 지식으로 얻은 죽음의 공포로 목숨을 잃는 경우도 많지만 랜스 암스트롱의 경우처럼 3퍼센트 미만인 사람들이 신념의 기적을 일으켜 건강을 되찾는 경우는 허다하게 볼 수 있다. 지식의 공포로 살 수 있는 생명을 죽일 것인가, 아니면 신념의 기적으로 죽을 목숨을 살릴 것인가. 선택의 열쇠는 각자의 마음에 있다.

그렇다면 이 세상에서 암이란 병이 없다면 인간의 수명은 얼마나 늘어날까. 독일의 통계학 교수인 발터 크래머와 괴츠 트랭클러가 공저로 펴낸 『상식의 오류사전』을 보면, 호흡기 질병이나 소화기 질병이 모두 없어지면 7개월, 교통사고는 5개월, 심장질환은 7년이다. 많은 사람들이 암만 없다면 훨씬 오래 살 수 있을 것이라 생각하지만 암은 고작 3년 미만이다.

공포심은 스트레스와 마찬가지로 잡념의 산물이다. 노동을 하든 기도를 하든, 암벽을 등반하거나 걸음을 걷든 달리거나 자전거를 타든 어느 것이든 제대로 집중을 하면 잡념이 없어지고 공포심이 사라진다.

낚시는 어떨까. 양어장에 쭈그리고 앉아 손바닥 만한 물고기를 잡는 것은 멍청한 상태를 지속하는 것이다. 헤밍웨이의 소설 『노인과 바다』에서 70대의 산티아고 노인은 조각배에 앉아 덩치가 고래 만한 다랑어와 사투를 벌인다. 이것은 집중력이 없으면 안 된다. 이처럼 목숨을 건 낚시질이래야 '낚시 선禪'이라고 할 수 있다.

정말 산속에서 투병하면 나을 수 있을까

제1권을 펴낸 뒤 한약방을 찾아온 환자들에게 공통적으로 듣는 말은 방태산에서 투병 생활을 하고 싶다는 것이다. 백세터나 황정계 토막집에서 묵을 수 있게 해달라고 조르는 환자도 있고 투병하는 장소가 산속이 좋으냐 도시가 좋으냐 하고 따지는 환자도 있다.

답답하고 짜증나는 도시에서 벗어나 공기 좋고 물 좋은 자연 속에서 살고 싶은 욕망은 누구에게나 있다. 게다가 많은 건강 서적들이 산속에 들어가 무슨 나물이나 약초를 먹고 치유되었음을 자랑하고 있으니 산속에 들어가면 나을 것이란 유혹을 받을 만하다. 물론 자연환경 조건은 중요하다. 그러나 어떤 병이든 특별한 비방이 있는 것은 아니며 그에 알맞은 특별한 장소가 정해진 것도 아니다.

제1권에서도 누누이 강조했지만 현대병은 적정량보다 훨씬 많은 양의 음식을 섭취하면서도 몸을 적게 움직이고 욕심 사납게 많은 생각을 하기 때문에 생긴 병이다. 그러므로 욕심을 버리고 즐거운 마음으로 하루하루를 바쁘게 일하면서 몸의 기운이 순환되게끔 열심히 걷고 적절한 약을 먹으면 낫는다. 이렇게 노력한 뒤의 몫은 인간의 영역이 아닌 신의 영역이다. 투병 장소가 산속이냐 도시냐 하는 것은 따질 게 못된다. 구한 말의 대선사인 경허 스님이 '세상과 청산은 어느 게 옳은가, 봄볕이 있는 곳에 꽃피지 않는 꽃이 없구나世與靑山何者是 春光無處不開花'라고 한 말을 새겨둘 필요가 있다.

투병 장소는 습관과 몸의 리듬 따라야

모 은행의 지점장으로 근무하는 47세의 홍씨는 3년 전부터 가끔 가슴에 통증을 느끼면서 숨쉬기가 힘들고 잦은 기침이 나곤 했다. 그럴 때면 몹시 피곤하고 전신이 부었다. 하루는 틈을 내어 병원에 가서 심장, 기관지, 폐, 식도, 위에 대해 정밀 검사를 받았다. 검사 결과, 의사는 아무런 이상이 없다고 했다. 그런데도 가슴 통증은 참기 힘들만큼 심하게 자주 일어났다. 몇 군데의 병원에서 재검진을 받았지만 결과는 마찬가지였다. 친지의 소개로 미국까지 가서 정밀 검사를 받았으나 결과는 국내 의료진의 그것과 똑같았다.

홍 지점장은 종합 검진에서 이상이 없는 데도 계속 가슴이 아픈 게 이해할 수 없었다. 어느 날 새벽에 일어난 그는 심한 가슴 통증으로 쓰러졌다. 병원에 실려가 진단하니 심장에 이상이 있다는 것이다. 심장막에 물이 차 있다고 했다. 수술은 비교적 간단한 수술이어서 보름 정도 입원했다가 퇴원하면 일상생활을 하는데 전혀 지장이 없을 것이라는 게 의사의 말이었다. 그런데 수술을 마친 의사는 심각한 얼굴 표정을 지었다.

가족들이 의사에게 물었다.

"수술은 잘 되었습니까?"

"예, 아주 좋습니다."

"그런데 무슨 문제라도 있나요?"

"수술 중에 안 것인데 흉선에 악성종양이 있어 치료가 필요합니다."

흉선암이었다. 남녀 구별 없이 30세 이상의 성인에게 자주 발생하는 병으로 아직 정확한 원인은 알려지지 않고 있다. 흉선이란 기관은 기관지 등과 함께 '종격縱隔'이라 불리는 부위에 있는데 실제로 몸의 거의 중앙에 있다. 심장의 뒤, 흉골의 앞에 있어 심장을 드러내면 쉽게 볼 수 있는 작은 장기이다. 태어나서 유아 때까지 몸의 면역 기능을 담당하는 주요한 장기이지만 성인이 되면 그 기능을 마치고 퇴화한다. 흉선종은 이 퇴화한 흉선의 세포에서 발생하는 종양을 말한다. 따라서 흉선종은 자가 면역 질환이라고 불리는 면역 기능 이상과 관계되는데, 대표적인 것이 전신의 근력이 저하되는 중증근무력증重症筋無力症이다. 이 병은 가슴 통증, 기침, 객담, 호흡 곤란, 부종을 수반하기도 한다.

홍씨는 6회씩 두 차례의 방사선 치료와 항암제 치료를 받았다. 지옥같이 힘든 시간이었다. 그래도 화학요법을 받으면 완치가 가능하다는 의사의 말을 믿고 견뎠다. 그런데 치료 후 검사를 해보니 암세포가 없어지기는커녕 흉선에서 뼈로 전이된 것으로 나타났다. 그는 더 이상의 병원 치료를 포기했다.

그는 수많은 건강 서적을 뒤적이고 인터넷에 접속하여 자신과 똑같은 병에 걸린 사람들이 어떻게 치료하는가에 관심을 기울였다. 미국 암협회가 항암 성분이 많이 든 식품이라고 발표한 것과 국내에서 널리 알려진 항암 식품 명단을 별도로 만들어 식이요법을 시작했다. 그러나 두 달이 지나도 병세는 전혀 호전될 기미가 없었다. 오히려 악화되기만 했다. 이제 어떻게 할 것인가.

그 동안 홍 지점장은 자신의 병을 철저하게 숨겼다. 직장 동료나 상사, 부하 직원들은 물론이고 처갓집 식구나 형제들에게조차 비밀로 했다. 오직 아내와 자식들만이 알고 있었다. 병원도 일찍 퇴근하거나 잠시 거래처를 만난다는 핑계를 대고 다녔으며 항암 치료로 머리카락이 빠지자 가발을 썼다. 가까운 친구들 가운데 내과 전문의도 있었지만 일부러 잘 모르는 병원을 택했다. 그런데 믿었던 식이요법이 실패를 했으니 이젠 무엇인가 결단을 내려야만 했다. 계속 직장을 다니면서 치료하자니 자신의 병을 밝혀야 하고 외딴 곳에 가서 치료와 휴양을 하려면 퇴직을 해야 했다.

일반적으로 불치병을 선고받은 뒤에 환자들이 보여주는 반응은 다음과 같다. 첫째로 세계적으로 유명한 병원을 찾아다니며 치료를 계속한다. 둘째로 직장을 퇴직하고 외딴 산속이나 바닷가로 가서 요양을 한다. 셋째로 휴양하다 죽으나 직장을 다니다 죽으나 죽기는 매일반이니 그냥 직장에 다닌다. 넷째로 평소 하고 싶었지만 하지 못했던 일을 한다. 혹시 늦으면 죽어서 못한다는 생각에 꿈꿨던 것을 서둘러 실천하려고 한다. 이때 가장 흔한 것이 세계일주 여행이다. 다섯째로 아무 생각 없이 그냥 하던 일을 계속한다.

홍 지점장이 나를 찾아와 물어본 첫마디도 서울에서 직장 다니면서 치료를 받아도 되는지, 아니면 아예 퇴직하고 이곳으로 와서 치료를 하는 게 좋으냐 하는 것이었다. 우선 나는 그의 식이요법이 잘못되었음을 지적했다. 그는 사람을 치료하는 게 아니라 마치 병든 식물을 치료하거나 고장 난 자동차를 고치듯 자기 몸을 돌본 것이다. 식물도 무조건 영양분만 많이 준다고 건강해지는 것이 아니다. 시들어 가는 식물에게 건강한 식물처럼 물을 많이 주거나 영양분을 많이 주면 오히려 해롭다. 환경의 영향도 크다. 매연이 많고 시끄러운 도시 한복판과 공기 좋고 물 좋은 백두대간과는 차이가 큰 법이다.

어디서 치료를 받는 것이 좋은가에 대해서는 이곳 대신 자택 주위를 택할 것을 권했다. 환자가 가장 즐거워하는 습관을 고려하고 환자의 몸의 리듬을 살피는 게 처방의 기본이다. 그는 20여 년간 아침 일찍 출근해서 저녁 늦게 퇴근하는 직장 생활을 해왔으므로 그의 생체 리듬은 출퇴근 시간에 익숙해 있었다. 따라서 치료 역시 집에서 출퇴근하는 방식을 취하도록 처방했다.

먹던 약을 몽땅 버려라

그의 집은 경기도 고양시 일산에 있었다. 직장에 석 달간 휴가를 청한 그는 아침에 정발산과 호수공원으로 출근하여 두 시간 정도를 걸었다. 12시 무렵 집에 들어가 점심 식사를 하고 다시 두 번째 출근길에 나섰다. 이번에는 구파발 쪽에서 북한산을 세 시간가량 오르내린 다음에 집으로 돌아왔다. 집에 도착한 시간은 직장에 다닐 때와 거의 비슷했다.

산속을 규칙적으로 출퇴근한 지 한 달이 지나자 체력이 생기고 혈색이 조금씩 좋아졌다. 항상 죽음만을 생각하다가 우거진 숲, 파란 하늘과 구름, 바위와 군데군데 피어 있는 꽃, 산새들의 울음소리, 계곡 물이 흐르는 소리를 듣자 오랫동안 외면하고 살았던 자연의 아름다움이 온몸으로 느껴지기 시작했다. 자연 속을 걷는다는 게 얼마나 즐거운 일인가를 알게 되었고 세상을 산다는 것이 얼마나 아름다운 일인가를 깨달았다. 두 달이 지난 뒤부터는 출근 지역을 전국의 자연휴양림으로 확대했다. 한 주일에 한 군데씩 자연휴양림을 찾아가 하루 이틀 머물면서 휴양림 근처에 있는 산을 산행했다.

그는 석 달간의 휴가를 정말 휴가답게 보냈다. 참으로 오랜만에 즐겁게 보낸 시간이었다. 물론 그도 은행에 처음 입사했을 때는 직장 생활이란 세상을 즐겁게 살기 위한 수단이라고 생각했다. 그래서 틈만 나면 가족과 함께 시간을 보내고 좋아하는 일을 했다. 그런데 언제부터인가 직장에 다니기 위해 세상을 사는 사람으로 바뀌고 말았다. 직장 중독증이자 일 중독증 환자가 된 것이다. IMF 위기 때 명예퇴직 당할까봐 노심초사했지만 다행히 살아남은 그는 더욱 열심히 일했고 모든 것을 희생했다. 실적을 올리기 위해 거의 매일 저녁마다 '큰손'을 접대하는 술자리를 갖고 휴일이면 골프 치러 필드에 나가야만 했다.

자연히 가정에 소홀해지고 건강관리는 엉망이 되었다. 정신적으로도 자기만의 즐거움을 누릴 여유가 없고 시간적으로도 자기만의 시간을 가질 틈이 없었다. 그러다가 북한산에 오르고 전국의 휴양림을 다니면서 잃어버렸던 '세상 사는 즐거움'을 되찾은 것이다. 세상에서 가장 아름다운 것이 바로 '자연'이란 사실을 알 때 암세포는 천천히 파괴된다.

내가 그에게 해준 처방은 특별난 게 아니었다. 얼굴이 붓기에 얼굴 부기가 빠지는 처방을 했고 숨이 차다고 하기에 세신산을 코에 넣고 다니게 한 것뿐이다. 그밖에 온탕반욕을 아침에 10분, 저녁에 10~20분씩 하도록 하고 식사는 유기농 쌀밥과 유기농 채소로 된 김치, 유기농 두부와 된장, 그리고 조기, 갈치, 전복 등 백색 자연산 어패류를 입맛 당기는 대로 먹게 했다. 단, 식곤증이 생기지 않는 한도로 먹도록 했다. 과식하여 위에 부담이 되면 식곤증이 온다. 이 상태에서는 오히려 피로해지고 건강에 나쁘다.

그럼 홍 지점장이 건강을 되찾은 비결은 무엇일까. 그는 내게 온 지 한 달쯤 지나서 갖고 있던 약들을 모두 친지들에게 선물했다. 거액을 들여 장만한 항암 약품, 항암 식품들이었다. 처음에는 아깝다는 생각도 들었고 불안한 마음도 없지 않았다. 하지만 내 처방을 믿고 또 실제로 산행

자연의 아름다움이 온몸으로 느껴질 때 암에 대한 공포심은 사라진다. (사진은 아침가리의 원시림)

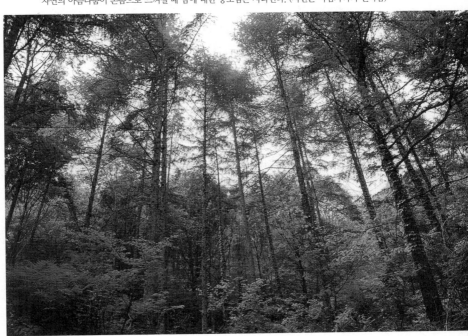

을 하면서 느낀 즐거움을 믿고 과감하게 없앤 것이다. 그러자 그의 가슴도 암의 공포에서 해방되었다. 산을 걸으면서 가슴이 시원해지자 공포에서 해방될 수 있었던 것이다.

암이 사람을 죽이는 게 아니라 암에 대한 공포심이 사람을 죽인다. 즉, 암세포가 사람을 죽이는 것이 아니라 공포심이 암세포를 키워 사람을 죽이는 것이다. 암 환자가 수많은 약품, 식품을 끼고 있는 것은 바로 그 공포심 때문이다. 적정량의 암세포는 인간을 죽일 수 없다. 인체 내에 적정량의 대장균이 있어야 되듯이 더 번지지 않는 암세포는 그냥 내버려둬도 된다. 암에 걸린 채 천수를 누리는 사람은 얼마든지 많다. 암을 대수롭지 않게 여기고 즐겁게 세상을 살면 암세포가 몸에 있든 없든 별 차이가 없다. 회충이 몸에 있다고 불행해지지는 않는다.

암세포는 행복과 상극이다. 사람이 행복하고 즐겁게 지내면 암세포는 그 사람을 떠나거나 줄어들어 더 이상 괴롭히지 못한다. 남편이 속을 끓여 이혼하고 자궁암으로 고생하던 어느 여환자가 정말로 사랑하는 남자를 만나자 순식간에 몸속의 암세포가 사라졌다는 외국의 사례도 있지 않은가. 물론 의학적으로는 도저히 이해가 안 되는 불가사의한 사건이다. 하지만 이것은 기적이 아니라 자주 일어난다. 실례를 들어보자.

암에 걸리면 즐겁게 살 궁리부터

신 여인은 43세로 목포 농협에 근무하고 있었다. 7년 전 유방암 수술을 받아 양쪽을 모두 절개했다. 그후 정기적으로 검진을 받을 때마다 항상 정상이란 결과가 나왔는데, 한 달 전부터 어깨가 몹시 아프고 어깨에서 손등까지 부어올랐다. 병원에서는 암세포가 임파선까지 전이되었다면서 수술해야 한다고 했다.

수술을 받으려고 입원했는데 병실의 환자들이 수술, 방사선 치료, 항암 치료를 받다가 죽어 나가는 모습을 보고는 그냥 퇴원해 버렸다. 암세포가 있는 곳을 일일이 도려내다가는 몸이 얼마 남아있지 않은 채 죽을 게 뻔하다는 생각이 들었던 것이다. 그녀는 한약이나 지어먹으며 그냥 살다가 죽겠다면서 나한테 찾아와 처방을 부탁했다. 병치레를 하는 동안 남편과는 남남이 된 상태였다.

그녀와 비슷한 시기에 한약방을 찾아온 김씨는 45세로 경상도 도청에 근무하는 공무원이었다. 신장암으로 수술을 받기 위해 서울에 있는 큰 병원에 입원했는데 신 여인과 비슷한 광경을 목격했다. 옆 병실에서 유명한 변호사의 남편이 신장암 수술을 받았지만 죽은 것이다. 그 역시 수술을 받고 죽는 것은 아닐까 걱정되었으나 이래 죽으나 저래 죽으나 죽기는 마찬가지이니 그냥 수술을 받기로 했다.

수술 경과는 좋았다. 그러나 수술을 하면서 간에 이상이 있다는 것을 새로 알게 되었다. 평소 간 기능이 나빠서 의사의 처방에 따라 간장약인 닛셀을 오랫동안 복용해 왔고 그 덕택에 간수치가 낮아져서 수술을 받을 수 있었던 것이다. 하지만 닛셀로 간수치가 정상이라 해도 간 기능 자체가 좋아진 것은 아니다. 수술 당시 간수치는 정상으로 나와 있었지만 간경변이 심한 상태였다. 닛셀은 간수치만 낮게 했을 뿐 간이 굳어져 가는 것을 막는 데는 아무런 도움이 안 되었던 것이다.

그는 수술을 받자마자 간경변 복수로 사경을 헤매게 되었다. 한 달간 치료를 받아 복수는 빠졌지만 악화된 간경변은 호전되지 않았다. 병원에 있는 게 별 도움이 안 된다고 생각한 그는 퇴원하여 다시 직장을 다니기 시작했다. 그냥 누워서 죽기보다 죽는 날까지 일하기로 작정한 것이다. 그러면서 신 여인과 마찬가지로 한방 치료를 받기로 하고 나를 찾아온 것이다. 이상하게도 그의 부인 역시 남편의 병치레가 귀찮았는지 집을 나가버렸다.

두 사람은 매달 첫째 일요일과 셋째 일요일에 한약방을 찾아왔다. 멀기도 했지만 직장 관계로 일요일에만 시간이 있었던 것이다. 두 사람은 거의 같은 시간대에 찾아왔다. 그러다 보니 서로 사이가 좋아졌는지 두 달 후에는 김씨가 신 여인의 약값을 대신 내주면서 서로 좋아하는 사이임을 숨기지 않았다. 그 동안 신 여인의 얼굴은 몰라보게 좋아지고 김씨 또한 호전되었다. 사랑을 하면 예뻐진다는 유행가가 50대를 바라보는 암 환자에게도 해당되었다. 두 사람이 사귀는 것을 밝힌지 3개월 후 신 여인은 암세포가, 김씨는 간경변이 사라졌다는 병원 진단이 나왔다.

우리는 목숨을 건 진실한 사랑을 '사랑선禪'이라고 부른다. 이러한 사랑은 섹스가 아닌 정신적인 토대 위에서 이루어진다. 김씨와 신 여인은 섹스와 전혀 관계 없는 사랑을 통해 불치병을 극복했다. 예수의 사랑은 문둥병을 낫게 했고 맹인의 눈을 뜨게 했다. 예수의 사랑이야말로 바로 최고의 사랑선이다.

일단 암에 걸리면 즐겁게 살 궁리를 하는 게 제일 올바른 항암 치료법이다. 홍 지점장도 즐겁게 보낸 석 달간의 휴가를 마치고 복직했을 때는 편안한 사람이 되어 있었다. 전에는 자신이 암에 걸렸다는 사실을 숨기려고 가발까지 썼지만 이제는 만나는 사람들에게 '나, 암에 걸렸어'라는 말을 '나, 감기 걸렸어' 하듯 가볍게 말할 수 있었다. 다시 출근한 첫날에 그는 책상 앞에 이런 글귀를 써서 붙였다.

"과거도 없고 미래도 없다. 불확실한 미래에 집착해 괴로워할 필요가 없다. 오직 오늘 내가 즐겁고 남도 즐겁게 하자. 내가 즐거우면 암세포는 기생충 정도이지만 내가 괴로우면 식인상어가 되어 나를 잡아먹는다. 암세포가 기생충이 되느냐 식인상어가 되느냐 하는 것은 내가 할 탓이다."

긴장으로 생긴 스트레스가 암세포를 싹틔우고 키운다. 공포는 긴장의 산물이다. 긴장을 없애야 공포심도 사라진다. 즐거운 일에 집중하면 긴장이 이완되면서 공포심도 없어진다. 하지만 긴장 이완은 가만히 멍청하게 있어서는 되지 않는다. 엄청난 집중력을 요구한다. 최고의 암 치료법은 즐거운 일에 집중하는 것이다. 그러기 위해서는 목숨을 건 노력이 필요하다.

암 환자들을 위한 새로운 진통제

진통제 없이 살다가 죽는 방법 찾았더니

암 환자들이 가장 두려워하는 것은 암세포 때문에 생기는 통증이다. 그래서 사람들은 '암'이라고 하면 바로 '통증'을 연상한다. 암의 초기에는 약 30퍼센트에서 통증을 경험하지만 암이 진행될수록 점차 증가하여 말기가 되면 70~80퍼센트의 환자들이 통증을 호소한다. 이 통증은 지구상에서 가장 아픈 것으로 정평이 나 있다. 초기에는 비마약성 진통제를 쓰지만 말기 환자에게는 마약성 진통제를 써야 조금 효과가 있다. 그러나 이것도 일시적일 뿐 며칠 지나면 내성이 생겨 보다 강력한 마약성 진통제를 쓰다가 이것마저 별 효과 없는 상황이 된다. 그래서 환자는 죽어가면서도 통증 때문에 빨리 죽기를 원하게 된다.

정말 암 환자들이 통증에 대처할 수 있는 방법은 마약성 진통제뿐일까. 그것보다 더 강력한 진통제가 세상에는 즐비한데도 사람들은 병원에서 처방해주는 진통제에만 매달린다.

올해 50세인 이 박사의 경우를 보자. '박사'라고 하지만 대학에서 학위를 받은 박사가 아니라 워낙 산을 잘 다녀 사람들이 그냥 박사라고 부르기에 여기서도 박사라는 호칭을 사용하기로 한다. 그는 국내에서 손꼽히는 암벽 등반 전문가(클라이머)이다.

어린 시절부터 코감기 한번 걸리지 않은 그는 50대가 되도록 병원 출입을 한번도 하지 않을 정도로 건강에 자신하고 있었다. 담배를 하루에 두 갑 정도 피우지만 자신의 조부가 하루 종일 장죽을 물고 사셔도 90세를 넘겨 사셨고 부친은 하루 두 갑의 담배를 피워도 80세를 넘긴 지금까지 건강하게 살고 있다면서 자신만만해 했다. 또 매일 소주 두 병 이상을 마시고 산에 갔다가 내려오면 동료들과 어울려 과음을 하지만 평소 산에 많이 오르니 술을 아무리 마셔도 병에 걸리지 않고 오히려 남들보다 더 건강하다고 큰소리쳤다.

이렇게 20여 년을 살던 그가 3년 전에 위암 선고를 받았다. 술을 계속 마시면 위와 장이 약해져 고약한 병이 생기는 법이다. 그래서 예전에는 양조장에서 기르는 돼지의 내장으로 순대를 만들지 않았다. 양조장의 술지게미를 먹여 기른 돼지는 내장 벽이 얇아졌기 때문이다.

그는 위를 절반 정도 도려내는 수술을 받은 후에는 술을 일체 입에 대지 않았다. 좋아하던 등산도 중단한 채 조심조심 살았다. 그러다가 2년 후 통증이 심해 병원에 갔더니 위암이 재발하고 간으로 전이되었다고 했다. 이제는 그 어떤 치료를 받아도 반 년을 넘기지 못할 것 같다는 진단이 내려졌다. 통증 또한 예전과 달리 심해졌다.

그런데 나를 찾아온 그의 얼굴은 6개월 시한부 인생을 선고받은 중환

자의 표정이 아니었다. 한약방을 찾아오는 대부분의 환자들은 이상하게
도 말기 환자들인데 나는 환자를 보면 이 사람이 말기 환자인지 아닌지
를 얼른 알아챌 수 있다. 불치병 말기 환자들이 풍기는 싸늘한 느낌 때문
이다. 얼굴 표정에도 죽음에 대한 두려움과 절망, 고통, 단절, 무기력함
등이 담겨 있다. 하지만 이 박사의 표정은 상당히 밝았다. 이유는 간단했
다. 이왕 죽을 수밖에 없다면 마약성 진통제에 의존해서 계속되는 고통
속에 생을 마치기보다 진통제 없이 살다가 죽는 방법을 찾기 위해 찾아
왔던 것이다.

나는 암 치료기금을 마련하기 위해 해마다 전 세계에서 열리는 '테리
폭스 달리기대회'에 대한 일화를 이야기해주었다.

테리 폭스의 '희망의 마라톤'

테리 폭스는 열여덟 살에 골육종 진단을 받고 오른쪽 다리를 무릎 위
15센티미터까지 잘라냈다. 생존율 15퍼센트라는 절망적인 상황에서 투
병 생활을 하던 그는 희망을 잃지 않았다. '네가 온 마음을 바쳐 원한다
면 어떤 일이든지 할 수 있다'는 고교 시절 선생님이 해준 말을 잊지 않
았기 때문이다.

다행히 치료 결과가 좋아 수개월 뒤 의족을 낀 채 병원에서 걸어 나올
수 있었다. 테리는 투병 생활을 하면서 겪었던 고통을 떠올리며 속절없
이 죽음을 기다리고 있는 수많은 암 환자를 위해 무엇인가를 하고 싶었
다. 그래서 생각해 낸 것이 캐나다 횡단 마라톤이었다. 10만 달러를 모
금하여 다른 젊은이들이 자신처럼 고통을 받지 않도록 암 연구기금에

바치고 싶었다. 사람들은 이것을 '희망의 마라톤'이라 불렀다

테리는 즉시 달리기 연습에 착수했다. 다리에 피가 나고 의족이 두 조각나는 바람에 수없이 고꾸라졌지만 그는 뜻을 꺾지 않았다. 한편으로는 사람들을 찾아가 후원해줄 것을 부탁했다. 부모는 아들이 달리는 것을 포기하고 학교생활에 몰두하면 얼마든지 뒷바라지해주겠다고 했지만 그는 달리기 연습을 멈추지 않았다.

1980년 4월 12일 캐나다 동부 끝의 뉴펀들랜드 주 세인트존스에 선 테리는 의족을 대서양 물에 적신 뒤 절뚝거리며 뛰기 시작했다. 이미 연습할 때부터 언론을 통해 널리 알려져 모든 캐나다인의 시선이 그에게 모아졌다. 그가 지나는 길가에는 '테리, 포기하지 마세요' '당신은 할 수 있어요' 등의 플래카드가 내걸렸고 사람들은 꼬깃꼬깃한 수표와 현금을 그의 손에 쥐어 줬다. 다리에선 계속 피가 새어 나왔지만 테리는 중단하지 않았다. 의족의 무게 또한 고통스러웠지만 이를 악물고 달렸다. 캐나다 지도가 그려진 티셔츠를 입고 매일 아침 먼동이 트기 전에 시작해서 하루 평균 43킬로미터를 달렸다. 마침내 캐나다 대륙 3분의 2를 달리는 기적을 이루어냈다.

144일째 되던 날, 그는 온타리오 주 슈페리어 호수 외곽에서 심한 호흡기 장애를 일으켜 쓰러졌다. 당장 달리기를 멈춰야 한다는 의사에게 이렇게 답했다.

"처음에 저희 가족들은 제가 이 일을 할 수 없을 것이라고 말했습니다. 그래도 전 밀고 나갔습니다. 암협회에서도 불가능하다고 했지만 포기하지 않았습니다. 주정부에서는 고속도로 통행에 방해 된다면서 중지하라고 했지만 전 계속 달렸습니다. 그 결과, 100만 달러를 모았습니다.

저는 캐나다 국민 한 사람에게 1달러씩 모금할 계획입니다. 그렇게 되면 2410만 달러를 모을 수 있습니다."

그러나 그는 달리기를 멈춰야 했다. 암이 폐로 전이되었고 통증 때문에 더 이상 달릴 수 없었던 것이다. 즉각 병원에 옮겨져 수술과 항암 치료를 받았으나 너무 늦었다. 6개월 뒤 그는 스물두 살이란 젊은 나이에 세상을 떠났다. 그의 사망 소식에 캐나다인들은 조기를 내걸고 그의 죽음을 슬퍼했다. 아들을 암으로 잃은 호텔 경영자(샤프 회장)는 테리의 이름으로 달리기 대회를 개최해, 테리의 꿈이 실현될 때까지 암과의 싸움을 계속하자고 호소했고 텔레비전에서는 다섯 시간 동안 테리를 위한 모금 방송을 벌였다. 총 2417만 달러가 모금되었다. 결국 '캐나다 국민 한 사람에게 1달러씩 모을 것'이라는 테리의 꿈은 이루어졌다.

테리 폭스 달리기 대회가 시작된 사연을 듣고 있던 이 박사의 눈빛에서도 뭔가 비장한 각오가 엿보였다. 테리가 달리는 한 통증은 사라지고 오직 기쁨만 있었듯이 이 박사 역시 자기가 제일 잘하는 일, 좋아하는 일을 하면서 통증을 잊기로 결심했다.

집중이 가장 좋은 진통제

통증을 이겨내는 방법으로는 걷기, 참선, 명상, 기도, 운전, 암벽 타기 등 여러 가지가 있지만 가장 중요한 것은 환자 자신이 좋아하고 즐겁게 할 수 있는 일이어야 한다. 이 박사는 가족들의 만류에도 불구하고 창고에서 먼지를 잔뜩 뒤집어쓴 암벽 등반 장비를 꺼내 손질하기 시작했다.

다음날 새벽, 그는 해발 810.5미터의 북한산 인수봉을 오르기 시작했다. 당연히 쉽지 않았다. 암벽을 타는 기술로 보면 누구 못지않았지만 체력이 따라주지 않았다. 평소 그가 정상에 있는 표고 200미터의 암벽을 오를 때는 고난도 루트가 집중된 남벽을 코스로 삼았지만 이번에는 클라이머 초보자들이 이용하는 동벽 코스를 선택했다. 그런데도 힘이 부쳤고 옆구리의 통증 때문에 중간 중간 쉬어야만 했다. 하지만 정상에 올라 멀리 인천 앞 바다를 보는 동안에는 통증을 전혀 느끼지 못했다. 백운대와 마주하고 있는 서면 쪽을 이용하여 하강하는데도 더 이상 통증이 없었다.

기쁜 마음으로 집에 도착하자 통증이 몰려왔다. 부인이 병원에서 준 진통제를 권했으나 그는 단호히 뿌리쳤다. '테리 폭스가 진통제를 먹기 시작했다면 어떻게 됐을까?'를 생각하면서 통증을 참고 견뎌냈다. 다음날 새벽에 다시 인수봉을 올라갔다. 그리고 비가 오건 눈이 오건, 날마다 암벽을 타거나 등산을 했다. 직장에 출퇴근하듯이 전국의 산을 찾아 하루도 빠짐없이 출퇴근을 했다. 누가 보기에도 산에 다니다가 죽기로 작정한 사람 같았다.

그런데 놀라운 일은 산을 올라가면서 그 자신이 죽을병에 걸린, 아니 반 년밖에 못산다는 시한부 인생이라는 사실 자체를 까맣게 잊고 있었다는 점이다. 언제부터인지 통증도 잊고 지냈다. 결국 그는 집중이 통증을 대처하는 기막힌 방법이라는 것을 알았다.

뜨거운 불 옆에서 수행을 하는 고행승들은 어떻게 불의 고통을 극복했을까. 그들도 일반인과 같이 뜨거운 불 옆에 있으면 고통을 느끼기는 마찬가지이다. 그러나 그들은 다른 즐거운 생각에 정신을 집중함으로써 고통에 대처했다. 분만의 고통에 대처하는 분만호흡법, 이완법도 똑같은 이치이다. 어린아이들이 다쳤는데도 정신없이 놀 때는 아프다는 소리를 안 하다가 저녁 때 엄마 곁에 있으면 아프다고 우는 것을 보면 집중이 통증에 얼마나 유효한 대처 방법인지를 알 수 있다. 이 박사도 암의 고통을 무시하고 산행에 집중하다가 마침내 병을 이겨낸 것이다. 그가 병을 잊고 산 지 일 년이 지난 어느 날 내게 전화하여 이렇게 말했다.

"저, 내일 히말라야에 갑니다."

테리는 왜 달리면 행복했을까. 마라톤 선수는 출발 20~30분 후가 가장 힘들다. 왜냐 하면 누구든지 힘든 일을 하면 근육에서 이산화탄소, 열, 젖산 등 여러 가지 노폐물을 생성하는데 이것이 과도하게 축적되면 근육은 정상적인 기능을 발휘할 수 없다. 특히 호흡계와 순환계가 갑작스럽게 증가한 에너지 요구에 응하지 못해 산소 부족 현상이 일어남으로써 젖산 축적이 가속화된다. 그러나 계속 달리고 젖산이 30분간 분비되면 인체의 자위권이 발동하여 분비된 젖산이 분해 된다. 노폐물이 일단 분해 되기 시작하면 인체가 받는 괴로움은 즐거움으로 바뀐다. 테리의 통증은 젖산이 분해 되면서 사라지고 행복 속에서 계속 뛸 수 있었던 것이다.

물론 테리는 골수암이라 무리하게 뛰어도 무방했다. 간암, 폐암 환자처럼 무리하게 뛰면 부작용이 있는 사람은 테리처럼 달려서는 안 된다. 이 박사는 암벽 타기, 등산으로 행복에 다가섰다. 엔도르핀은 엄청난 노력 끝에 오는 것이지 떡먹듯이 쉽게 얻어지는 것이 아니다.

소주 반 잔으로 위암 고친 '송별주 영감'의 욕심

  술을 적당히 마시는 사람은 전혀 마시지 않은 사람에 비해 암으로 사망할 확률이 절반에 불과하다. 이것은 일본의 암 연구진이 1990~96년 아키타, 나가노, 오키나와 등 4개 현에 거주하는 40~50대의 건강한 남성 1만 9231명을 조사한 결과였다.

  조사에 따르면 이 기간에 사망한 546명 중 214명(40%)이 암으로 숨졌다. 암으로 인한 사망률은 술을 마시지 않는 사람을 1로 할 때 청주를 보름에 한 홉 정도 마신 사람(0.79)에 비해 매일 한 홉씩 마신 사람(0.9)이 높았다. 매일 두 홉을 마시면 1.48, 네 홉을 마시면 1.54로 급격히 늘어났다. 암을 포함한 모든 사망자를 대상으로 한 경우에도 이틀에 한 홉 마시는 사람(0.64)이 가장 낮았고, 매일 두 홉을 마시면 1.04, 네 홉을 마시면 1.32로 나타났다. 참고로 청주 한 홉의 알코올 양은 맥주 큰 병으로 한 병, 위스키 두 잔, 소주 약 3분의 2홉에 해당된다.

  문제는 어느 정도가 적당한가 하는 문제이다. 전통적으로 우리나라에서는 반주를 즐기는 사람이 많았고 요즘에도 반주를 즐기는 사람이 늘어난다고 한다. 맥주와 포도주 등 약한 술을 적당하게 마시면 심장병이나 뇌중풍, 치매에 걸릴 위험은 물론 당뇨병 등으로 인한 혈액순환 장애로 다리 절단 수술을 받을 위험을 감소시킨다는 연구 결과도 있다. 그러나 적당한 음주가 장점만 있는 것은 아니다. 유방암 발생률을 약간 올린다는 연구 결과도 있다. 무엇보다도 자칫해서 과음으로 빠지면 온갖 질병의 원인이 된다.

한국 최고의 현금 보유자

평생 소주를 마셨지만 과음하지 않고 적당량을 유지한 채 살아온 송 노인의 위암은 정말 별것 아닌 증상으로 시작되었다. 하긴 위암이 초기 단계에서는 증상이 모호할뿐더러 위암의 특이한 증상이 있다고 해도 소화불량이나 구토, 트림, 복부 팽만감, 불쾌감, 식욕 감퇴, 전신 권태, 가슴앓이 등과 유사하여 의사들조차 대수롭지 않은 증세로 간주하기 쉽다. 특히 위암은 아주 느리게 진행하기 때문에 상당히 진행될 때까지 심각한 자각 증상도 없다.

송 노인이 그랬다. 어느 날 아침 잠에서 깨어나자 뱃속이 거북하고 답답했다. 어제 저녁이 소화가 안 되어 그러려니 하고 소화제를 먹고는 일을 시작했다. 거북한 것은 가라앉았지만 여느 때와 달리 피곤했다. 그러나 크게 신경을 쓰지는 않았다. 환갑을 넘긴 나이이니 여기저기 아픈 데가 많을 거라고만 여겼다. 그런데 그 이튿날 아침에 일어났을 때도 똑같았다. 그리고 그 다음날도 여전히 뱃속이 거북하고 콕콕 바늘로 찌르는 것 같은 통증이 커지면서 피곤했다. 짜증이 나고 기력이 없었다.

참다못한 송 노인이 병원을 찾아가 종합 검진을 받았다. 그리고 며칠 뒤에 검진 결과를 알아보기 위해 다시 병원을 찾아가 담당 의사를 만났다. 의사의 표정이 예사롭지 않았다. 그는 직감적으로 무언가 큰 일이 생겼음을 알아챘다.

동대문에서 원단장사를 오랫동안 해온 그는 사람의 표정을 읽어내는 감각이 정말 뛰어났다. 거의 동물적인 수준이었다. 상대방이 믿을 만한 사람인지 사기꾼인지를 정확하게 파악했고 허풍을 떠는 것인지 진실한 것인지를 귀신같이 알아맞혔다. 의사는 어떻게 말해야 좋을지를 모른다는 표정으로 말끝을 흐렸다.

"위암 말기 상태인데…."

송 노인이 단도직입적으로 물었다.

"얼마나 더 살 수 있나요?"

"글쎄요, 잘하면 한 6개월…."

정말 그에게는 의사의 말이 담담하게 들렸다. '절망'이란 두 글자에 관한 한 그는 이골이 난 사람이었다. 일제시대 때 학병으로 끌려갔다가 탈출하여 상해 임시정부를 찾아가면서 배고픔과 추위 등 온갖 어려움을 견디어냈고 6·25때는 혈혈단신 남으로 내려와 헐벗고 굶주리면서도 돈을 모았으나 처남 보증인으로 나섰다가 재산을 몽땅 날린 일도 있었다. 그때마다 인생의 막장에 무엇이 기다리고 있는지, 그 막장까지 가는 길목에 또 무엇이 도사리고 있는지 모르지만 '이젠 끝장이구나' 하는 어둠의 굴속에서도 언제나 한 줄기 빛을 찾아냈다.

그는 1·4후퇴 때 고향인 평안도에서 홀몸으로 내려와 청계천에서 마차를 끌었다. 그 시절에는 대부분 지게나 손수레로 물건을 날랐기 때문에 마차는 '재벌급' 운송 수단이었다. 그는 악착같이 돈을 모았다. 먹지 않고 입지 않고 쓰지 않았다. 덕택에 석 달마다 청계천변의 점포를 하나씩 살 수 있었다. 당시는 석 달치 월세를 선불하면 점포 건물을 살 수 있었던 시절이었다. 그래도 여전히 마차를 끌었다.

이렇게 해서 그가 소유한 청계천의 점포만도 수십 채에 달했다. 그런데 5·16군사쿠데타가 일어난 직후 처남의 빚 보증을 섰다가 그만 다 날리고 빈 털털이가 되었다. 다시 행상을 시작했고 10년 뒤에는 동대문시장의 거상으로 자리 잡았다. 그만큼 돈을 버는 데는 귀재였다. 이번에는 땅이나 건물을 사지 않았다. 오직 현금만을 고집했다.

마침내 삼성이나 현대와 같은 재벌에서도 그에게 돈을 빌리려고 찾아왔다. 이자가 월 3부인 고금리로 지금의 신용불량자들이 카드 회사에서 빌려 쓰는 돈보다 이자율이 높았지만 워낙 현금이 많아 재벌 같은 회사에서도 급할 때는 송 노인을 찾았다. 한때는 삼성 그룹보다 현금을 더 많이 갖고 있다는 소문도 있었다.

개인 욕심 채우는 긴장은 해롭다

사금융시장에서는 주로 회사에서 발행한 어음을 받고 돈을 빌려주는데 부도가 나면 어음은 휴지 조각이 되고 빌려준 돈은 한 푼도 받지 못한다. 그러나 그는 한번도 그런 경험을 겪은 적이 없었다. 그만큼 사람과 사업을 보는 눈이 정확했고 시세의 흐름을 읽는 감각이 대단했다. 그 대신 엄청난 긴장 속에 돈을 관리해야만 했다. 그가 술을 마셔도 과음하지 않는 것 역시 긴장을 늦추지 않아야 하는 자기 관리의 한 방법이었던 것이다. 그러나 지나친 긴장의 연속은 몸에 해로운 법이다. 긴장하면 피로해지고 피로는 만병의 근원이다. 미국인의 사망 원인 중 1위는 심장병인데 일 년에 심장병으로 죽는 200만 명 가운데 절반이 생활의 번민과 극단적인 긴장 때문인 것으로 조사되고 있다. 또 대부분의 현대병이 정신적 스트레스에 기인하는 것은 이미 누구나 다 아는 사실이다. 그렇다고 해서 모든 긴장이 다 좋지 않은 것은 아니다.

중국 상해에 있는 임시정부 청사를 방문한 사람들은 매우 낡고 초라한 모습에 놀라게 마련이다. 난방도 안 되는 그 곳에서 우리 독립운동가들은 1926~32년간 일본 경찰의 감시를 받으며 뼈를 깎는 고통과 굶주림을 참아가며 독립운동을 했다. 콩나물에 소금을 타서 하루 끼니를 때우는 등 잘 먹지도 못했고 잠자리도 변변치 못했지만, 더욱이 항상 가슴을 조이며 살았지만 그들은 대체로 오래 살았다.

남을 위한 스트레스는 삶의 활력소가 되지만 자신의 욕심을 채우려고 생긴 스트레스라면 수명을 단축시킨다. 송 노인이나 상해 독립운동가들은 똑같이 긴장된 생활을 했지만 결과는 전혀 다르게 나타났다. 도박꾼들의 긴장도 마찬가지이다.

어쨌든 돈 버는 재미에 푹 빠진 송 노인은 마침내 동대문시장의 거상, 사금융시장의 '큰손'에서 한국 경제를 움직이는 '거물'로 불렸다. 시중에서는 향후 300년간 마구 써도 없어지지 않을 돈을 갖고 있다고 했고 재벌들이 돈을 빌리려고 줄을 늘어섰다는 소문도 돌았다. 누구든지 그가 한국 최고의 현금 보유자라는 점은 인정했다.

돈 관리도 철저했다. 아내는 물론 그 누구도 믿지 않고 일 원 한 장도 직접 건네주고 받았다. 간혹 형편이 어려운 친지나 친구가 도움의 손길을 뻗쳐도 모멸 차게 거절했다. 돈을 빌리러 온 사람에게는 철저하게 이자율을 따졌고 이자 돈은 꼬박꼬박 제 날짜에 챙겼다. 적어도 그의 사전에는 '기부, 봉사'라는 단어가 존재하지 않았다. 모든 에너지가 돈을 모으는데 집중되어 있었다. 걷더라도 머릿속은 오로지 돈뿐이고 어떻게 하면 돈을 잘 굴려서 더 많은 돈을 벌어들일 것인가에 쏠려 있었다. 그야말로 돈은 그의 정열, 이상, 즐거움, 신앙이었다. 물론 긴장과 공포의 대상이기도 했다.

사람들은 그의 몸속에는 심장 대신 돈 다발이 들어있을 것이라고 빈정거렸다. 그래도 그는 개의치 않았다. 세상을 보는 그의 눈이 유난스러웠기 때문이다. 계급장을 단 사람이 상대방의 평가를 자기보다 '높은 계급, 낮은 계급'으로 양분하듯 그 역시 자기보다 재산이 '많은 사람'과 '적은 사람'으로 이등분되어 있었다. 그러다 보니 그의 눈에 '사람'으로 보이는 사람은 정말 얼마 되지 않았다.

그런데 6개월의 시한부 인생이라니…. 오직 돈벌이 외에는 거들떠보지도 않았고 또 삶의 의미나 재미도 느끼지 못한 그에게 의사의 진단 결과는 한마디로 죽음 그 자체였다. 엄청난 재산도 그의 수명을 늘리는데 아무런 도움을 주지 못했다. 생각하면 생각할수록 억울하고 분했다. 겨우 6개월을 더 살자고 지난 30여 년간 험한 소리를 들어가며 그토록 고생했던가. 참으로 쓸모없는 것에 생애를 몽땅 바친 셈이었다. 하지만 이미 때는 늦었다.

다른 병원을 찾아가 재검진을 받는 것도 생각해 봤다. 하지만 그는 담당 의사의 진단 결과가 틀리지 않다는 것을 직감으로 믿고 있었다. 또 미국으로 건너가 유명한 병원에서 치료를 받는 것도 생각해 봤지만 돈이 아깝다는 생각이 앞섰다. 그러다가 문득 오랫동안 알고 지내던 내가 생각나서 한약방을 찾아온 것이다.

재산을 모두 좋은 데 쓰고 오시오

나는 그에게 지금 당장 치료를 해줄 수 없다고 말했다. 그 대신 갖고 있는 모든 재산을 좋은 일에 유익하게 쓴 뒤에 찾아오면 낫게 해주겠다고 했다. 그러자 그는 어이가 없다는 듯 한동안 말을 못하고 내 얼굴만을 쳐다보았다. 하긴 어떻게 해서 모은 돈인데 그 돈을 몽땅 남한테 주라니 누구라도 충격을 받을 수밖에 없을 것이다.

송 노인의 위암은 근본적으로 욕심에서 비롯된 것이다. 암이란 질병은 그 발생 부위에 따라 각기 다르게 부를 뿐 생기는 원인과 치유 방법은 근본적으로 대동소이하다.

암은 열악한 생활환경과 일상에서 그릇된 섭생이 지속됨으로써 체내에 독소가 누적되어 체액이 산성으로 기울고 이로 인해 면역 체계의 소실과 본연의 자연 치유력이 약화되기에 생겨난다. 즉, 몸의 기운 순환에 장애가 생겼기 때문이다. 따라서 암을 근본적으로 다스릴 수 있는 방법은 몸의 기운을 순환시켜 인체의 자가 치유 능력을 되살림으로써 정상 세포의 생명력을 되찾게 하고 스스로의 면역 기능이 활성화되어 암세포를 잠식할 수 있도록 하는 데에 있다.

몸의 기운을 제대로 순환시키려면 우선 욕심을 버리고 마음을 비워야 한다. 지금까지 편협하고 획일적인 사고에 갇혀 지내게 만든 권위 의식, 오만, 자만심, 이기심 따위를 버려야 한다. 병에 걸렸다는 억울함과 분노의 감정도 버리고 병을 낫겠다는 욕심마저 버려야 한다. 그러나 마음을 비운다는 것이 생각만으로 비워지는 게 아니다. 엄청난 용기가 필요하다. 자신이 갖고 있는 재산, 명예, 권력을 쓰레기 버리듯 내쳐야 가능하다.

또 암 환자들이 죽는 것은 암세포 때문이기보다는 죽을병에 걸렸다는 심리적인 충격과 낙심이 더 큰 원인이다. 마음을 비운 상태에서 병을 딛고 일어서려는 신념과 그 신념을 실천하는 행동, 그리고 단 몇 걸음이라도 걸을 수 있는 체력만 있다면 반드시 회복될 수 있다. 내가 송 노인에게 모든 재산을 유익한 일에 쓰고 다시 찾아오라고 말한 것도 바로 이 때문이다.

며칠 후 송 노인은 이젠 자신에게 무용지물이나 다름없는 재산을 유익한 곳에 쓰기로 했다. 뒤늦게나마 철이 난 셈이다. 그는 전 재산의 10퍼센트는 직계가족에게 물려주고 나머지 90퍼센트는 장애인 단체에 기증한다는 유언장을 작성하고 공증 절차를 밟았다. 그런 다음, 그 동안 인정머리 없이 야멸차게 대했던 친지나 친구들을 불러 모아 사죄 겸 송별회 자리를 마련했다. 반 년 뒤 죽어 헤어질 운명이니 미리 송별 파티를 갖겠다는 뜻이다.

송별주와 회복주, 그러나 욕심 때문에

나는 그에게 한약을 처방하면서 매일 두 시간 이상 천천히 걷되 출장식 호흡을 하도록 했다. 식사 때마다 해오던 소주 한 잔은 반 잔으로 줄여서 계속해도 좋다고 했다. 그는 친지 한 사람이 위 전부를 절개한 다음, 끼니로 소주 한 잔과 고기 국물 한 그릇, 미음 한 그릇을 먹으면서 십년 이상 생존해 왔다는 이야기를 듣고는 똑같은 방식으로 식사를 해온 터였다.

그는 매일 저녁마다 서울 인사동의 고급 요정에서 친지나 친구들을 불러 모아 송별연을 베풀고 지난날 야박하고 인색하고 몰인정했던 자신의 허물을 용서해 달라고 사과했다. 물론 그 자리에서도 소주 반 잔에 고기 국물 한 그릇만 먹었다. 이렇게 송별 술좌석이 계속되다 보니 자연히 사람들은 그를 '송별주 영감'으로 불렀다.

그의 집은 정릉에 있었는데 송별연이 열리는 인사동까지 걸어서 다녔다. 대략 사십 리를 오가는 데는 네 시간 정도 걸렸다. 남들은 공기 좋은 북한산으로 올라가는데 그는 매연이 심한 시내를 걸었다. 그래도 걸으면서 네 걸음을 내쉬고 두 걸음은 들이마시는 출장식 호흡은 잊지 않았다. 그의 송별주는 6개월이 지나도 계속되었다. 달력을 들여다보던 그는 6개월이 넘었는데도 죽지 않는 게 이상해서 병원을 찾아가 몸 상태를 점검했다. 의사는 6개월 전보다 약간 호전되었다고 진단했다.

그는 다시 송별주를 나누던 친구와 친지들을 불러 모아 술과 음식을 대접했다. 전에는 죽음을 준비하는 '송별주'였지만 이번에는 병세가 약간 회복되어 '회복주'를 마시기로 했다. 여전히 그는 매끼 식사로 소주 반 잔, 고기 국물 한 그릇, 채소 한 접시(반쯤 익힌 것), 미음 한 그릇을 철저히 지켰다.

'회복주'를 마시면서 다시 6개월이 지나갔다. 그런데도 그는 죽지 않았다. 병원에 가서 검사한 결과, 전보다 조금 호전되었다는 진단이 나왔다. 이러다가 자기도 친척처럼 십 년 넘게 사는 게 아닌가 싶었지만 이것 또한 욕심이라는 내 말에 따라 머리에서 지워버렸다. 그 자신이 생각하기에도 돈 욕심을 버리고 마음 편하게 산 것이 효과가 있었던 것 같았다. 그래서 이번에는 술자리 대신 먹고 살기 힘든 친지들과 장애인들을 물질적으로 도와주는 일에 나섰다. 그렇다고 해서 기업의 사회 환원, 문화재단이나 장학재단을 들먹인 것은 아니다. 여기저기 귀동냥으로 형편이 어렵다는 친지들에게 소문 없이 생활비나 자녀 학자금을 건네주고 장애인 단체에 익명으로 기부금을 냈다.

여전히 하루에 두 시간 이상씩 걸었고 소식小食 원칙 또한 계속 지켰다. 걸을 때는 출장식 호흡으로 일관했다. 그러던 어느 날 정말 기적이 일어났다. 머리가 날아갈 듯 가벼웠고 항상 불편했던 뱃속이 시원해졌다. 죽음이 멀리 도망갔고 활기찬 새 삶이 열린 것이다.

그러나 마음을 진실로 비운다는 것은 아무나 할 수 있는 일이 아니었다. 일 년 후 그는 병원에서 암세포가 없어졌다는 검사 결과를 받고는 마음을 바꿨다. 유언장을 다시 작성하여 가족이나 장애인 단체에 기증하기로 했던 약속을 파기시켰다. 그리고 다시 재산을 불리는 일에 나섰다. 마치 그 동안 쓴 것을 보충하기라도 하려는 듯 악착같이 달려들었다. 얼마 후 그가 거액의 돈을 빌려준 재벌 회사가 부도났다는 전화 연락을 받고는 전화기를 잡은 채 졸도했다. 그리고 다시는 일어나지 못했다.

품위 있는 죽음이 기적을 일으킨다

영화 '007다이아몬드는 영원히'는 남아프리카에서 밀수한 다이아몬드가 사라지고 제임스 본드가 그 행방을 찾기 위해 라스베이거스 도박판에 뛰어드는 것으로 시작된다. 이 영화 속에 등장하는 다이아몬드는 크기가 87캐럿으로 세계에서 세 번째로 큰 다이아몬드이다. 일명 '밥주걱 다이아몬드'라고 불리는데 그 원석을 발견한 농부가 스푼 세 개와 맞바꿨다고 하는 일화에서 붙여진 별칭이다.

이 다이아몬드가 있는 곳은 터키 이스탄불에 있는 톱카피 궁전이다. 이 궁전은 15~19세기 초반까지 오스만투르크제국을 다스렸던 술탄이 살았던 곳이다. 온갖 보물로 치장된 이 곳에서 관광객들의 눈길을 끄는 것은 단연 다이아몬드이지만 또 하나 눈여겨볼 것은 바로 술탄이 죽으면 들어가 누울 관이 있는 '자리'이다. 입구 가까이 있다.

왜 죽어서 누울 자리를 궁전 입구에 만들었을까. 아마도 '비록 세상에서 가장 위대한 술탄일지라도 목숨은 파리 목숨이나 별 차이가 없다. 언제 죽어 관에 들어갈지 모르니 교만하거나 방자하게 굴지 말고 항상 겸손하게 살다가 죽으라'는 뜻이 아니었을까. 모르긴 해도 당시 세상에서 가장 큰 권세와 명예와 재력을 지닌 술탄들은 그 '자리'를 아침저녁으로 보면서 자칫 오만방자하게 되기 쉬운 마음을 추스렸을 것이다.

품위 있는 죽음이란?

수술과 항암 치료, 그리고 온갖 노력을 다 했는데도 죽음의 순간이 닥쳐왔을 때 의미 없는 심폐 소생술을 받을 것인가 말 것인가는 모든 암 환자들과 그 가족들이 한번쯤 부닥치는 고민이다. 이 고민의 대 전제는 품위 있는 죽음이다.

사람은 누구나 우아하게 살고 품위 있게 죽기를 바란다. 그런데 세상을 살다 보면 우아하게 사는 것도 어려운 노릇이지만 품위 있게 죽는 것이 더 힘들다는 사실을 발견한다. 평생 의연하게 세상을 살아온 어느 사상가는 '나는 암에 걸리면 자연스럽게 살다가 죽겠다. 굳이 죽지 않으려고 발버둥치며 삶을 구걸하지 않겠다'고 입버릇처럼 말했는데 90세가 다 되어 막상 폐암에 걸리자 더 살겠다고 수술받다가 죽고 말았다. 참으로 의연하게 살다가 품위 있게 죽기란 어려운 일이다.

죽음이란 무엇인가. 죽음을 생生의 한 장면 또는 살아가는 과정의 하나로 파악하면 숨쉬듯이 담담하게 맞아들일 수 있다. 하지만 치료가 잘못되었다든지 운이나 재수가 없어서 닥친 것으로 파악하면 억울해 하며 발버둥치게 된다. 그래서 진시황도 구하지 못한 신비의 영약을 찾아 헤매고 이런 환자의 심약한 틈을 노려 고가의 비방 약이나 엉터리 처방이

판치게 된다. 죽어 가는 환자에게 고가의 비방 약이나 고비용의 의료 시술은 환자는 물론 환자의 가족을 두 번 죽이게 만든다.

1986년 로마 교황청은 치료가 불가능한 임종 환자에 대한 치료 중단을 인정했다. 죽을병에 걸리면 아무리 하느님에게 기도를 열심히 해봤자 살아나는 게 아니라는 것을 공인한 셈이다. 그렇다고 해서 고통 중의 말기 환자가 고통을 느끼지 않고 편안하게 죽게 해준다는 뜻은 아니다. 환자 스스로 자신에게 다가오는 죽음을 인간 실존의 한 부분으로 받아들이면서 '그리스도와의 일치'를 향하는 강한 희망과 함께 평화로움과 용기를 갖고 죽음을 맞이하자는 뜻이라고 한다. 즉, 편안하게 죽게 해달라고, 주위 사람들에게 폐를 끼치지 말게 해달라고 기도하는 게 올바른 기도라는 이야기이다.

많은 나라에서 생전유언 *Living will*, 사전 의사결정 *Advance directives* 혹은 자연사법 *Natural Death Act* 등을 통해 임종 환자의 자율성을 존중하고 품위 있는 죽음을 선택할 수 있도록 하지만 중요한 것은 죽음을 인위적으로 조정하는 일보다 환자에게 삶의 의지를 부여하는 일이다. 다시 말해서 죽음을 맞이하기 전까지 환자 자신이 열심히, 그리고 즐겁게 살려고 애쓰도록 돕는 것이다.

사실 5분 후에 일어날 일을 알 수 있는 사람은 이 세상에 아무도 없다. 자신의 생이 얼마나 남았는지를 아는 사람 또한 아무도 없다. 다만 허락된 오늘을 살아갈 뿐이다. 따라서 인생은 시간의 양이 아니라 시간의 질에 의해 좌우된다. 아무리 폭풍우가 몰아쳐도 배는 바람 부는 대로 가는 게 아니다. 키를 잡은 선장의 손에 의해 '선장이 원하는 방향'으로 간다. 이런 의미에서 '불치의 병은 없다. 다만 불치의 사람이 있을 뿐'이라는 예일대 의대 교수 버니 시겔의 명언은 되새겨볼 말이다.

정신이 또렷할 때 선택을

하루는 친지의 소개로 서울에서 비교적 규모가 있는 중소 기업을 경영하는 58세의 김 사장이 한약방을 찾아왔다. 20대에 포경 수술을 받느라고 딱 한번 병원을 찾았을 뿐, 아파서 병원에 간 적이 한번도 없고 한약방에서 보약 한 첩 지어먹은 적이 없다고 했다. 그야말로 '밥이 보약'이며 '밥으로 고치지 못하는 병은 약으로도 못 고친다'는 말을 히포크라테스처럼 주장하는 사람이었다.

그런데 지난 봄부터 웬일인지 하루 종일 피곤하고 만사가 귀찮았다. 아무리 오랫동안 잠을 자도 일어나면 졸리고 회사에 나가 일을 해도 도무지 신바람이 나지 않았다. 평소 세상에서 제일 재미있는 운동이라 여기던 골프지만 막상 필드에 나가 골프 치는 게 지겹다는 생각까지 들었다. 그는 늙어서 부인과 함께 골프를 즐기는 것을 꿈꿔왔는데 그것마저 시큰둥한 일로 여겨졌다. 젊고 날씬한 미모의 여자가 곁을 지나가도 소가 닭 보듯 했다.

춘곤증인가 하고 대수롭지 않게 생각했지만 일주일 넘도록 열이 오르고 계속 피곤했다. 참다못해 병원을 찾았더니 간에 10센티미터가 넘는 암세포와 작은 것들이 몇 개 있는데 암세포가 커서 수술이 불가능하다는 것이다. 그러면서 몇 가지 치료법이 있지만 어느 치료법이든 수명은 반 년 안팎이라고 했다.

병원 문을 나서는데 별안간 눈앞이 흐릿해졌다. 하늘도 흐리고 병원

건물도 흐리고 사람들도 흐리게 보였다. 거울에 비친 그 자신도 흐리게 보였다. 며칠간을 비몽사몽으로 지냈다. 문득 환갑을 넘긴 나이에 간암, 폐암으로 죽은 친척이 떠올랐다.

그 친척은 병원에서 술, 담배를 끊고 치료를 받으라고 하자 '오랫동안 몸한테 몹쓸 짓을 하다가 죽을 때가 됐다고 술, 담배를 끊다니…. 그냥 이대로 살다가 죽겠다. 물론 병원 치료도 받지 않겠다'고 한 사람이었다. 평소 가깝게 지내던 김수환 추기경이 병실을 찾아와 영세라도 받으라고 권하자 "육십 평생, 신의 존재를 부정하고 못된 짓만 골라서 하다가 천당 가겠다고 막판에 세례 받는 것은 낯 뜨거운 짓이 아닙니까? 그냥 지옥에 가겠습니다"하고 세례를 거부했는데 얼마 후 죽고 말았다.

나는 그와 비교적 오랜 시간을 마주하면서 '품위 있게 죽는 법'에 대해 이야기를 나누었다. 그는 평소 암 환자들이 병원 침대에서 고단위 마약성 주사를 맞으며 피골이 상접한 채 고통 속에 죽어 가는 것은 바람직하지 않은 일이라고 했다. 옳은 말이다. 죽음이 임박한 암 환자에게 이 세상 누구도 그의 병에 대해 책임질 말을 할 수는 없다. 그것은 하느님의 영역이다. 하지만 하느님이 계시를 내려주지 않으면 본인이 하느님의 역할을 맡아야 한다. 정신을 바짝 차리고 '하느님은 이럴 때 어떻게 하셨을까?' 하고 똑똑하게 판단해야 한다.

암 환자는 걸을 수 있고 먹을 수 있고 정신이 또렷할 때 선택을 해야 한다. 어떤 치료를 받고 어떤 생활을 하고 어떤 운동을 할지, 그리고 선택을 했으면 후회 없이 열심히 살아야 한다. 걸을 수 있는 체력을 가진 암환자가 열심히 걸으면 고통 없이, 마약성 진통제 없이 죽음을 맞을 확률은 50퍼센트 이상 높일 수 있다. 또 열심히 즐겁게 일을 하면 역시 고통 없이 죽음을 맞을 확률을 절반 이상 높이게 된다.

누구나 열심히 걷고 즐겁게 일하면 고통 없는 죽음, 품위 있는 죽음을 맞게 된다. 기적은 피나는 노력을 통해 이루어지는 법이다. 즐겁게 걷고 즐겁게 일하면서 사망 예정일을 훨씬 뛰어넘도록 정신없이 살다가 어느 날 '죽는다는 날짜가 훨씬 지났는데 어찌 되었나?' 하고 병원에 가서 진단하면 의사가 고개를 갸우뚱하며 '그 많던 암세포가 다 어디로 갔지?' 하는 상황이 온다.

하루하루 즐겁게 살면 기적이 온다

그러나 기적은 본인도 즐겁고 세상도 즐거울 때 일어난다. 자기 혼자만 즐겁고 타인에게 별로 도움이 안 되거나 타인에게 해를 줄 때에는 일어나지 않는다. 누구든지 기적을 일으키고 싶은 사람은 자신이 하는 일이 본인도 즐겁고 세상도 즐겁게 하는 일인지를 곰곰이 살펴야 한다. 암에 걸려 본 적이 없는 괴테가 '하루의 가치 이상으로 중요시해야 할 것은 하나도 없다'는 말 또한 귀담아 둘 말이다.

불치병 앞에서 마음이 흔들려 치료받는데 우왕좌왕하면 암세포가 나를 죽이기 전에 정신이 나를 먼저 죽인다. 내가 할 수 있는 일은 아무것도 없다고 스스로 위축되어 운명에 자신을 맡기는 자세라면 그 순간 암세포는 더욱 기승을 부린다. 누워만 지낼 수 없다고 자리를 박차고 일어나는 순간 암세포는 위축되고 인체의 저항력은 극대화된다.

흔히 사람들은 불치병에 걸리면 깊은 산속에 들어가기만 하면 병이 나을 것으로 생각하는 경우가 많다. 하지만 산속에 있다고 문제가 해결되는 것이 아니다. 성경을 수십 번 읽고 불경을 수백 번 읽고 설악산을 수천 번 올라갔다고 해서 인격이 있고 건강한 것이 아니다. 어떤 마음가짐으로 어떤 행동을 하면서 읽었는지 또 어떤 인생관을 갖고 산에 올라갔는지가 중요하다. 대체로 산속에 있는 환자들은 몸은 산속에 있지만 생각은 도시에서 떠나지를 못한다. 마음 또한 도시 생활처럼 바쁘게 움직인다. 그래서 쓸데없는 생각을 한없이 키우는데 그것들은 하나같이 독소가 되어 몸에 누적된다. 도시 번화가 한가운데서 디젤 버스 배출구에 코를 대고 시커먼 매연을 마시는 것만큼 건강에 해롭다. 산중에서 잡생각에 빠지느니 공해에 찌든 도시에서 돈 세는 게 건강에 훨씬 좋다.

병은 왜 생기는가.

병이란 체내에 쌓인 독성 물질을 인체의 면역력이 감당하지 못할 때 생긴다. 암은 독성 물질이 과도하게 체내에 쌓여 인체의 면역 기능이 한계점을 넘어설 때 나타나는 증상이다. 이 상태가 되면 면역 기능이 교란을 일으켜 이상세포가 생기고 이 세포가 암적 존재가 되어 인체의 수명을 단축시킨다. 독성 물질은 공기, 물, 식품 등 코와 입으로 들어오는 것과 우리의 마음속에서 만들어지는 것이 있다. 그래서 암 환자들이 먹는 식품은 유기농 자연식을 원칙으로 하고 백색 자연산 생선이나 조개, 미역 등 해물을 먹는 것이 좋다.

체내에 독소가 쌓이지 않게 하려면 끊임없이 육체를 움직여 쓸데없는 생각이 생길 틈을 주지 말아야 하고 즐겁게 정신노동을 해서 육체적인 기운과 정신적인 기운이 동시에 순환되게 해야 한다.

내 이야기를 듣고 난 김 사장은 사는 날까지 하루하루 즐겁게 지내기로 결심했다. 그는 유기농 자연식 중 따뜻한 음식을 선택했다. 평소 몸이 찬 편이라 채소나 수박, 참외, 토마토 등을 날 것으로 먹으면 설사가 나기에 전부 익혀 먹었다. 그리고 유기농 쌀에 10퍼센트의 콩을 넣어 주식으로 삼고 먹을 때마다 천천히 백 번씩 씹어 먹었다. 다만 현미를 먹으면 탈이 나서 그냥 흰쌀밥을 먹었다.

『동의보감』에는 멥쌀도 약으로 쓰는 곡식으로 성질이 평平하고 맛이 달면서 독이 없고 위기胃氣를 고르게 하며 몸을 따뜻하게 하고 갈증과 설사를 멎게 한다고 되어 있다. 멥쌀은 한자로 '갱미粳米'라고 쓰는데 '갱'이란 경硬자와 통한다. 즉, 굳고 단단하다는 견경堅硬이란 뜻으로 찹쌀보다 굳다는 의미이다.

김 사장은 또 현대 의학이 암에 관한 한 크게 도움이 안 된다고 생각했는지 더 이상 병원을 찾지 않기로 했다. 현대 의학이 반 년밖에 못 산다고 판정을 내렸으니 관심을 가질 필요도 없다고 했다. 미국 로스앤젤레스에서 아파트를 200여 채 정도 갖고 있는 동생이 '아무리 돈이 많이 들어도 형만은 살리겠다'면서 미국 병원에서 치료받을 것을 권했지만 그것마저 거절했다. 자신의 병은 돈으로 고쳐질 병이 아니라고 생각했기 때문이었다. 또 미국인의 암 발생률이나 사망률이 30년 전이나 지금이나 다르지 않다는 사실에 동생에게 '미국의 암 사망률이 세계에서 제일 적다는 공식 발표가 있으면 그때 가서 치료를 받겠다'고 했다.

헤밍웨이와 존 스타인벡

김 사장은 더 이상 삶을 구걸하지 않고 남아 있는 6개월의 인생을 가장 보람 있게 쓸 계획을 세웠다. 우선 그는 자기가 소유하고 있던 회사의 주식을 모두 회사 직원들에게 배분했다. 그리고 집과 땅 등 남은 재산은 부인과 자녀들에게 나누어주었다. 불우한 이웃들에게 자선을 베푸는 것은 그의 재산을 분배받은 사람들이 알아서 하도록 하고 여행에 필요한 최소한의 돈만을 남겨놓았다. 그가 계획한 여행은 1960년대 미국 유학 시절 읽었던 『존 스타인벡의 찰리와 떠나는 여행』과 같은 것이었다.

존 스타인벡은 1939년 소설 '분노의 포도'로 퓰리처 문학상을, 1962년 소설 '불만의 겨울'로 노벨 문학상을 수상한 미국의 작가이다. 그는 1960 ~61년에 약 4개월간 찰리라는 푸들종 개와 함께 화물차를 타고 미국 전역을 돌아다닌 이듬해에 노벨 문학상을 수상했다. 그런가 하면 소설 '노인과 바다'로 1953년에 퓰리처 문학상을, 1954년에 노벨 문학상을 수상한 헤밍웨이는 에바 가드너와 같은 여배우와 벌거벗은 채 수영을 하며 지내 많은 사람들이 부러워했지만 그의 최후는 엽총 자살이라는 비극이었다.

김 사장은 헤밍웨이보다 스타인벡을 좋아했다. 50대의 나이에 재산, 명예, 권력, 여자에 집착하면 실패한 인생이라는 게 그의 신조였다. 헤밍웨이가 인기의 정상에서 여배우들과 호텔에서 지내고 호화유람선을 타고 대서양을 건너다닌데 반해 화물차에 개 한 마리를 태우고 미 대륙을 누빈 스타인벡의 삶에 더 가치를 두었다. 스타인벡은 넉 달간 미국의 28개 주를 돌아다녔지만 아무도 알아보는 사람이 없었다고 술회했다. 황제가 된 나폴레옹은 자신의 지명도를 알고 싶어서 궁궐을 지키는 수비대원들에게 나폴레옹이 누구인지를 물었는데 절반 이상이 몰랐다고 한다. 사람들은 각자 자기 일에 바쁘면 남에게 관심이 없는 법이다. 세상일에 관심이 많은 사람은 그만큼 자기 일을 열심히 하지 않은 사람이다.

나는 김 사장에게 향사육군자탕香砂六君子湯과 소건중탕小健中湯을 주제로 한 가열순환제와 장뇌생맥산長腦生脈散을 지어주었다. 그리고 홍삼을 먹도록 했다. 흔히 암 진통에는 해열 진통을 시키는 항생제, 소염제를 처방하는데 이는 오히려 병을 악화시킬 뿐이다. 암 환자에게 진통이 왔을 때는 가열하여 진통시켜야 통증이 멎는다. 생맥산은 『동의보감』에 있는 처방으로 원기 부족과 맥이 약할 때 쓴다. 더위에 땀을 많이 흘려 기운이 없을 때 써도 효과가 있다. 처방은 맥문동 2돈, 인삼과 오미자 각 1돈을 물에 달여 마신다. 맥문동은 심장에 활력을 주고 진액을 보충시키며 인삼은 기운을 돕고 오미자는 기와 진액이 과다하게 발산되는 것을 수렴시켜 준다. 즉, 기운이 없는 김 사장의 면역력을 높이는데 도움이 되는 처방이다.

인삼 대신 산삼을 쓰면 금상첨화지만 우리나라의 자연산 산삼인 천종天宗은 값이 비싸고 구하기도 쉽지 않다. 이럴 때 20년 이상 묵은 자연산 장뇌를 쓰면 천종산삼의 약효를 어느 정도 기대할 수 있다. 장뇌삼은 백두대간 자락에서 발견된 것이 약효가 좋고, 특히 백두대간에서 동해가 바라보이는 곳에서 캔 장뇌삼이 최상품이다. 중국의 암 전문 한방병원에서도 생맥산을 많이 쓰는데 중국의 산삼과 백두대간의 산삼은 도라지와 인삼의 차이이다.

더도 말고 덜도 말고 지금처럼 살자

김 사장은 미국에 살고 있는 딸에게 갔다. 캠핑카를 마련하여 딸이 기르던 진돗개 잡종 진돌이를 데리고 '진돌이와 떠나는 여행'을 시작했다.

식사는 현지에서 구한 유기농 쌀과 콩으로 만든 미숫가루로 대신했다. 그리고 여행 중간 중간에 유기농 채소와 과일을 사서 반쯤 데쳐 먹었다. 그의 여행은 일종의 고행승과 같은 생활이었다. 그는 늘 유서를 지니고 다녔다. 유서 겉봉에는 딸과 동생의 주소가 적혀 있었다. 언제 어디서 죽을지 알 수 없는 몸이라 자신의 유서를 발견한 사람이 연락할 수 있도록 한 것이다.

김 사장은 신나는 여행을 하다 보니 반 년이 어느 틈에 지나갔는지도 몰랐다. 너무 재미있다 보니 하루 열 시간 이상 운전을 해도 피곤하지 않았다. 오히려 건강한 진돌이가 피로에 지쳐 잘 먹지도 못하고 꾸벅꾸벅 졸았다. 6개월 뒤 딸의 집으로 돌아왔다. 그 동안 언제 연락이 올지 몰라 애를 태우며 기다리던 딸은 건강한 아버지를 보고는 눈물부터 흘렸다. 꿈인가 생시인가 했다.

"아버지, 검사해 보세요. 제가 보기엔 환자 같지 않아요."

한국으로 돌아온 김 사장은 병원에 가서 검사를 받았다. 6개월 전보다 더 나빠진 데가 없다는 진단이 나왔다. 악화되지 않았다는 말은 곧 낫고 있다는 이야기나 다름없다. 하지만 김 사장의 반응은 시큰둥했다. 검사 결과보다 미국 여행을 즐겁게 마친 것이 더 뿌듯했기 때문이다. 다시 여행할 수 있다는 것이 더 고마웠다. 그래서 의사에게 물었다.

"앞으로 6개월쯤 더 살 수 있을까요?"

"아마 그럴 겁니다."

그는 다시 6개월간의 여행을 계획했다. 이번에도 미국에서 데려온 진돌이와 단 둘이 하는 여행이었다. 남편이나 부인, 애인이나 친구, 동료들과 다니는 여행도 좋지만 가끔 구도자처럼 혼자 돌아다니거나 개 또는 정박아 청년과 함께 다니는 것도 그 이상의 기쁨이 있다.

두 번째 여행은 실크로드 여행이었다. 북경에서 화물차를 장만한 그는 진돌이와 함께 실크로드 길을 나섰다. 실크로드는 무려 7000킬로미터가 넘는 대장정이고 세상에서 가장 험준한 길로 손꼽힌다. 사막과 고원을 넘어야 한다. 하지만 그는 발길 닿은 대로 편하게 다녔다. 미국 여행 때와 마찬가지로 미숫가루, 가열순환제, 생맥산으로 식사를 대용하니 음식 걱정을 할 필요가 없었고, 화물차에서 자니 숙소를 걱정하지 않아도 되었다. 이번에도 6개월은 화살같이 지나갔다.

귀국한 김 사장이 병원에 갔더니 의사는 암세포가 약간 준 것 같으므로 약물 치료를 하는 것이 좋겠다고 했다. 하지만 그는 그냥 병원 문을 나섰다. 그는 몸속에 암세포가 있거나 말거나 그냥 살기로 마음먹었다. 더 이상 병원 검진을 받지 않기로 했다. 특별히 아픈 데도 없고 마음대로 여행을 다니는데 병원에 가서 이것저것 아픈 곳을 찾아내어 고민할 필요가 없었다.

'더도 말고 덜도 말고 지금처럼 살자.'

김 사장은 세 번째로 6개월의 여행 계획을 세웠다고 전해왔다. 화물차를 타고 진돌이와 함께 유럽 대륙을 돌아다니겠다는 것이다. 그 목소리를 듣는 순간, 나는 그가 소풍 가는 어린아이처럼 들떠 있음을 알 수 있었다.

간경변 걸린 시인이 6년을 더 산 까닭

반독재 민주화 투쟁이 온 거리를 가득 메우던 1987년 봄의 어느 날 경기도경의 요시찰 인물 제1호였던 김오일, 서울 '관철동의 디오게네스'라 불리던 민병산, 운동권 학생과 반체제 문인의 대부였던 채현국 등과 같이 천상병 시인이 나를 찾아왔다.

당시 천 시인은 간경화로 복수가 심하게 차서 숨쉬기도 어려웠다. 이미 그의 증상은 인간이 아닌 하느님의 영역이었다. 그날 오전에 김오일 등 일행은 만삭의 임산부처럼 된 천 시인과 함께 서울대 병원에 갔다. 의사는 검고 푸르고 부풀린 풀빵처럼 부은 얼굴을 한참 쳐다본 다음, 돌처럼 딱딱해진 배를 꾹꾹 눌러보고는 "그냥 집에 가서 먹고 싶은 것 먹고 보고 싶은 것 보십시오"라고 말했다. 환자의 행색을 보니 이것저것 검사를 해서 돈을 쓰느니 안 하는 편이 도움 될 것으로 여긴 의사의 따뜻한 배려였다.

"이제는 다 살았다는 말이구나."

병원을 나서면서 천 시인은 하늘을 쳐다보고 빈 웃음을 지었다.

일행은 병원 입구에서 택시를 기다렸다. 마침 조잘거리면서 대학로를 지나가는 초등학생들이 눈에 띄었다. 천 시인은 아이들을 보고 "허허, 고놈 예쁘구나" "요 놈은 아주 똑똑하게 생겼네"하며 소풍 나온 노인처럼 즐거워했다. 곁에 있던 일행은 어이가 없었다. 의사로부터 곧 죽는다는 소리를 들은 사람이 어찌 저럴 수가 있는가.

'바보인가 아니면 도인인가.'

당시 대한민국에서 최고의 의료진을 자랑하는 서울대 병원에서 최후통첩을 받았지만 그래도 혹시나 해서 나를 찾아왔다고 했다.

'아이인가, 성인인가?'

천 시인은 순진무구한 어린아이의 마음과 눈을 갖고 있었다. 이러한 동심의 가슴은 해탈한 도인의 경지나 다름없다. 도인들은 불치병이나 난치병, 죽음 따위에 얽매이지 않는다. 불치병에 걸리면 불치병이 사람을 죽이는 게 아니라 기가 꺾여 먼저 죽는다. 그러나 기가 살아 있으면 불치병을 이겨내거나 의학적 판단을 뛰어넘어 오래 살게 된다.

기란 무엇인가. 기는 생명이다. 기에는 육체적 기운뿐만 아니라 정신적 기운까지 포함된다. 생명은 모든 유기체를 살아있게 하는 근본적인 힘이다. 모든 유기체는 가능한 한 오랫동안 생명을 유지하려 한다. 세균이나 지렁이, 곤충 같은 미물조차 그것을 원한다. 조금 더, 단 몇 초라도 더 살겠다고 발버둥치는 것이 모든 생명체의 본성이다.

기가 죽으면 생명이 죽고 기가 살면 생명이 산다. 죽음을 고통이나 실패가 아닌 삶의 한 과정으로 파악하면 죽음 앞에서 기가 죽을 일이 없고 기가 살아 있으니 천수를 누리게 된다.

나 하늘로 돌아가리라
새벽빛 와 닿으면 스러지는
이슬 더불어 손에 손을 잡고,

나 하늘로 돌아가리라.
노을 빛 함께 단 둘이서
기슭에서 놀다가 구름 손짓하며는,

나 하늘로 돌아가리라.
아름다운 이 세상 소풍 끝나는 날,
가서, 아름다웠다고 말하리라

이 시는 천 시인이 1979년 발표한 시 '귀천'이다. 60~70년대 한국의 시인들 중에는 디오게네스 아닌 사람이 없었고, 특히 천 시인은 대표적인 디오게네스였다.

어느 유명한 시인의 아들은 문학적 재능이 뛰어나 대학에서 국문학을 공부하려 했지만 어머니가 울면서 말리는 바람에 의과대학에 진학했다. 졸업 후 산부인과 병원을 개업하여 많은 돈을 벌었다. 환갑 가까이 된 지금 그는 술좌석에서 "내가 세상에 태어나 몇 십 년간 한 일이라고는 여자 아랫도리를 수없이 들여다보고 돈벌이를 한 짓밖에 없다"는 탄식을 자주 했다. 그러나 천 시인은 부인을 만나 의식주가 안정될 때까지 그의 주머니에는 늘 먼지만 있을 뿐이었다. 그래서 친지들의 도움을 받았는데 그는 막걸리 한 병 값 외에는 더 받지 않았다. 간혹 거액을 주는 사람들이 있었지만 딱 한 병 값만 받고 나머지 돈은 돌려주었다. 당시 막걸리 한 병 값은 50원이 안 됐는데 그는 그 이상의 돈은 군살로 여겼다. 시인 신경림은 『시인을 찾아서』라는 책에서 이렇게 쓰고 있다.

"죽음을 얘기하면 당연히 음울하고 처절해야 할 터인데, 이 시(귀천)에서는 마치 죽음의 길이 아름다운 것으로 연상될만큼 맑고 곱기만 한 가락이다. 더구나 노을빛과 단 둘이서 놀다가 구름이 손짓하며는 이슬과 손에 손을 잡고 하늘나라로 돌아간다는 것이다. 아름다운 색깔로 채색된 나이브하기 그지없는 소년이 그린 환상적인 동화를 보는 듯한 감흥을 불러일으키고 있다고 말한 데도 조금도 지나치지 않을 것이다. 이 시인은 세상에 태어난 것을 소풍 나온 것쯤으로 비유하고 있다. 하늘나라로 돌아간다는 것은 소풍 나왔다가 집으로 돌아가는 것이라는 발상 자체가 아름답기는 한 것이지만, 그 발상의 밑바닥에는 삶에 지친 눈물과 한숨이 베어있다. 그러나 그 한숨과 눈물을 곧장 눈물과 한숨으로 표현하지 않는데 이 시인의 미덕이 있다."

죽음은 고향 돌아가는 길?

천 시인이 서울대 병원에서 간경변으로 곧 죽을 거라는 판정을 받은 것은 1987년 봄이었지만 그는 1993년 4월까지 6년을 더 살았다. 보통 사람은 6개월을 넘기기가 힘든데 이렇게 오래 살 수 있었던 원인은 무엇이었을까. 그가 오래 산 데는 부인을 비롯하여 여러 사람의 보살핌이 큰 몫을 했지만 무엇보다 죽음을 대하는 시인의 마음가짐이 결정적인 역할을 했다고 본다. 그는 죽음을 가장 두려운, 닥쳐서는 안 되는 것이 아니라 고향에 돌아가는 가슴 설레는 일로 파악했다.

임금이든 노예이든 부자든 가난뱅이든 천재이든 바보이든 누구나 똑같이 오래 살고 싶은 욕망을 갖고 있다. 그러나 진정한 시인은 보통 사람들의 이러한 본능적 한계를 뛰어넘는다. 집착은 욕심이고 이 욕심에서 고통이 나온다. 죽음은 밀림 속의 수렁 같아서 살려고 발버둥치면 칠수록 고통 속에서 빨리 죽지만 가만히 죽음을 들여다보면 잘 죽어지지를 않는다.

천 시인은 죽음 앞에서 호들갑을 떨거나 별스런 짓을 하지 않았다. 평소와 다름없이 생활했다. 다만 좋아하던 술만은 끊었다. 그 대신 막걸리 병에 맹물을 담아두고 술 생각이 나면 한 잔, 밥 생각이 나면 한 잔을 들이키며 '커~ 맛 좋다!' 하면서 기분을 냈다.

그의 집은 수락산 자락에 넉넉지 않은 사람들이 모여 사는 곳에 있었다. 부자 동네에는 돈이 많지만 빈민촌에는 아이들이 유난히 많다. 아무렇게나 말하기를 좋아하는 사람들은 '가난한 사람들이 재미 보는 일이라곤 아이 만드는 것뿐이어서 애들을 많이 낳는다'고 말한다. 그러나 사람이 산다는 게 별 것 아니다. 남자와 여자가 만나서 살다가 능력이 되면 아이를 갖는 게 사람답게 사는 길이다.

소득 수준이 높아지면 문화 수준은 높아지지만 반대로 출산율은 저하된다. 세계에서 신경안정제와 수면제를 가장 많이 먹는 사람들은 문화 수준이 높다고 하는 프랑스인들이고 이들의 출산율은 아주 낮다. 잘 살고 문화 수준이 높을수록 신경안정제와 수면제를 많이 먹는데, 이 약물들을 많이 먹으면 자연히 아기를 잘 만들지 못하게 된다. 병신 중에 제일 으뜸가는 병신은 아기를 잘 만들지 못하는 것이다.

호랑이는 죽어서 가죽을 남기고 사람은 죽어서 이름이 아닌 자식을 남긴다. 어떤 이는 말하기를 '사람은 죽어서 이름을 남긴다'고 하는데 이 지구상에 수백 억 명이 300만 년간 살면서 그 이름을 남긴 사람은 예수, 석가, 공자, 마호메트, 세종대왕 등 열 손가락에도 미치지 못한다. 따라서 보통 사람은 자식을 남기는 일이 호랑이가 가죽을 남기는 것만큼 큰일을 하는 셈이다.

천 시인의 집 주변에는 항상 아이들이 바글바글했다. 운동을 할 수 없는 몸인지라 양지 바른 곳에 앉아서 아이들이 노는 것을 지켜봤다. 하루 종일 보기만 해도 싫증나지 않았다. 그러다가 가끔 서울 한복판으로 나들이를 했는데, 주로 가는 곳은 인사동에 있는 카페 '귀천'이었다. 근처에는 당시 집권 정당인 민주정의당의 당사가 있었다. 1987년 6·29민주화 선언 직후의 일이다. 당시 민주정의당 조직국장으로 있던 김원웅 현 국회의원이 당 대표인 노태우에게 말해서 천상병의 건강 회복을 기원한다는 위로금을 보내게 했다. 군사정부가 재야 시인에게 적대감이 아닌 호의적 관심을 둔 최초의 일로 기억된다.

군사독재의 고문성 간경변

'시인 천상병' 하면 '술'을 떠올릴 정도로 일반인들 중에는 그를 술에 젖어 살던 당나라의 시인 이태백처럼 여기는 사람이 많다. 하지만 천 시인에게 막걸리는 술이 아니라 일용할 양식이고 한 끼의 식사였다. 세상 사람들은 그가 간경변으로 고생한다는 소식을 듣고는 "그렇게 마셔댔으니 견딜 간장이 어디 있나?" "무쇠로 만든 간도 녹였을 걸" "알코올성 간경변에 걸릴 만도 하지"라고 입방아를 찧곤 했다. 하지만 천 시인처럼 마시는 술은 50년, 100년을 마셔도 간에 부담을 주지 않는다. 그의 간질환은 알코올성 간경변이 아니었다.

"내 육십을 돌아보면 나도 별나게 제멋대로 인생을 살아왔다. 20대에 문인이 되어 음악을 논하고 문학을 논하며 많은 술을 마셨다. 그로 인하여 몇 번의 병원 신세도 졌다. 그리고 다정한 친구로 인해 동백림사건에 걸려들어 심한 전기고문을 세 번 받았고 그로 인해 정신병원에도 갔고 아이를 낳지 못하는 몸이 되었지만 나는 지금의 좋은 아내를 얻었다. 고문을 받았지만 진실과 고통은 어느 쪽이 강자인지를 나타내주었기 때문에 나는 진실 앞에 당당히 설 수 있었던 것이다. 남들은 내가 술로 인해 몸이 망가졌다고 말하지만 잘 모르는 사람들의 추측일 뿐이다."

이 글은 1996년에 간행된 『천상병 전집』의 한 구절이다.

박정희 시대의 중앙정보부는 공포의 대명사였다. 특히 남산에 있는 중앙정보부 서울 분실은 '지존의 공포'였다. 당시 누가 불쑥 찾아와 "남산에서 왔소"하면 마치 병원에 갔다가 의사에게 '암에 걸렸다'는 진단을 받는 것과 같았다.

일단 그곳에 들어가면 죄가 있든 없든 혼쭐났다. 돈을 목숨보다 중히 여기던 재벌 회장들도 이곳에 들어와 하루만 지나면 모든 재산을 나라에 바치겠다고 할 정도였다. 나올 때는 각서 한 장을 쓰고 지장을 찍었는데 이곳에서 일어난 일을 아무에게도 말하지 않을 것이며 왔다는 사실조차 말하지 않겠다는 내용이 적혀 있었다. 만약 입을 잘못 놀리면 쥐도 새도 모르게 죽을 수 있어도 고맙게 여기겠다는 뜻도 담겨 있었다. 그래서 이곳에 끌려왔던 사람들은 입을 봉했고 신문, 방송에서도 '남산'이란 존재 자체를 전혀 언급하지 않았다. 물론 도청 장치로 인해 늘 감시를 당했다. 조지 오웰의 소설 「1984년」의 철저한 감시 체제가 1970년대의 이 땅을 지배하고 있었다.

천 시인은 1967년 이른바 동백림 간첩단사건에 연루되어 남산에 끌려가 석 달, 그리고 교도소에서 석 달 동안 갖은 고문과 치욕스러운 취조를 받고 난 뒤 선고유예를 받고 풀려났다. 그러나 연루되었다는 것은 정말 어처구니없었다. 서울대 상대 동문이자 친구가 독일 유학 중 동독을 방문했었다는 이야기를 천 시인에게 자랑스럽게 이야기했고 천 시인은 다른 사람들에게 그랬던 것처럼 그 친구로부터도 막걸리 한 병 값을 받은 것이 전부였다. 그런데 중앙정보부는 천 시인이 그 친구와 만난 자리에서 '간첩 활동을 하고 있어 수사 대상 인물임을 기화로 금품을 갈취할 목적 하에 중앙정보부에서 내사 중'이라고 말함으로써 공포감을 갖게 한 뒤 수십 차례에 걸쳐 '100원 내지 6500원씩 도합 5만여 원을 갈취 착복'하고 수사 기관에 보고하지 않았다고 조작했다.

간첩 사건에 연루되어 남산에 가면 '멀쩡한 사람'도 간첩이라고 해야 가혹 행위를 덜 당했다. 만일 양심의 소리대로 진실을 말하면 전기 고문 등 엄청난 고통을 당해야만 했다. 천 시인은 양심의 소리를 택했고 폐인이 되었다. 그의 말대로 '아이론 밑 와이셔츠같이' 전기 고문을 세 번씩이나 당했다. 남산의 고문은 일제시대의 일경을 능가할만큼 가혹했다. 그러나 천 시인을 비롯하여 함석헌, 장준하, 백기완, 김지하 등 많은 사람들이 고문에 맞서 장렬하게 양심을 지켰다.

진실을 찾아 폐인이 된 시인의 가슴을 누가 헤아릴 수 있겠는가. 불편한 손놀림과 발걸음, 잿빛의 얼굴, 입가에 허옇게 달라붙은 침의 흔적, 어눌한 말씨 등 그를 한번이라도 만나본 사람은 그가 얼마나 고문 후유증을 심하게 앓고 있는가를 얼른 알 수 있다. 그 때문에 그는 정신병원에도 입원했고 잘 걷지도 못했고 애도 만들 수 없었고 간을 새까맣게 태웠다. 자존심을 상하고 분노와 고문으로 애간장을 태우면 간이 심하게 상해서 간경변이나 간암이 생긴다. 천 시인에게는 간경변이 찾아왔다.

그가 간경변으로 고생을 하다가 하늘나라로 간 것은 술을 많이 마셨기 때문이 아니다. 알코올성 간경변이 아닌 '군사독재의 고문성 간경변'이었다. 그러나 그는 죽음을 보는 눈이 여느 사람과 달라 여러 해를 더 살았다. 죽음은 관점에 따라 멀리 달아나기도 하고 가까이 다가오기도 한다.

4

욕심없이 즐겁게 사는 장수 노인들

방태산 '마지막 산아비'의 건강 비결

내가 상남에 정착하면서 이곳 사람들에게 가장 놀란 것은 70대 이상의 노인들이 건강한 몸으로 여전히 현역으로 일하고 있다는 사실이다. 그들은 웬만큼 몸이 아파도 새벽에 눈만 뜨면 밭에 나가 일하고 산에 올라가 나물과 약초를 캤다. 그러면서도 뼈는 20대의 젊은이 못지않게 억세고 단단했다.

올해 89세인 박 노인이 80세쯤 되었을 때의 일이었다. 산에 갔다가 절벽에서 발을 헛디뎌 굴러 떨어지는 바람에 엉치뼈에 금이 갔다. 홍천에 있는 큰 병원으로 옮겨 정밀 검사를 받았는데 병원에서는 수술을 해야 하지만 고령의 노인인지라 어렵다고 난색을 표시했다. 가족들은 의사들에게 박 노인의 체력이 20, 30대에 뒤지지 않다고 설득하여 골밀도 검사를 받게 했다. 검사 결과를 본 의사들은 입을 다물지 못했다. 박 노인의 뼈는 젊은이의 뼈에 조금도 뒤지지 않았다.

의사들은 노인의 건강 비결이 궁금하다면서 '비방'을 가르쳐 달라고 졸랐다. 박 노인은 아무런 대답도 하지 않았다. 그러자 그들은 노인이 산돼지, 노루, 산양 등을 사냥했고 희귀 동식물을 취급했다는 소문을 들었는지 곰쓸개와 산돼지 피, 노루 피, 사향노루, 노루와 산양의 사골, 살모사 등을 먹었기 때문이냐고 재차 물었다. 어떤 사람은 산삼을 많이 먹어서 건강한 것이냐고 묻기도 했다. 계속되는 질문이 귀찮은 듯 마침내 박 노인이 한 마디를 했다.

"등짐 많이 지고 오래 걸어 다니는 게 비방이야. 난 그런 것들은 먹어본 적이 없어. 전부 내다 팔았지."

박 노인은 바로 젊었을 때 '산아비'로 일했다. '산아비'라는 말은 국어사전에도 없는 단어이다. 내가 만든 신조어이다. 한 집안의 아버지처럼 산골 마을의 '아버지꼿'와 같은 역할을 했다는 점에서 '산'이란 글자와 '아비'란 글자를 조합해서 만든 단어이다. 여러분들은 이 책에 한해서 편의상 쓴 단어임을 이해해주기 바란다.

쌀 한 가마 지고 하루에 90리 산길을

'산아비'란 산골 마을의 생활 물자를 조달했던 등짐장사들이다. 이곳은 워낙 깊은 오지인지라 도로 사정이 열악했던 1950년대 이전에는 모든 물자를 사람의 힘으로 운반해야 했다. 그들은 콩, 팥 등 곡식이나 고추, 약초 따위를 지게에 잔뜩 짊어지고 영서 지방인 이곳에서 백두대간을 넘어 영동 지방인 양양, 주문진의 장터까지 험한 산길을 이틀 걸려 갔다. 돌아올 때는 산골 마을에 부족한 해산물이나 소금, 생필품이나 가재도구 등을 가져왔다. 콩이나 팥을 한 가마, 즉 80킬로그램의 짐을 지게에 지고 험준한 산길을 오르내려야 했기 때문에 여느 등짐장사와 달리 힘세고 허리와 다리힘이 좋아야 했다. 산골 마을에서는 지게에 팥이나 콩을 한 가마 이상 지고 다녀야 사람 구실을 했는데 '산아비'들은 평지에서는 세 가마, 산에서는 두 가마를 지고 다녔다. 이런 큰 일꾼은 한 마을에 한 명쯤 있었다.

'산아비'들은 대부분 가난한 화전민이기에 먹고 자고 입는 생활 환경은 열악했다. 일제가 1930년 실시한 농민의 소득별 가구수를 보면 3정보 (9천 평) 이상의 논밭을 갖고 있는 부농은 10만 4604호였고 겨우 먹고 살 만한 자작농은 51만 983호, 자작 겸 소작농은 89만 4381호, 그리고 빈농은 125만 5954호였다. 이 빈농보다 더 가난하게 살아가는 화전민은 무려 12만 7754호였다. 내가 보기에 방태산 기슭에 살던 화전민들의 삶의 조건은 600년 전 이성계가 조선왕조를 세울 당시의 생활과 별 차이가 없었다.

그럼 박 노인처럼 '산아비'들이 열악한 생활 환경 속에서 건강을 유지하는 비결은 무엇일까. 선천적인 체질 탓인가. 아니다. 그들이 건강을 유지한 비결은 매일 산길을 걸었기 때문이다. 인류는 지난 300만 년간 걸으면서 현재와 같이 진화했다. 인체에서 가장 중요한 부분이 발이다. 그래서 레오나르도 다빈치가 '최고의 예술품'이라고 극찬한 것도 사람의 발이었다. 다빈치는 해부학적 지식에 근거하여 발을 인체공학의 최대의 걸작으로 꼽았다.

발은 52개의 뼈와 76개의 관절, 64개의 근육으로 만들어진 정밀기계이다. 또 인류의 오늘을 가능케 한 직립보행의 버팀목이기도 하다. 발은 보통 하루에 650톤의 무게를 나르고 한평생 지구를 네 바퀴 돌며 약

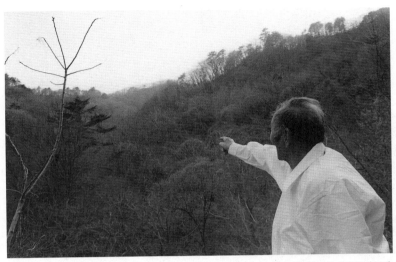
젊었을 때 넘나들었던 조침령을 가리키는 '마지막 산아비' 박 노인

2000만 톤의 무게를 지탱한다. 그래서 흔히 발을 인체의 축소판으로 부르고 『황제내경』과 같은 중국의 고대 의서에서는 발바닥을 '제2의 심장'이라 기술하고 있다.

'산아비'들은 걷기에 관한 한 세계적인 달인이다. 그들은 평균 80킬로그램의 짐을 지고 하루에 90리 산길을, 그것도 1000미터가 넘는 고개를 매일 걸었다. 쉽게 말하면 산악인이 쌀 한 가마 무게의 배낭을 짊어지고 설악산 오색약수에서 대청봉을 넘어 설악동에 가서 점심을 먹고 곧바로 다시 갔던 길을 되돌아오는 산행을 매일매일 한 셈이다. 서울로 따지면 구파발의 북한산 국립공원 입구에서 백운대를 하루에 다섯 번씩 오르내리는 산행을 한 것과 같다. 아마도 레오나르도 다빈치가 살아있다면 이들의 발을 '예술품 중의 예술품'으로 평가했을 것이다.

박 노인은 7대째 이곳에서 살아온 방태산 토박이이다. 그의 선조가 한

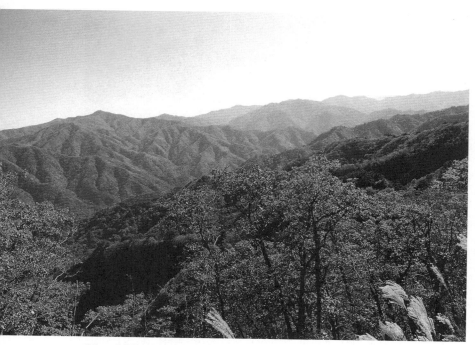

해발 850미터의 조침령에서 바라본 백두대간

양에서 벼슬살이를 하다가 정변에 휘말려 이곳으로 몸을 숨겼는데 이곳으로 오면서 책, 족보, 문서 등 문자와 관련된 모든 것들을 버렸고 후손들에게도 멀리하도록 가르쳤다고 한다. '문자는 화근의 첫 걸음'이란 것이 그의 집안의 인생 철학이었고 '노동이 곧 행복'이 가훈이었다.

　1914년생인 그가 본격적으로 '산아비' 생활을 시작한 것은 20세였다. 그리고 마지막으로 산길을 다닌 것은 65세 때인 1978년이었다. 당시 미산에서 개인산 민박집 자리까지 산판 길을 닦는 공사를 했는데, 차가 다닐 수 없어서 인부들이 먹을 식량을 사람이 등짐을 지고 날라야 했다. 산판 인부들이 묵는 숙소는 지금의 민박집이 있는 곳이었고 미산에서 숙소까지의 거리는 6킬로미터였다. 도중에 1000미터가 넘는 고갯길이 있다. 그는 쌍지게를 지고 쌀 두 가마씩 운반했다. 먼저 한 가마를 지고 고개에 오른 다음, 다시 내려와 나머지 한 가마를 지고 올라갔다. 그러면서 혼잣말로 '10년만 젊었어도 두 가마씩 날랐을 텐데…' 하고 아쉬워했다.

백두대간을 넘나들었던 길

잠시 박 노인이 '산아비'로 일했던 시절로 거슬러 올라가 보자.

그가 집을 나서는 시각은 동트기 전 어둠이 짙게 깔린 새벽이다. 옷은 검게 물들인 삼베옷 차림이다. 속옷 역시 삼베로 지은 옷이다. 부유한 사람들은 광목으로 지은 옷을 입지만 산골에서는 그런 사람이 없다. 신발은 삼신을 신는데 헝겊으로 감발을 하고 신는다. 짚신은 80킬로그램의 등짐을 지고 험한 산을 오르내리면 30분도 못되어 뜯겨져 나갔기 때문에 삼신을 신는다. 삼신은 대마 줄기를 꼬아 만든 것으로 짚신보다 백배 이상 질기다.

지게는 평야 지대의 지게와 달리 산악용이다. 보통 지게는 지는 사람의 키에 맞추기 마련이지만 '산아비'의 지게는 평야 지대의 것보다 다리가 짧다. 길이 좁고 가파르며 돌부리나 풀 따위에 걸려서 넘어질 위험이 높기 때문이다. 재료 또한 보통 지게는 소나무로 만들지만 80킬로그램이 넘는 무게를 계속 버티려면 소나무 지게는 약해 부러진다. 또 박달나무로 지게를 만들어도 너무 단단한 탓에 쉽게 부셔진다. 그래서 단단하면서도 질긴 참나무로 만든다.

지게에 짊어진 짐은 콩, 팥, 옥수수엿, 고추, 약초들이다. 고지대 산골에서 재배한 잡곡이나 고추, 약초들은 예나 지금이나 동해안에서 최고의 품질로 여겼고 좋은 가격을 받았다. 약초는 당귀, 천궁, 작약, 만삼, 자초, 더덕들인데 곡식보다 부피가 커서 60킬로그램인 100근 정도가 한 짐이다. 돌아올 때에는 마을 사람들로부터 부탁을 받은 혼숫감이나 생필품, 가마솥 등을 나르지만 주로 소금과 자반고등어, 미역 등 해산물을 가져온다. 특히 자반고등어는 산골 마을에서는 산삼보다 인기 있는 고단백질 식품이어서 이문이 많이 남는다.

1970년대 초 미산에 살던 열 살짜리 광욱의 제일 큰 소원은 '고등어 반찬에 옥수수밥을 실컷 먹는 것'이었다고 한다. 이때보다 30~40년 전의 이야기이니 고등어의 가치가 어떠했는지는 충분히 짐작할 수 있다. 당시 쌀값은 콩이나 팥의 두 배, 옥수수의 스무 배였다. 옥수수밥이라도 실컷 먹고 싶은 게 소원이었던 화전민들로서 쌀밥은 꿈에서조차 먹는 꿈을 꿀 수 없는 귀한 식품이다.

집을 나선 박 노인이 좁고 험한 산길에 들어서도 아직 어둠은 가시지 않은 상태이다. 그래도 그의 발길은 조금도 흐트러짐 없이 밝은 대낮처럼 길을 잘 찾아 걷는다. 조선시대 명필인 한석봉의 어머니가 어둠 속에서 떡을 가지런히 썰 듯 그는 컴컴한 밤길을 밝은 대낮처럼 걷는 것이다. 숙달은 시력을 앞서는 법이다. 아니, 한석봉 어머니에게 솜씨가 익었다면 그에게는 '발씨'가 익은 것이다.

목적지는 양양이나 주문진의 장터이다. 대략 180리 길이지만 가는 길은 다르다. 양양의 장터를 갈 때면 왕성골 계곡 – 절골 – 장구목 – 방동오리올 – 바람부리를 거쳐 조침령鳥寢嶺 근처에서 하룻밤을 묵는데 해가 짧은 계절에는 조침령을 넘기 직전에 있는 윗바람부리의 주막에서, 해

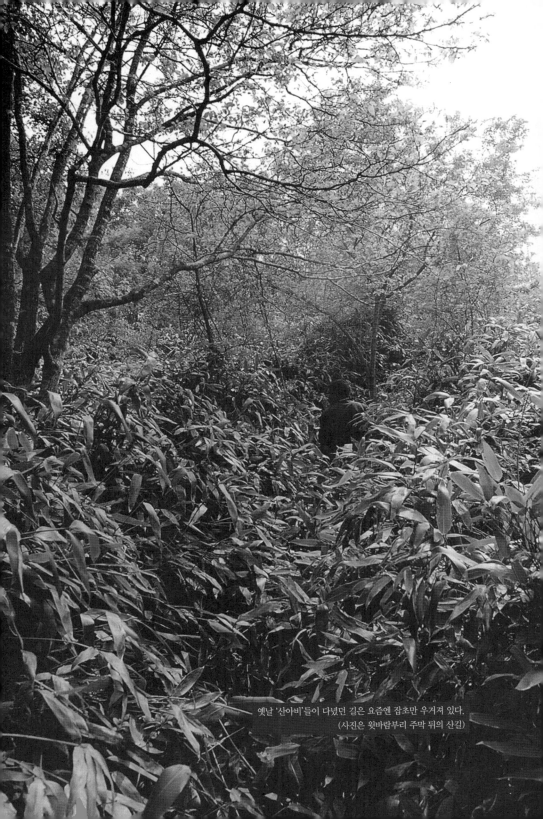

옛날 '산아비'들이 다녔던 길은 요즘엔 잡초만 우거져 있다.
(사진은 윗바람부리 주막 뒤의 산길)

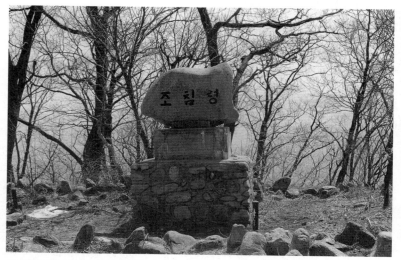

1984년 세워진 조침령 표지석. 실제의 조침령은 여기서 남쪽으로 2킬로미터 떨어져 있다.

가 긴 계절에는 조침령을 넘어 반등 주막까지 가서 여장을 푼다. 주막에
서는 밥을 사 먹으면 잠은 공짜이다. 그리고 이튿날 새벽에 길을 나서서
서림 - 남대천을 따라 양양의 장터에 도착한다.

　　장구목은 수리봉 능선과 깃대봉 능선이 만나는 지점으로 장구의 허리
모양처럼 생겼다고 해서 붙여진 이름이다. 조침령은 북으로는 점봉산,
남으로는 구룡령으로 연결되는 백두대간의 길목인데 미산과 양양의 중
간 지점이다. 동해 바닷가에서 놀던 새도 넘기 힘들어 잠시 쉬어간다는
뜻에서 붙여진 조침령은 그 높이를 604미터로 표기하는 지도가 많으나
실제 높이는 850미터이다. 산이 높은 영서 지방에서는 별로 높지 않지만
영동 지방에서 오르려면 무척 가파르고 힘들다. 1984년 군인들이 산길
을 닦을 때 세운 표지석이 있지만 실제의 조침령은 표지석 아래 남쪽으
로 2킬로미터쯤 떨어진 곳이다.

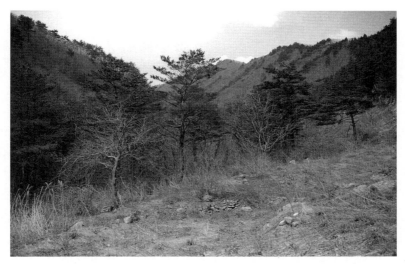

바람부리는 바람이 하도 세차게 불어서 지나가던 소가 날라 다녔다고 하여 '쇠나드리'라고도 부른다. 박 노인도 어느 해 겨울 양양에서 큰 가마솥을 지고 2킬로미터 남짓 되는 이곳 들판을 지나가다가 가마솥이 바람에 날려 산산조각 나는 일을 겪었다. 또 지게에 졌던 콩 가마가 날아가서 흔적도 없이 사라진 적도 있었다. 그래서 드넓은 들판에는 곡식 대신 억새풀만 우거져 있다. 반등 주막은 산등의 절반쯤에 있다고 해서 붙여진 이름이다.

주문진의 장터를 갈 때에는 하룻밤을 명개리에 있는 청도의 주막에서 여장을 푼다. 미산에서 청도가 90리, 청도에서 주문진이 90리라 중간쯤에 위치한 주막이다. 살둔 – 광원리 – 삼봉약수를 거쳐 도착하고 그 이튿날 새벽 신배령 – 가마소 전후치를 넘어 주문진 장터에 당도한다. 명개 삼거리에서 좌측으로 가면 용이 아홉 마리가 앞 다투어 승천했다는 구

룡령(1013m), 우측은 오대산, 가운데가 신배령(1173m)을 넘어가는 길이
다. 청도에는 주막이 두 채 있는데 노새나 당나귀를 끌고 다니는 사람들
을 위해 마방馬房의 역할도 겸한다. 그리고 살둔은 '생둔生屯'이라고도
부른다. 삶을 기댈 만한 언덕이란 뜻으로 정감록에 기록된 삼둔오가리
중에서 산세와 계곡과 농토가 가장 좋은 곳이다.

양양이든 주문진이든 도착한 그날로 장터에서 물건을 팔고 필요한 물
건을 구입한 다음 곧바로 되돌아온다. 올 때도 갈 때와 마찬가지로 대개
같은 주막에서 하룻밤을 묵는다. 물론 '산아비'들은 짐을 지지 않고 다닌
적은 없지만 만일 짐이 없었다면 두 군데 모두 하루에 다닌다.

백두대간을 넘어 다니는 길목에는 맹수도 많았는데, 박 노인은 그 짐
승들을 친구로 여겼다고 한다. 고독한 산길의 동반자라고나 할까. 간혹
호랑이가 쫓아온 적도 있단다. 호랑이는 몇 백 미터 뒤에서 일정한 거리
를 두고 사람이 쉬면 쉬고 사람이 가면 따라 오기를 거듭하다가 주막 가

바람부리는 바람이 하도 세차서 소가 날아다녔다고 하여 쇠나드리라고도 부른다.

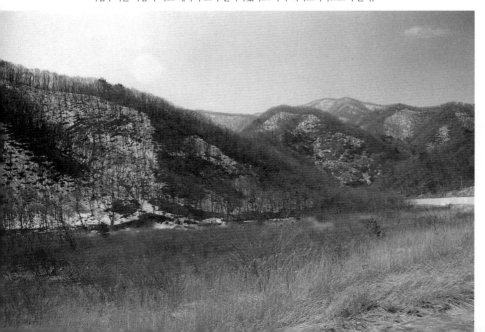

까이 도착하면 슬그머니 사라지곤 한다는 것이다. 산속에서 맹수보다 무서운 게 사람이라 하지만 박 노인은 한번도 강도나 도적을 만나지 않았단다. 강도나 도적은 도시 주변에 기생하는 인간들이기 때문이리라.

힘들게 일하는 게 즐거움이자 휴식

박 노인이 일년 내내 '산아비'로 산길을 다니는 것은 아니다. 봄과 여름철에는 화전 밭을 일구면서 틈틈이 산에 가서 약초를 캤고 가을철에 들어서서 양양과 주문진의 장터를 찾았다. 눈이 많은 겨울철에는 주로 사냥을 했다.

봄에는 내린천 계곡에서 물고기를 잡기도 했다. 얼음이 풀린 이른 봄에는 열목어, 산천어, 송어들을 잡았고 물철쭉꽃이 피는 4월말에는 황쏘가리, 쏘가리, 꺽지 등을 잡았다. 물고기를 잡을 때는 낚시나 그물을 사

전장 2킬로미터의 바람부리는 세찬 바람 때문에 곡식 대신 억새풀만 무성하다.

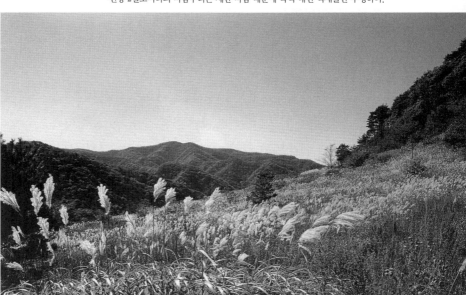

용하지 않고 주로 가래나무 뿌리를 이용했다. 추자목楸子木이라고도 부르는 가래나무는 재질이 치밀하고 단단하며 뒤틀리지 않아 건축 내장재나 조각재 등으로 많이 쓰인다. 그 껍질은 수렴과 해열, 눈을 맑게 하는 효능이 있어 한약재로 사용되고 열매는 날것으로 그냥 먹거나 기름을 짜서 먹기도 한다. 뿌리에는 최음 성분이 있어서 뿌리를 잘게 부셔서 베주머니에 넣어 물에 담그면 기절한 물고기들이 물위에 둥둥 떠다닌다. 잡는 것이 아니라 줍는다는 표현이 더 적절할 정도였다.

겨울철이면 방태산 자락은 해발 500~800미터의 지대여서 눈이 허리 높이까지 쌓였다. 그래서 주로 사냥을 했는데 노루는 맨손으로 잡았고 산돼지는 여럿이 창을 들고 몰았다. 보통 열 명이 한 조를 이루어 열흘간 쫓아다녀 잡곤 했다. 그밖에 호랑이, 반달가슴곰, 산양, 노루, 사향노루, 고라니, 여우, 꿩, 토끼 등의 산짐승을 잡았다.

그러나 박 노인은 결코 잡은 짐승들의 피나 고기를 먹지 않았다. 산에서 캔 약초도 모두 내다 팔았지 그 자신은 먹지 않았다. 오직 생존 차원에서 사냥을 하고 약초를 캔 것이지 몸보신에는 관심이 없었던 것이다. 또 실제로 그럴 필요도 없었다. 그는 90세가 다 되는 지금까지도 그 흔한 고뿔이나 소화불량에 걸린 적이 한번도 없었다. 그 옛날 콩이나 팥 한 가마를 지고 하루에 90리 산길을 계속 다녀도 다리가 아프거나 몸살을 앓거나 피로해서 쉰 적이 없었다. 영하 20~30도의 추운 겨울에도 검게 물들인 삼베옷만을 입고 살았지만 감기 한번 걸린 적이 없었다.

일년 내내 쉬지 않고 일하는데도 봄의 춘궁기는 어김없이 닥쳐왔는데 그럴 때면 도토리, 칡뿌리, 소나무 껍질, 산나물 등으로 모자라는 식량에 보탰다. 도토리와 산나물은 도토리 묵나물, 칡뿌리는 빻아서 가루는 칡국수를, 그 줄기와 부스러기는 옥수수 등을 넣고 비지처럼 끓여 칡비지를, 그리고 소나무 속껍질을 벗겨 송기떡을 만들어 먹었다. 그런데도 박 노인은 소화불량이란 단어 자체를 몰랐다.

이렇듯 일 년 내내 하루도 편하게 쉬지 못하는 엄청난 노동량, 형편없는 의식주 생활에도 불구하고 20대의 젊은이 못지않은 건강을 유지한다는 게 도회지 사람들이 보기엔 도저히 이해가 안 되지만 사실이 그러했다. 나는 박 노인의 삶을 추적하면서 불과 몇 십 년 사이에 잃어버린 우리의 정체성을 보았다. 그리고 건강과 장수의 비결은 바로 우리 가까이 있다는 것을 재확인했다. 알고 보면 박 노인에게 일 자체는 삶이고 인생이었다. 힘들게 일하는 게 즐거움이고 휴식인 반면, 가만히 편안하게 아무것도 안 하면 고통과 권태와 불편함이 생겼다

방태산 소와 에스키모인 그리고 '산아비'

옛날 이곳의 화전민들은 소들을 방태산에 방목하여 키웠다. 여름 장마철이면 소들은 흠뻑 비를 맞으면서 풀을 찾아 다녔는데, 비를 많이 맞으면 몸에서 붉은 물이 우러나왔다. 겨울철에 영하 20, 30도의 강추위에도 눈을 헤치고 먹이를 찾았다. 눈이 계속 내리면 소등에는 시루떡처럼 켜켜이 눈이 쌓였지만 소들은 아랑곳없이 돌아다녔다.

그런데 언제부턴가 사람들은 더 많은 고기를 생산하기 위해 소들을 외양간에 넣고 사료를 먹였다. 소의 몸집은 커졌지만 툭하면 감기에 걸렸다. 방목할 때에는 감기를 모르던 소들이었지만 따뜻한 외양간에서는 감기에 곧잘 걸렸다. 소화불량도 잦았다. 산에서 돌아다닐 때는 나무뿌

리나 갈대 잎, 소나무 잎을 먹어도 소화가 잘 되었는데 부드러운 곡물 사료를 먹자 소화불량이 온 것이다.

알래스카의 에스키모인들은 감기에 걸리지 않았다. 제1차 세계대전후 스페인 독감으로 전 세계에서 천만 명 이상이 죽을 때도 알래스카의 에스키모인들은 감기에 걸려 죽은 사람이 단 한 명도 없었다. 학자들은 감기 바이러스가 추위에 약해 에스키모인들이 감기에 걸리지 않은 것으로 보았다. 그런데 알래스카에서 석유가 나오자 에스키모인들은 문명 생활을 시작했다. 얼음집을 버리고 고급 주택에서 살고 소득수준에 걸맞은 선진국형 식생활로 생활 패턴을 바꿨다. 그러자 감기와 소화불량 환자가 자주 생겼고 미국 뉴욕시 수준의 고혈압, 당뇨, 간경변, 암 환자가 발생했다. 『세종실록』에는 이런 내용이 적혀 있다.

"산골에 살아 감초가 뭔지 이름도 듣지 못한 사람들은 천수를 누려 80세, 90세를 사는데 서울의 부호는 갑자기 병을 얻으면 약을 많이 써도 결국 효력을 보지 못해 천수를 누리지 못한다. 이것은 의원이 약을 쓸 줄 몰라서가 아니다."

정말 옳은 말이다. 뼈 빠지게 일하고 거친 음식만 먹은 '산아비'들은 80, 90세를 건강하게 살았지만 주지육림 속에서 산삼, 녹용 등 보약을 밥 먹듯 한 부자들이나 권력자들은 제명에 못살았다.

진시황제는 오래 살려고 별별 짓을 다 했으나 49세에 죽었고 『조선왕조실록』에 따르면 역대 왕들의 평균 수명은 44세였다. 서울대 의대의 박상철 교수는 저서 『생명이야기, 장수이야기』에서 조선조 역대 왕들의 수명이 짧은 것은 '운동 부족과 보약 과용' 때문이라고 분석하고 있다. 왕들은 세수도 남이 해주고 용변 처리도 담당관이 해주는 등 태어나서 죽을 때까지 거의 손발을 쓰지 않았다. 사람의 몸은 쓰지 않으면 퇴화한다. 생명 또한 적극적으로 쓰지 않으면 퇴화한다. 운동량이 거의 없는 왕들은 팔, 다리가 위축되고 심장, 폐, 신장, 간 등의 기능이 떨어졌으며 혈액순환 또한 원활치 못해 몸의 각 기관에 문제가 생겼다. 게다가 조금만 몸에 이상이 있어도 보약을 먹었다. 결국 많은 왕들이 고혈압, 당뇨 등 퇴행성 질환으로 사망한 것은 당연한 결과였다.

박 노인과 에스키모인, 방태산 소의 공통점은 자연 속에서 자연스럽게 살았다는 점이다. 그래서 질병을 몰랐다. 질병은 자연을 외면하거나 거스를 때 생기는 현상이다. 자연 속에는 명예나 재산, 권세라는 단어가 존재하지 않는다. 자연에 없고 원래 있지도 않은 신기루를 쫓아다니면서 자연에 불손하게 굴 때 질병은 '깨어나라!'는 신의 목소리로 들리는 것이다. 전통 무술과 참선 호흡의 대가로 자타가 공인하는 한 사부가 박 노인에게 물었다.

"그렇게 무거운 짐을 지고 험한 산길을 하루 90리씩 걸으려면 숨이 꽤 찰 텐데, 혹시 특별한 호흡법이라도 있으셨나요?"

노인은 딱하다는 듯 사부를 한 동안 쳐다보더니 이렇게 말했다.

"별로 없어, 그냥 숨차지 않게 걸으면 돼!"

음악가 바흐와 화전민 노인들의 공통점

앞에서 90세 가까운 연세에도 건강하게 살고 있는 박 노인을 이야기했지만 산골 마을의 모든 노인들이 다 건강한 것은 아니다. 노인정을 가보면 확연하게 알 수 있다. 80대의 노인들이 많은 노인정이 있는가 하면 60대가 주류를 이루는 곳이 있다.

우선 80대가 많은 노인정에 가보면 70대는 젊은이 축에 속하고 60대는 아이 취급을 당한다. 술 마시고 담배 피우는 모습은 보기 힘들다. 그들은 여전히 산에 가서 땔감을 해오고 밭일이나 집안일을 돕는다. 물론 그들 중 상당수는 젊었을 때 술과 담배를 피웠다. 하지만 40대에 들어서 술과 담배가 건강하게 사는데 지장이 많음을 알고는 끊었다. 덕택에 젊었을 때와 마찬가지로 중노동을 할 수 있고 건강을 유지한다. 40대 초의 결심이 40년 넘게 건강하고 행복한 삶을 만든 것이다.

60대가 주류를 이루는 노인정에는 여전히 술 마시고 담배 피우는 사람들이 많다. 이들의 화제는 같은 연배의 누군가가 병에 걸렸거나 죽어

간다는 이야기가 대부분이다. 모르긴 해도 그 마을 사람들의 절반은 50, 60대의 나이에 간경변, 암, 당뇨, 중풍 따위에 걸려 죽거나 죽기 직전에 도달해 있었고 나머지 절반의 사람들도 송장과 다를 바 없는 사람일 것이다. 근처 마을의 60대 남자가 새 장가를 간다고 시끌시끌할 때 자기 몸 하나 가누기 힘든 폐인들이 많다.

왜 '산아비'는 술을 마시지 않았을까

도회지에서 머리만 굴리는 정신노동자들이 술에 파묻히면 어떤 결과가 나올까. 2001년 세계보건기구 통계에 따르면, 우리나라의 술 소비량은 슬로베니아에 이어 세계 2위였다. 슬로베니아는 대부분 맥주 같은 약한 술을 마시는 반면, 한국인은 80퍼센트 이상이 소주, 위스키 등 독한 술을 마시기 때문에 실제로 술로 몸 망치기는 세계 1위인 셈이다.

맥주나 포도주 등 약한 술은 적당량을 마시면 심장병이나 뇌중풍 등을 예방할 수 있다는 연구 결과가 적지 않지만 독한 술은 오직 손해만 볼 뿐이다. 매일 독한 술을 3~5잔 마시는 사람은 술을 전혀 마시지 않는 사람에 비해 10년 후 사망률이 1.4배 높다는 연구 결과도 있다.

특히 혈압이 높으면 약간의 술도 치명적이다. 인체는 30세를 기점으로 매년 1퍼센트씩 기능이 떨어지므로 30세 이후에는 해마다 조금씩 늙어가고 있다고 보면 된다. 남성은 남성 호르몬이 줄고 여성 호르몬이 증가하면서 감성적으로 변하고 마음의 상처를 잘 받는다.

일찍이 세종대왕은 백성들이 술 때문에 패가망신하거나 각종 송사에 휘말리는 세태를 한탄하여 1433년에 「계주교서誡酒敎書」를 내렸다.

"술의 폐해는 곡식을 없애고 재물을 허비하고, 안으로는 마음과 뜻이 흐려지고 밖으로는 위신과 예절을 잃어서 작게는 건강을 해치고 집을 망치며 크게는 기강을 문란케 하여 나라를 망친다. 그러므로 백성들은 술 마시는 것으로 일을 그르치지 말며, 지나치게 마시어 병이 되게 하지 말며, 각각 행동을 조심하여 예절을 잃지 말고 술을 삼가 좋은 풍속을 이루도록 하라."

흔히 술을 풍류와 멋의 대명사로 치부하는 사람들이 많다. 원로 시인 ㄱ씨는 "시인들 가운데 술꾼이 현저하게 줄어 가슴에서 터져 나오는 시를 만나기 쉽지 않다"고 했다. 반면에 시인 정세훈은 "지나친 음주는 가슴을 피폐하게 만든다. 피폐해진 가슴에서 어찌 제대로 된 시가 터져 나올 수 있겠는가"라고 반문한다. 그는 '음풍농월吟風弄月을 일삼는 시인의 시는 이미 시가 아니다. 세상이 아무리 악다구니판이라도 술을 도피처로 삼아서는 안 된다'는 정다산丁茶山의 말을 덧붙이고 있다.

나는 시에 대해 잘 모르지만 시가 인간 정신의 제일 높은 곳에서 나온다고 믿고 있다. 적어도 이런 곳에서는 술이 한 방울도 끼어들 틈이 없을 것이다. 시인 윤동주는 스물아홉 살에 요절했지만 '서시序詩'라는 시에서 인간의 정신이 얼마나 위대해질 수 있는지를 보여주었다.

죽는 날까지 하늘을 우러러
한점 부끄럼 없기를,
잎새에 이는 바람에도
나는 괴로와했다.

별을 노래하는 마음으로

모든 죽어가는 것을 사랑해야지.

그리고 나한테 주어진 길을

걸어가야겠다.

오늘밤에도 별이 바람에 스치운다.

'산아비'들도 술을 일절 마시지 않았다. 그들의 주량은 막걸리 한 말, 소주 열 병이 넘었지만 특별한 경우를 제외하고는 한 방울의 술도 입에 대지 않았다. 80킬로그램이 넘는 등짐을 지고 매일 90리씩 산길을 걷는 그들의 삶은 매일 풀코스를 뛰는 마라톤 선수와 같다. 마라톤 선수가 달리면서 술을 마시는 것은 상상도 할 수 없는 일이 아닌가. 하지만 정작 중요한 것은 그들이 술을 마시지 않았다는 점이 아니라 죽는 날까지 맑은 정신과 건강한 신체로 열심히 일했고, 그러기 위해 술을 마시지 않은 것이라는 사실이다. 어찌 보면 하늘을 우러러 한 점 부끄럼이 있는지 없는지 따질 틈도 없이 열심히 살았다.

선비나 철학자 못지않은 지혜

내가 박 노인의 살아온 이야기, 그리고 그로부터 다른 '산아비'들의 생활상을 전해 들으면서 얻은 진리는 힘이 장사이면서 그 힘을 노동에 썼더니 보약이 되고 인생을 즐겁고 건강하게 살았다는 것이다.

사람은 누구나 자기 방식으로 세상을 본다. 힘이 센 사람은 모든 가치 기준이 힘이다. 계급이 높은 사람은 계급, 권력을 쥔 사람은 권력, 명예가 많은 사람은 명예로 세상을 바라보는 잣대로 삼는다. 또 일부 성직자들은 그의 교회나 사찰에 등록된 신자의 숫자로 자신의 실력을 과시하기도 한다.

벽초 홍명희의 소설로 유명해진 조선시대의 임꺽정은 세상을 바라보는 척도를 힘이라 생각했던 것 같다. 그래서 자신의 힘만을 믿고 교만하여 작은 일에도 참지를 못했다. 힘이 센 인간이 오직 '힘'이란 잣대로 세상을 바라보면 불평불만을 가질 수밖에 없다. 힘으로 따지면 '한 주먹거리'도 안 되는 인간들이 글줄이나 읽었다고 거드름 피우는 꼴을 보기 힘들어한다. 헛기침만 해도 오줌을 싸대는 '새 가슴'을 가진 인간들이 권력을 쥐었다고 우쭐대는 모습 또한 눈꼴 시리게 한다.

만일 임꺽정이 그 엄청난 힘을 거친 노동에 썼더라면 그것은 보약이 되어 인생이 즐거울 수 있었다. 그런데 그는 빈들빈들 놀면서 싸움질이나 하고 세상을 저주하고 불평불만을 가졌다. 결국 그의 힘은 독약이 되고 불행의 씨앗이 되어 도둑질을 하다가 죽음을 당하고 말았다. 남들이 부러워하는 힘을 제대로 쓰지 못한 결과였다. 부잣집 자식들이 마약 중독자가 되어 비극 속에서 세상을 살아가는 것도 다 그 돈이 제 분수를 찾지 못한 탓이다.

'산아비'들은 잠을 자면 깊게 빠져들었다. 저녁밥을 먹고 잠자리에 누우면 몸이 솜처럼 노글노글해지고 시원해지면서 숙면에 들어간 것이다. 잠을 잘 들지 못하거나 깊은 잠을 못 자고 자주 잠에서 깬다는 것은 그만큼 몸이 건강하지 못하다는 증거이다. 숙면은 쾌식快食, 쾌변快便과 함께 건강의 3대 비결이다. 숙면은 몸속의 온갖 호르몬의 분비가 정점을 이루게 하는가 하면 칼슘과 인燐 대사를 활발하게 해서 뼈의 형성을 돕

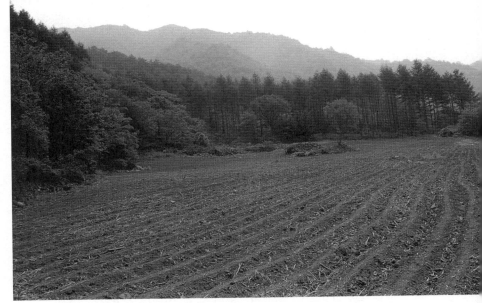

힘을 노동에 쓰면 보약이 되고 건강하게 산다. (사진은 아침가리의 화전 밭)

고 에너지를 축적하여 다음날의 활력을 준비하고 뇌신경과 말초신경의 시냅스 *synapse*를 재정비하여 각종 스트레스에 대응케 한다.

또 '산아비'들은 정신없이 일하느라고 남에게 관심을 둘 겨를이 없다. 어릴 때부터 일한만큼 번다는 세상 이치에 익숙해져서 남이 얼마를 버는지에 대해서는 관심이 없었다. 자기 일이 바쁘다 보니 남의 생활을 쳐다볼 틈도 없었다. 관심이 없으니 화낼 일도 없고 다툴 일도 없다.

불행은 자기 일은 하지 않으면서 남의 일에만 관심을 둘 때 시작되는 법이다. 또 화는 욕심은 많은데 일하지 않으면서 기운이 남아돌 때 불행과 함께 생기는 현상이다. 임꺽정이 그러했다. 만일 그가 '산아비'들처럼 쌀이나 콩을 한두 가마 지고 산길을 하루에 백 리씩 걸어 다녔다면 '화란 무엇인가?' 하고 궁금해 했을 것이고 불평불만도 있을 리 없고 더구나 도둑이 될 리도 없었다. 무위도식하면서 불평만을 늘어놓다 보니 할 일이라고는 화내는 것밖에 없게 되었다.

'산아비'들은 평생 쉴 틈 없이 강도 높은 노동을 하다 보니 행복과 불행이 무엇인지를 몰랐다. 제대로 배우지 못했지만 여느 선비나 철학자 못지않은 지혜가 있었고 예의가 있었다.

바흐는 엄청난 육체적 노동자

그들의 육체노동을 보노라면 독일의 뛰어난 음악가 바흐를 떠올리게 된다. 흔히 우리는 음악가라고 하면 '배짱이'처럼 바이올린이나 켜면서 게으름을 피우는 모습을 연상하기 쉽다. 그러나 실제로 유명한 음악가들의 삶은 엄청난 양의 육체적 노동자일 뿐만 아니라 정신노동자로서 치열하게 살았다. 바흐는 아내와 13명의 자녀를 부양하기 위해 죽을 때까지 일했다. 수많은 작품을 작곡하면서 일련번호를 기입했는데, 그의 사후 정리된 것만도 1087번이었다. 매일 한 곡씩 작곡을 한다면 꼬박 4년이 걸리는 분량이다. 그런데 한 곡을 베끼는 데만도 일 년 걸리는 작품이 수두룩했다. 결국 바흐는 작곡가 이전에 엄청난 일을 한 노동자였던 것이다.

쉴 틈도 없었고 화낼 틈도 없었다. 사교 모임에 초대를 받아도 참석할 짬이 없었고 궁핍한 삶이기에 놀러 다닐 겨를도 없었다. 병으로 아플 틈도 없었다. 어린 시절 달빛 아래에서 악보를 오랫동안 베끼는 바람에 시력을 잃었고 두 눈을 수술했지만 실패하여 장님으로 작품 활동을 계속했다. 주문자의 기호에 맞춰 더 좋은 곡을 만들기 위해 피나는 노력을 했다. 하지만 그의 음악은 생전에 빛을 보지 못했다. 그가 죽고 50년 지나서야 비로소 세상의 관심을 끌었다. 말하자면 바흐는 세상이 알아주든

말든 한 세상을 열심히 살다가 떠난 것이다.

　대선사는 피나는 고행 속에서 태어나고 위대한 예술가는 엄청난 노동 속에서 태어난다. 산골 마을의 노인들 역시 70대를 훨씬 넘긴 나이에도 산에 올라가 땔나무를 해오고 장작을 패고 밭을 가꿨다. 특히 '산아비'들은 세상에서 가장 많은 등짐을 지고 가장 오래 걸어 다녔지만 전혀 허리가 굽지 않았다. 프랑스의 진화론자 라마르크가 모든 생물은 환경에 대한 적응력이 있다면서 '자주 사용하는 기관은 발달하고 사용하지 않는 기관은 퇴화하여 없어지게 된다'는 용불용설을 주창했는데, '산아비'들의 허리를 보면 과연 명불허전名不虛傳이다.

　20세기 최대의 실험소설로 평가되는 장편소설 '율리시스'를 지은 아일랜드의 작가 제임스 조이스는 성인聖人의 속성을 이렇게 표현했다.

"성인은 해처럼 맑고 거침없이 움직일 수 있을만큼 날쌔고 고통과 불편에도 무감각하고 전적으로 영혼의 지배를 받는 오묘함이 있다."

　건강이 없으면 성인도 없다. '산아비'들은 가는 길이 성인과 다르지만 누구보다도 해처럼 맑고 날쌔고 고통과 불편에 잘 적응했다. 맹인이 된 바흐는 사위에게 오르간을 위한 합창곡을 부르게 하면서 작곡을 하는 등 고통과 불편함을 뛰어넘는 육체의 소유자였다. '산아비'들은 육체를 통해 성인의 경지로 가고 바흐는 정신을 통해 성인의 경지로 간 셈이다. 육체와 정신은 하나이다.

힘센 '노새꺽정' 영감의 러브스토리

내가 이곳 사람들의 건강에 관해 관심을 가지면서 가장 인상 깊었던 인물은 '노새꺽정'이라 불리던 노인이었다. 키가 180센티미터였고 한창 시절 몸무게가 90킬로그램이었다고 한다. 임꺽정만큼 힘이 셌다고 해서 마을 사람들은 그를 '꺽정'이라 불렀고 '산아비'로 일하면서 노새만큼 무거운 짐을 지고 오랫동안 산길을 걷는다고 해서 '꼬리 없는 노새'라고도 불렀는데, 나중에는 이 둘을 합쳐 '노새꺽정'이라 불렀다.

그는 자기보다 두 살 많은 '산아비'와 친형제처럼 지내면서 함께 양양과 주문진의 장터를 드나들었다. 이 책에서는 편의상 나이 많은 사람을 '큰 산아비', 그리고 '노새꺽정'이라 불리는 사람을 '작은 산아비'로 부르기로 한다. 참고로 '큰 산아비'는 19세기 마지막 해인 1899년생이므로 '작은 산아비'는 20세기에 태어난 셈이다. '큰 산아비'는 키가 165센티미터, 몸무게가 60킬로그램으로 1920~30년대를 기준으로 하면 보통 체격이었던 것 같다.

두 사람은 양양이나 주문진의 장터를 함께 다녔지만 사람들이 보기에 산길을 걷는 모습은 현저하게 달랐다. '큰 산아비'는 당나귀 만한 짐을, '작은 산아비'는 노새 만한 짐을 졌다. 당나귀는 80킬로그램의 짐, 노새는 그 두 배인 160킬로그램의 짐을 지고 새벽부터 밤늦게까지 쉬지 않고 산길을 갈 수 있다.

방태산의 지게 신화

이곳 방태산 자락에서 두 사람에 얽힌 일화는 많다. 그 중에서 가장 놀라운 이야기는 지게에 얽힌 일화이다. 흔히 서양 사람들이 우리나라에 와서 지게를 보고 두 번 놀랐다고 한다. 삼국시대부터 사용했다는 사실에 놀라고 천 년이 지난 지금도 옛날 그대로 쓰고 있다는 사실에 놀란다는 것이다. 문학평론가 이어령은 저서 『흙 속에 저 바람 속에』에서 이렇게 적고 있다.

"미국 사람들은 '지게'를 'A프레임'이라고 한다. 지게의 생김새가 꼭 알파벳의 A자처럼 생겼기 때문이다. 물론 미국에 지게가 있을 리 만무하다. 한국에 건너온 미군들이 우리의 지게를 보고 그렇게 이름 지어 불렀을 따름이다. 지게는 두말할 것도 없이 물건을 져서 나르는 도구이다. 그러나 그것은 도구 이상으로 정이 배고 피가 통하는 존재이다. 지게에서는 한국인의 체취와 똑같은 땀 냄새가 풍긴다."

지게를 져본 사람은 아는 일이지만 지게는 일어설 수만 있다면 자기 몸무게의 두 배 가량 되는 무게도 너끈히 졌다. 그래서 무게 중심이던 지 겟다리 왼쪽 허벅지가 유난히 번들번들하다. 지게를 지고 일어설 때 왼 손으로 그곳을 꽉 잡고 균형을 잡으면서 오른손 작대기에 힘을 주어 일 어나기 때문이다.

지게와 두 '산아비'에 얽힌 일화는 1954년 무렵의 일이다. 어느 날 미 공군 조종사 두 명이 강원도 상공을 날다가 추락하는 바람에 낙하산을 타고 이 지역에 내렸다. 비행기는 봤어도 자동차를 못 본 마을 사람들은 파란 눈, 노랑머리의 미국인들을 처음 봤다.

사람들은 두 조종사들을 극진히 대했다. 말은 안 통했지만 그들의 얼 굴로 보아 배고프다는 것을 알고 마을에서 가장 잘 사는 집의 넓은 방에 서 쉬게 하고 쌀밥에 막장찌개를 대접했다. 옥수수밥을 배불리 먹는 게 소원이었던 마을 사람들이 옥수수보다 20배나 비싼 쌀밥을 대접한다는 것은 흡사 왕조시대에 임금을 대접하는 것과 같다. 쌀은 집집마다 생일 이나 부모 제사 등 경조사에 쓰려고 비축한 것을 조금씩 모았다.

두 미국인은 쌀밥과 된장이 올라간 밥상을 받자 코를 움켜쥐고 뒤로 물러나 앉았다. 마을 사람들은 진수성찬을 외면하는 두 미국인의 소행 이 괘씸했지만 그래도 정성을 들여 끼니 때마다 대접했다. 여전히 두 미 국인은 먹지 않았다. 참다못한 마을 사람들은 "무식한 노랑머리들, 감자 에 옥수수나 처먹어라!"하고 감자와 옥수수를 쪄서 밥상에 올려주었다. 그러자 두 미국인은 허겁지겁 먹어치우고는 더 없느냐는 제스처를 취했 다. 이렇게 맛있는 음식을 왜 이제 주냐고 따지는 듯한 표정이기도 했다. 마을 사람들은 쌀밥보다 값싼 옥수수와 감자를 더 맛있어 하는 두 미국 인이 얼빠진 인간으로 보였다.

보름쯤 지나고 미군 부대의 장교가 찾아와 두 미국인을 데려갔다. 부대에서는 조종사를 도와준 마을 사람들에게 사례를 하고 싶다면서 함께 가자고 했다. 십여 명이 지게를 메고 미군부대로 갔다. 부대는 마을에서 오십 리 정도 떨어진 곳에 있었다. 안내를 맡은 미군은 마을 사람들에게 C-레이션 등 식료품을 마음껏 가져가라고 했다. 아마도 지게로 얼마나 지고 갈 수 있겠느냐는 계산도 있었을 것이다.

마을 사람들은 각자 80킬로그램 정도의 짐을 지게에 실었다. 왜소한 체격의 사람들이 나무막대기를 묶은 'A프레임'에 산더미 같은 짐을 지고 가자 미군들은 "원더풀!"하며 찬탄의 박수를 쳤다. 그러나 '큰 산아비'는 160킬로그램이 넘는 짐을, '작은 산아비'는 240킬로그램이 넘는 짐을 실었다. 짐을 운반하는 게 아니라 2층집과 3층집을 움직이는 것과 같았다. 이 모습을 본 미국인들은 "악!"하고 외마디 비명을 질렀다.

이 일화는 50년이 지난 지금도 방태산의 신화로 뭇 사람들의 입에 오르내리는데 그만큼 두 사람은 힘셌고 엄청난 짐을 지고 험준한 산길을 오르내렸다. 이곳에서는 보통 남자도 평균 80킬로그램의 짐 정도는 혼자 지고 다녔는데 80킬로그램짜리 한 가마를 머리에 이고 '산아비'처럼 몇 십 리씩 산길을 걷는 건장한 여인들도 있었다.

신배령에서 만난 '고등어 여인'

'작은 산아비'에 관한 일화 중 흥미 있는 이야기는 단연 두 여인과의 러브스토리이다. 고등어 장사를 하는 여인과 양양의 열녀烈女였다. 먼저 고등어와 관련된 여인과의 사연부터 보기로 하자.

어느 해 초겨울이었다. 여느 때처럼 '작은 산아비'는 '큰 산아비'와 함께 팥을 한 가마씩 짊어지고 주문진 장터로 향했다. 명개 삼거리 근처에 있는 청도의 주막에서 하룻밤을 묵고 이튿날 새벽에 다시 길을 나섰다. 응복산 아래 신배령을 중간쯤 올라갔을 때였다. 여자들이 웅성거리며 모여 있는 모습이 보였다. 이른바 '고등어 여인'이라 불리는 여자들이었다. 이곳에서는 남자만 등짐을 지고 방태산 자락에서 주문진을 왔다 갔다 한 게 아니었다. 여자들도 자반고등어를 짊어지고 장삿길을 다녔다. '여자 산아비'인 셈이다.

이들은 대개 30대 초반으로 바닷가 출신들이 대부분이었다. 남편이 고기 잡으려고 바다에 나갔다가 풍랑을 만나 죽었거나 행방불명이 된 사람들이다. 때로는 잠자리가 시원치 않은 남편이나 봉건적인 시집살이에 얽매이는 것이 싫어 장삿길에 나선 여인들도 적지 않다. 이들은 고등어 20~30손 정도를 멜빵짐을 해서 등에 메고 다녔는데 당시 고등어는 지금보다 훨씬 커서 한 손에 1킬로그램 정도였으므로 이들은 보통 20~30킬로그램을 지고 다닌 셈이다. 보통 남자들은 50~60손을, '산아비'들은 100손 이상을 지고 다녔다.

그녀들 역시 하루에 90리의 산길을 걸어다녔다. 아마도 설악산 종단대회에 이 여인들이 참가했다면 일등은 물론 상위권 입상을 몽땅 차지했을 것이다. 한마디로 '고등어 여인'들은 힘도 세고 배짱도 두둑하고 벌이도 상류층 못지않은 생활을 누리는 여인들이었다. 다섯 명 정도가 한 조를 이루어 백두대간을 넘어 다닌 겁 없고 자유스럽고 돈을 잘 버는 커리어 우먼이었다.

'작은 산아비'가 여인들에게 다가가 보니 갓 서른을 넘긴 듯한 한 여

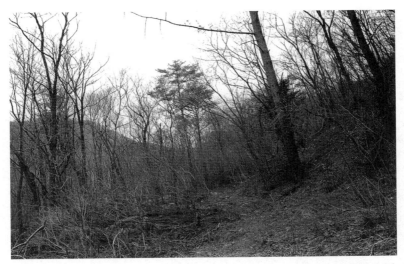

'산아비'들이 주문진 장터를 갈 때 넘나들었던 해발 1173미터의 신배령

인이 쓰러져 있었다. 검게 물들인 베옷 치마에는 피가 흥건히 괴여 있고 눈이 반쯤 풀린 것으로 보아 거의 의식을 잃은 듯 했다. 주위에 둘러선 여인들의 말을 들으니 여인은 산후더침을 해서 많은 피를 흘리고 쓰러진 것이었다.

여인의 남편은 어부였다. 지난 여름 고기잡이를 나갔다가 갑자기 불어 닥친 태풍으로 행방불명되는 바람에 임신 중이던 여인은 유복자를 낳았다. 그리고 먹고 살기 위해 출산한지 한 달도 안 되어 고등어 장삿길에 나선 것이다. 산후 한 달도 채 안 된 여인이 30킬로그램이 넘는 짐을 지고 왕복 180리 산길을 다니는 것은 문제가 있었다. 더구나 11월 중순 백두대간의 날씨는 밤이면 영하 10도 이하로 내려가는데, 옷이라곤 삼베 치마에 삼베 저고리였으니 탈이 단단히 날 만도 했다. 결국 여인은 산후 조리를 못한데다가 추위와 과로가 겹쳐 쓰러지고 만 것이다.

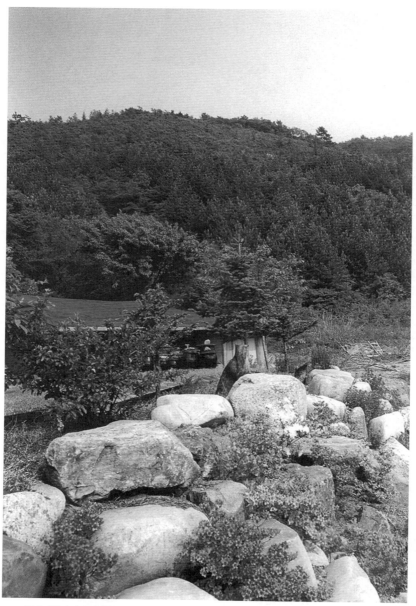

'산아비'들이 양양 장터를 갈 때 하루밤을 묵었던 윗바람부리의 주막이 옛 모습 그대로 남아 있다.

'작은 산아비'는 여인과 그녀의 짐을 지게 위에 올려놓고 청도 주막으로 되돌아왔다. 따뜻한 방에 눕히고 오소리 쓸개를 술에 타서 먹였다. 산골 마을에서는 산모가 아기를 낳고 정신이 오락가락할 때 구급약으로 오소리 쓸개를 썼는데 주막 주인 역시 비상용으로 처마 밑에 매달아놓았던 것이다. 오소리 쓸개가 없을 때는 너구리 쓸개를 쓰지만 그 약효는 별반 차이가 없다.

잠시 후 여인이 정신을 차리자 '작은 산아비'는 밖에 나가 백출, 당귀, 천궁, 익모초를 캐고 아가위를 따서 가마솥에 끓였다. 『동의보감』에는 산후에 하혈을 하고 정신이 혼미할 때 궁귀조혈음芎歸調血飮을 쓴다고 되어 있다. 처방은 당귀·천궁·숙지황·백출·백복령·진피·오약·건강·익모초·목단피·감초 각 7푼, 생강 5쪽, 대추 2개이다. 하지만 이곳에서는 백출, 당귀, 천궁, 익모초, 아가위로 처방하는 게 보통이었고 또 실제로 잘 들었다.

아가위는 산사나무의 열매인데 '산사'라고도 부른다. 그 맛이 몹시 시고 떫어서 일 년 이상 묵혔다가 사용하는데 피를 맺게 한다. 산모의 하혈 외에 코피가 나거나 간경화 환자가 식도 출혈을 할 때, 잇몸에서 피가 날 때, 대장 출혈이 심할 때 꼭 필요한 약재이다. 특히 난치병인 사구체신염絲毬體腎炎 등 신장병으로 소변에 단백뇨와 함께 혈뇨가 나올 때 쓰면 치료 효과가 크다. 삶아서 즙을 마시면 설사를 멎게 하고 옻이 오른 데에도 효과가 있다. 익모초는 '육모초'라고도 하는 풀로 포기 전체를 말려서 산후의 지혈과 복통에 사용한다.

그 외의 약재들은 산골마을에서는 구하기 힘든 것들이다. 숙지황은 현삼과에 속한 생지황 뿌리의 껍질을 베껴내어 음지에서 말린 후 막걸리를 뿌려가며 시루에 찌고 다시 음지에서 말리기를 아홉 번 반복한 것을 말하는데 산골 마을에서는 구하기 힘들다. 진피는 귤껍질로 귤은 남쪽에서만 생산되었고 부자들이나 먹을 정도로 비쌌기 때문에 강원도 산간에는 그 이름조차 듣기 힘들었다.

백복령은 소나무를 자른지 10년쯤 지나면 뿌리에 생기는 혹인데 길이 없는 산골 마을에서는 산판을 할 경제적 가치가 없어서 나무를 자르지 않았기에 구하기 힘들었다. 길이 없던 시절에는 큰 강이나 계곡 근처의 산에서만 나무를 잘랐다. 왜냐 하면 나무의 운반 수단은 오로지 물길뿐이었고 내린천 계곡에서 산판을 한 나무를 띄우는 '적심'은 내린천이 있는 광원리 근처까지만 했던 것이다. 내린천 발원지인 오대산 아래의 광원리는 청도 주막에서 멀리 떨어져 있다.

이밖에 오약은 열대 식물인 오약나무의 뿌리로 수입품이어서 산골 마을에서는 구하기 힘들다. 건강은 생강을 마른 것을 가리키는데 내가 한약방을 차린 80년대 초에는 이곳 면 단위 마을의 가게에서 생강을 팔지 않았다. 엄지손가락 만한 생강이 팔뚝보다 큰 무나 어른 머리 만한 배추보다 비싸 아무도 먹을 엄두를 내지 못했던 것이다. 생강은 고온성 식물이어서 강원도에서는 재배할 수 없었다.

'작은 산아비'는 주막집 주인에게 가마솥에 끓이고 있는 약재들을 여인에게 수시로 먹이도록 부탁하고는 다시 길을 나섰다. 그리고 돌아오는 길에 들렀더니 여인의 건강은 몰라보게 좋아졌다. 약초의 효력도 컸지만 따뜻한 아랫목에서 따끈따끈한 쌀밥을 먹은 것이 기력을 회복하는데 큰 힘이 되었던 것이다. 여인에게는 산삼, 녹용보다 주막집의 쌀밥과 고등어가 훨씬 큰 보약이고 영양제였다.

죽음의 문턱에서 살아난 여인은 '작은 산아비'를 따라 나섰다. 미산에 있는 '작은 산아비'의 집에서 얼마간 몸을 추스른 그녀는 40킬로그램의 짐을 지고 '작은 산아비' '큰 산아비'와 함께 백두대간을 넘어 다녔다. 그 후 백두대간의 길목을 넘나들던 '산아비'들과 '고등어 여인'들은 두 남녀의 정겨운 모습을 볼 때마다 둘의 속궁합이 어떨지 궁금해 했다고 한다.

과부의 병은 뜨거운 남자가 특효약

이번에는 양양의 열녀와 얽힌 사연을 보자. 시점으로 따지면 '고등어 여인'이 어느 날 돌연 강릉으로 갔다가 돌아오지 않은 채 몇 년이 지난 뒤였다.

하루는 '작은 산아비'가 양양의 어느 양반 가문댁으로부터 콩 두 가마를 가져다 달라는 주문을 받고 양양으로 갔다. 이번에는 '큰 산아비'가 아닌 친지와 동행하여 한 가마씩 지게에 졌다. 양반댁에 도착하여 짐을

오대산 아래 광원리에 있는 내린천의 발원지 표지석

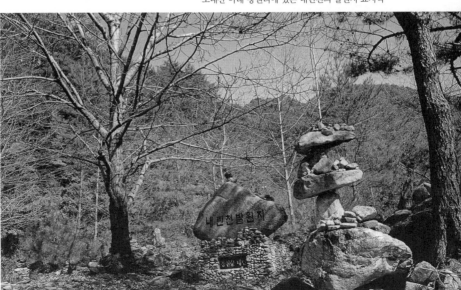

광으로 나르는데 누군가 지켜보고 있다는 느낌이 들었다. 힐끗 쳐다보니 피골이 상접한 30대의 어느 여인이 자신을 넋 나간 듯이 빤히 쳐다보고 있었다.

콩값을 받은 그는 장터로 가서 자반고등어를 샀다. 그리고 동행한 친지가 양양에 처음 와봤다고 해서 하루를 묵었다. 이튿날 두 사람은 자반고등어를 100손씩 지게에 나누어지고 다시 백두대간으로 향했다. 남대천을 지나고 서림을 거쳐 조침령의 중턱쯤 갔을 때였다. 광목 옷차림의 한 여인이 길목에 서 있었다. 얼른 보기에도 부잣집 여인 같았다. 당시 광목으로 지은 옷은 요즘으로 치자면 백화점의 명품 코너에서만 취급하는 고급 의상이었다. 여자가 시집을 잘 갔다고 자랑할 때 검정 고무신을 혼례 예물로 받은 것을 들먹이던 시절이었다.

여인은 콩을 가져다 준 양반 집에서 '작은 산아비'를 빤히 바라보던 여인이었다. 그녀는 열다섯 살 때 시집을 왔는데 집안의 유일한 혈손인 남편은 그녀보다 한 살 많았다. 결핵을 앓고 있었지만 여자를 너무 밝힌 게 불행의 시초였다.

결핵 약이 없던 그 시절에 '노채'라고 부른 이 병은 불치병이나 다름없었다. 이 병은 음허화동陰虛火動으로 항상 여자를 찾았다. 남자가 이 병에 걸리면 성욕 항진으로 가슴속이 달아올라 답답하고 괴로우며 손발이 화끈거리고 숙면을 취할 수 없다. 즉, 지나치게 성을 탐닉하여 몸을 망가뜨리게 된다.

남편은 부부 관계 후 파김치가 되고 힘이 들어 쩔쩔 매면서도 마약 환자가 마약을 찾듯 아내를 찾았다. 마른 장작에 불이 붙으면 '후르르'하고 잘 탄다. 그래서 물로 불을 끄고 한편으로 불타는 것을 조심해야 병을 고치는 법인데 부잣집 외아들은 예나 지금이나 자제력 없기가 별반 차이가 없었다. 현명한 부모였다면 아들을 혼인시키지 말고 산에 가서 땔나무를 해오고 농사일을 시켰어야 했다. 그래야만 치료가 되는데 앉아서 책이나 들척이고 여자를 밝히면 일찍 죽는 것은 예정된 코스이다. 아침, 점심, 저녁으로 부인을 찾던 남편은 결혼 10년을 넘기지 못하고 죽고 말았다. 아이도 만들지 못했다.

스물다섯 살에 청상과부가 된 그녀는 그 뒤 10여 년간 몸가짐을 바르게 했다. 그러자 이웃에서는 '열녀'가 났다면서 칭송이 자자했다. 하지만 여인은 그 명성을 들을수록 몸이 점점 더 쇠약해졌다. 사람들은 그녀에게 부용산芙蓉散을 권했다. 예로부터 부용산은 홀아비나 과부가 성욕으로 화가 동하여 가슴이 아프고 저절로 땀이 나며 맥이 고르지 못할 때 쓰는 처방이다. 부용이란 연꽃으로 꽃이 있으면 꽃까지, 씨가 있을 때는 씨까지 따서 잘 짓찧어 물에 거른 다음 찌꺼기를 버리고 먹는다. 그러나 여인의 병세는 부용을 한 가마 먹어도 호전될 기미를 보이지 않았다.

이름난 의원들이 찾아와 이번에는 시호석간탕柴胡析肝湯을 처방했다. 이 처방은 간열을 식히는데 일차 목표가 있다. 약재는 시호 2돈, 청피 1.5돈, 적작과 목단피 각 1돈, 지골피·향부자·치자·창출 각 7푼, 천궁·신곡 각 5푼, 생지황·연교 각 3푼, 감초 2푼이다. 시호는 초가을에 황색 꽃을 피우는 미나리과의 다년생 풀 뿌리, 청피는 푸른 굴껍질, 적작은 적작약의 뿌리, 지골피는 구기자 뿌리의 껍질, 연교는 노랑개나리 나무의 열매를 말한다.

그러나 여인은 계속 야위어만 갔다. 흡사 학질에 걸린 사람처럼 몸이 아팠다. 『동의보감』에는 예로부터 과부와 여승을 다스리는 처방은 일반

부녀자와 달랐다면서 다음과 같이 적고 있다.

"과부와 여승은 혼자 살아 독음獨陰에 양陽이 없어 욕망이 있어도 이루지 못한다. 그래서 음과 양이 서로 다투고 한寒과 열熱이 왕래하여 학질처럼 아프고 오래 되면 몸이 쇠약해진다. 사마천의 『사기』에 창공의 치병법이 있는데, 제북 사람의 딸이 허리가 아프고 등이 더웠다 추웠다 하는 증세를 여러 의원들이 한열병寒熱病으로 다스렸는데 효과가 없었다. 창공이 '이것은 남자가 그리운데 얻지 못하여 생긴 병이다' 하였다. 과부와 여승은 욕망을 억제하여 병이 생기는데 그 증세가 바람을 싫어하고 잠깐 추웠다 잠깐 더웠다 하다가 열이 나고 얼굴이 붉어지고 마음이 번거롭고 땀이 저절로 난다."

과부, 특히 남자를 잘 아는 과부가 독음에 양이 없고 정욕이 동해도 이루지 못하는 한, 열이 학질처럼 날 때 간의 열을 식힌다고 병은 없어지지 않는다. 회사가 부도나는 바람에 머리가 지근지근 아프고 열이 펄펄 나는 사람에게 아스피린 같은 해열진통제를 먹여봤자 소용없는 것과 똑같은 이치이다. 과부에게 '양'이 필요하다고 해서 인삼이나 황기 같은 더운 약이나 부자附子같이 뜨거운 약을 먹이면 죽을 수도 있다. 같은 '양'이지만 인삼, 부자와 뜨거운 남자의 그것은 생사를 가르는 하늘과 땅만큼 차이가 크다. 과부의 병은 뜨거운 남자가 치료제요 부도난 남자의 두통은 한 보따리의 돈이 치료제이다.

아무리 약을 먹어도 병이 깊어만 가자 마침내 집안에서는 무당을 불러 굿을 했다. 굿판이 끝날 무렵, 무당이 큰 소리로 외쳤다.

"이 병엔 백두대간을 넘어온 힘센 남자가 특효약이야. 그것밖에 다른 방도는 없어!"

이때부터 여인은 영서 지방에서 백두대간을 넘어 다니는 장꾼들에게 물건을 사기 시작했다. 그들만이 자신의 병을 고쳐줄 것이라고 확신했던 것이다. 거의 일 년 가까이 수많은 장꾼들이 드나들었지만 마음에 드는 사내를 만날 수 없다가 '작은 산아비'를 보게 되었다. 그날 밤 여인은 잠을 이루지 못했다. 동트기 직전에 시아버지에게 한 통의 편지를 남기고 짐을 꾸려 집을 나섰다.

"앉아서 죽느니 넓은 세상에 나가 살고 싶습니다. 용서를 바랍니다."

당시 여인의 가출은 목숨을 건 위험한 행동이었다. 관습상으로도 있을 수 없는 일이지만 양반 집안에 먹칠했다는 것만으로 죽을 수도 있었다. 하지만 신분, 재산, 명예 등은 인간이 만든 유리 장난감에 불과하다. 이런 것들은 인간의 행복과 아무런 관련이 없다. 열녀라는 칭송을 백 년간 들어도 뜨거운 남자 하나만 못하다.

두 남녀는 함께 조침령을 넘었다. 그날 이후 방태산 자락에 있는 작은 귀틀집에서는 두 남녀의 웃음소리가 끊임없이 밖으로 새어나왔다. 열녀로 살기에 세상은 너무 넓고 즐거움은 너무 많았다.

70대 노부부의 '소 아홉 마리가 구르는 소리'

"방태산 늙은이들, 정말 주착이야! 병 고치러 온 도시 사람들도 생각
해 줘야지, 그렇게 밤에 시끄럽게 굴면 되나!"

어느 날 새벽이었다. 환자들을 치료하고 있는데, 차례를 기다리는 여
자들이 왁자지껄 떠드는 소리가 들렸다. 50대의 과부들인 이 여인들은
자기들끼리 어울려 일하러 가고 놀러가고 치료받을 때도 같이 왔다. 나
는 꼭두새벽부터 잠자리 이야기를 해대는 과부들의 입담에도 놀랐지만
더욱 놀란 것은 그들이 말하는 '늙은이'가 바로 70대의 노인 부부라는 사
실이었다.

그 노부부는 나도 잘 알고 지내는 사이였다. 노인은 산삼을 캐는 심마
니여서 나도 가끔 노인을 뒤따라 '심'을 보러 다녔다. 또 무릎 관절로 고
생하는 할머니는 자주 한약방을 찾아왔다. 두 노인은 자식들을 모두 도
회지로 내보내고 마을에서 이십여 리 떨어진 방태산 계곡의 작은 암자
에 살고 있었다. 노인은 75세, 할머니는 다섯 살 아래인 70세였다. 노인

의 체구는 상당히 왜소했고 할머니는 얼굴이 주름투성이에 이빨은 거의
다 빠져버린 그야말로 '쪼그랑할멈'이었다. 그런데도 할머니는 다리를
절면서 산에 올라가 나물과 약초 캐는 일을 쉬지 않았다.

노인 부부의 요란한 '밤일'

과부들의 말은 외견상 '죽은 사람'이나 다름없는 이들 부부가 바로 산
천초목이 떠나갈 듯 요란하게 '밤일'을 하여 암자에 요양하러 온 사람들
을 괴롭혔다는 이야기였다. 처음에는 얼른 이해가 되지 않았다. '요란한
섹스' 하면 변강쇠와 그의 여인이나 하는 것이지 여든 살을 바라보는 노
인들에게 어찌 가당한 일인가.

노부부가 사는 암자 근처에는 작은 산신각이 오래 전에 있었고 근년
에 들어와 부처님을 모신 대웅전이 지어졌다. 암자 아래에 높이가 7~8
미터 정도 되는 폭포가 있는데, 이곳에서 산신령에게 기도하면 자식 없
는 사람은 자식을 얻게 된다고 하여 많은 사람들이 몰려들었다. 그러다
가 어느 해인가, 떠돌이 스님이 찾아와 '이 폭포야말로 명당 터'라고 하
면서 그를 찾아온 중풍 환자를 몇 명 고쳤다는 소문이 났다. 그 바람에
스님은 졸지에 '고명하신 명의 스님'이 되었고 이곳은 도시에서 찾아온
사람들로 붐비는 시장 터가 되고 말았다. 그 어느 쪽이든 이곳을 찾아온
사람들은 노인 부부가 살고 있는 암자에 머물렀다.

두 노인은 평생 남의 눈치를 안 보고 오직 자신의 다리 힘으로 살아온
사람들인지라 옆방에 누가 있건 말건 평소처럼 밤일을 치르곤 했다. 암
자에서 스님에게 중풍 치료를 받던 도회지 사람들은 일주일에 평균 두

번 요란하게 치르는 '밤일'이 신기하기도 하고 부럽기도 하고 심술도 나서 불평을 해댔는데 그 소리가 마을 과부들의 귀에 들어가고 마침내 내게까지 들린 것이다.

노인에게는 부정맥이 있었다. 걸을 때마다 숨이 차서 얼마 걷지 못할 것 같은데도 하루 종일 험한 산을 오르내렸다. 나는 처음 노인과 함께 산행하면서 '이렇게 숨차 하면 어떻게 산을 다닐 수 있을까' 하고 걱정했지만 불과 30분이 못되어 노인을 따라가기 쉽지 않았다. 숨찬 대로 열 시간 이상 쉬지 않고 산속을 걷는 노인을 보고 인간의 훈련은 허약한 몸의 구조를 훨씬 넘어선다는 것을 새삼 깨달았다. 노인의 심장 구조는 잘 걷지 못할 정도로 취약한 상태였지만 몸 전체의 기능이 활발하여 그 허약한 심장구조를 보완하고 있었던 것이다. 기운 순환이 잘 되면 웬만큼 아파도 죽을 때까지 사는데 지장이 없는 것이다.

노인은 심마니로 잔뼈가 굵은 사람이었다. 50년이 넘도록 1200미터가 넘는 가마봉, 방태산, 점봉산, 설악산, 오대산 등을 수없이 오르내리며 산삼을 캤다. 이곳은 심마니들이 국내에서 품질이 제일 좋고 큰 산삼이 많이 나오는 곳으로 손꼽는 지역이다. 동해 바다에서 불어오는 바닷바람을 맞으면서 자라기에 특히 품질이 뛰어나다.

노인은 이곳에서 산삼의 황제라 불리는 육구만다리를 세 뿌리나 캤다. 육구만다리는 50~100년 묵은 산삼으로 무게는 대략 40~120그램 정도이다. 사람들은 이러한 산삼을 보고 100~200년 묵은 산삼이라고 말하는데 전문 심마니조차 20년에 한 번 정도 만날만큼 귀하다. 노인이 1950년대에 처음 발견한 육구만다리는 인제 군수, 강원도 지사를 거쳐 이승만 대통령에게 갔고, 70년대에 캔 산삼은 박정희 대통령에게, 그리고 90년대에 캔 산삼은 강원도 출신의 모 재벌 회장에게 갔다는 소문이다. 그 가격은 어느 정도였을까. 50~70년대에는 소 열 마리 값이었는데 당시 소 한 마리 값이 강원도 산악 지역의 밭 3000~5000평과 맞먹었으니 육구만다리 한 뿌리라면 밭 3~5만평을 샀을 것이다. 요즘 시세로 치자면 10~20억 원 정도 되는 셈이다.

심마니들은 집을 떠날 때는 여럿이 함께 가지만 일단 산에 들어가면 각자 뿔뿔이 흩어져서 자기 마음대로 산을 돌아다닌다. 아버지와 아들, 형과 동생이 가더라도 거의 마찬가지이다. 점심때라도 모여서 함께 식사하는 경우가 거의 없다. 해가 지고 나서야 처음 출발했던 장소에 모여 집으로 돌아올 뿐이다.

그들은 사람들이 다니기 힘든 곳, 특히 험한 지역을 다닌다. 이미 나 있는 길을 따라 걷는 법이 거의 없다. 그래야만 산삼을 볼 확률이 높기 때문이다. 처음 심마니를 따라 길도 없고 사람도 없고 문명의 흔적도 전혀 없는 원시 자연 속을 다니려면 여간 겁나는 게 아니다. 평지에서도 가다가 길이 없어지면 두렵기 마련인데, 하물며 깊은 산속에 들어섰으니 길을 잃을까봐 겁나고 뱀에 물릴까봐 겁나고 무서운 짐승을 만나지 않을까 겁난다. 그러나 몇 차례 다니다 보면 무섭다기보다는 내 집 안마당을 걷는 것처럼 편안하게 느껴진다. 모두 내 영역이라고 생각되기 때문이다. 편안함과 두려움은 생각의 차이이다. 그리고 이때부터 아무것도 없는 줄 알았던 산속에 풀과 나무, 계곡, 물, 풀벌레 등이 있다는 것을 알게 되고 그것들이 눈에 들어오기 시작한다.

이렇듯 문명과 전혀 관계없는 자연 속에서 하루 종일 있다가 인간 세계로 내려오면 불과 10시간 만에 마주치는 산길도 반갑고 토막집도 반

갑다. 특히 사람이 반갑다. 밭에서 일하는 할머니들도 멋있어 보이고 아주머니들은 미스 코리아 선발대회에 나선 여자처럼 예쁘게 보인다.

예전에 심마니들은 먹을 것과 솥, 그릇, 비닐을 가지고 산속에 들어가 비닐 초막을 치고 한두 달을 지내곤 했다. 먹을 것은 쌀, 소금, 고추장, 막장 정도이고 산에서 약초 잎이나 나물을 뜯어 부식에 보탰다. 하지만 요즘에는 차가 있어서 웬만큼 먼 곳도 출퇴근을 한다. 대개 새벽에 출근했다가 해가 질 무렵 퇴근을 한다.

피카소 보고 '까불지 마라!'

70대 노인들의 섹스는 가능할까. 정말 이들 노부부처럼 요란하게 할 수 있을까. 언젠가 노인을 치료할 기회가 있어서 자세히 살펴봤는데 비록 얼굴에는 주름투성이이고 이빨도 빠져서 미라 같은 느낌을 주지만 몸은 특히 하반신은 아주 건강했다. 허리와 허벅지, 장딴지는 20대 운동선수 같은 단단한 근육질이었다. 수십 년간 거의 매일 수십 리 산길을 걸었으니 당연한 결과였다.

흔히 사람들은 70대의 노인과 성을 이야기하면서 이 노인과 같은 신체적 조건일지라도 정력에 좋다는 보약이나 나물, 산짐승 같은 것을 먹었을 것으로 짐작한다. 하지만 심마니들은 도회지 사람들이 좋다고 하는 나물, 약초, 야생 동물 등을 거의 입에 대지 않는다. 심마니의 약초 상식부터 도회지 사람들이 알고 있는 것과 크게 다르다. 몇 가지를 예로 들어보자.

산골 마을에서는 버섯의 경우 '일 능이, 이 표고, 삼 송이'라 하여 능이

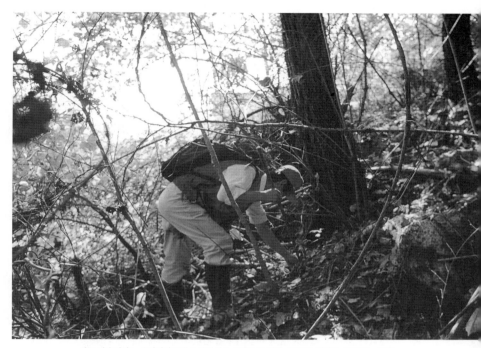

산골 마을에서는 송이버섯보다 능이버섯을 으뜸으로 친다. (사진은 버섯을 채취하는 산꾼)

버섯(향 버섯)을 으뜸으로 치고, 그 다음이 표고버섯, 송이버섯의 순으로 값을 매겼다. 그런데 언제부턴가 일본인들이 송이버섯은 그 모양이 남자의 상징과 같아서 정력에 좋고 항암 효과가 있다고 한 다음부터 대부분 일본으로 수출되고 국내에서는 상류층만 먹을 수 있는 귀족 식품이 되고 말았다. 수백 년간 능이버섯이나 표고버섯의 절반 값도 안 되던 송이버섯이 거꾸로 능이버섯, 표고버섯의 수십 배나 비싼 값이 되었다. 예컨대 능이버섯은 1킬로그램에 1만 원, 송이버섯은 20만 원 정도이고 일본에서는 200만 원을 호가한다.

또 산골 마을에서는 오래 전부터 모기를 쫓는데 떡다리버섯이란 딱딱

한 버섯을 썼다. 그런데 이것 또한 일본에서 불로장생의 약재, 항암 효과가 있는 버섯이라 선전한 뒤부터는 우리나라에서도 건강식품, 항암식품으로 인기를 끌었다.

익모초는 『동의보감』에 글자 그대로 어미를 이롭게 하는 약초로 소개되어 있다. 부인병 예방과 치료에 탁월한 효능에 있다고 해서 도회지에서는 부인들이 건강과 미용을 위해 먹지만 산골 마을에서는 소도 먹지 않은 풀로 여겼다. 이곳 사람들은 쑥도 먹지 않았다. 그것 말고도 좋은 산나물이 많았기 때문이다. 호남 지방에서 이곳으로 이사를 온 어느 부인이 쑥으로 떡을 해 먹자 마을 아낙네들은 희한한 일을 본다면서 쑥덕거리기까지 했었다.

심마니들은 약초에 관한 한 도회지 사람들이나 이름난 학자, 전문가의 지식을 별 것 아니라고 생각한다. 그들은 이른 봄에 눈 속을 뚫고 나오는 얼러지부터 초여름까지 나물취, 곰취, 참나물, 누리대 등 도시에서 인기 있는 온갖 나물을 뜯지만 자신의 밥상에는 거의 올리지 않았다. 그보다는 자반고등어를 좋아했다. 도시나 산골을 막론하고 하루 종일 땀 흘려 일하는 사람들은 심마니와 같은 식성이 된다. 교통이 불편한 산간 오지에서는 등짐장사들이 날라 오는 자반고등어나 자반꽁치가 산삼보다 귀해서 절개나 미모로 보아 춘향을 뺨치는 도도한 과부들조차 고등어 한 마리나 꽁치 두 마리에 치마끈을 풀었다고 한다.

섹스에 관해서는 정신노동자가 육체노동자보다 한 수 위라는 속설이 있다. 하지만 섹스는 링 위에서 튼튼한 허리를 가지고 격렬하게 치고받는 격투기와 같다. 육체노동자가 링 위에 올라선 선수라면 정신노동자는 대체로 링 아래 앉아 관전하며 경기를 설명하는 해설자와 같다.

나의 선배 중에 이름이 국제적으로도 꽤 알려진 화가가 있었다. 뛰어난 재능으로 20대부터 화단의 주목을 받았다. 그의 작품은 화랑에서도 꽤 비싼 축에 속했다. 체격도 좋았고 얼굴도 잘 생긴데다가 특히 허리힘이 좋기로 소문나 있었다. 그래서 언제나 젊고 예쁜 여자들이 지남철에 쇠붙이 붙듯 들끓었다.

　고금동서를 막론하고 여자는 아무리 미인이라 해도 너무 예쁜 것이 아니고 남자는 '거시기'가 아무리 커도 너무 큰 게 아니라고 했다. 선배 화가는 '거시기'에 관한 한 국내에는 겨눌 상대가 없다고 자부했다. 유일한 상대는 찰리 채플린이었다. 채플린은 키는 작지만 '물건'이 대단히 커서 그 스스로도 '세계 8대 불가사의'라고 자랑할 정도였다. 그런데 어느날 선배 화가가 공중 화장실에서 볼일을 보다가 흘금 곁의 남자를 쳐다보고는 깜짝 놀랐다. 그리고는 얼른 바닥에 엎드려 큰절을 하면서 '형님!'이라 불렀다. 사십 평생 자기 것이 최고인 줄 알았는데 그 남자는 그의 것보다 훨씬 컸던 것이다.

　선배 화가는 술이 거나하게 취하면 곧잘 하는 말이 있었다. 자기처럼 훌륭한 '물건'을 가진 사람은 인간문화재로 지정해야 한다는 것이다. 그러나 술을 너무 많이 마시는 바람에 40대 중반부터 자칭 '훌륭한 문화재'는 무용지물이 되고 오십을 넘기지 못하고 죽고 말았다.

　아무리 공부를 많이 하여 학문이 높고 재능이 뛰어나고 지위가 높고 재산이 많다고 해도 허리가 약하고 넙적 다리가 약하고 장딴지가 약하면 섹스는 물론 건강에도 문제가 크다. 과부들이 입방정을 떨었던 노인뿐만 아니라 내가 이곳에서 만나는 대부분의 심마니들은 피카소를 보고 '웃기지 마라' '까불지 마라' 할만한 실력자들이었다. 할머니들도 '밤일'에 관해서는 마찬가지였다.

아홉 마리의 소가 진흙탕에서 구르는 소리

이 노부부가 치르는 '밤일'은 어느 정도였을까. 언젠가 친지들과 산골 노인들의 성생활에 대해 이야기한 적이 있었는데 이야기를 듣던 한 사람이 손뼉을 마주치더니 "유레카!"하고 소리를 질러댔다. 그 사람은 그해 칠순을 맞이한 전직 장관 출신의 김 노인이었다. '유레카 *Heureka*'라는 말은 '알아냈다'를 뜻하는 그리스어이다. 기원전 3세기경 왕관이 모두 순금으로 만들어졌는지를 알아내라는 명을 받고 희랍의 철학자 아르키메데스가 골머리를 앓다가 욕조 안에서 자신의 몸 때문에 물이 넘치는 것을 보고 기뻐서 낸 소리이다.

사람들이 왜 '유레카'라고 소리를 질렀는지에 대해 궁금해 하자 그는 자신이 젊었을 때 겪었던 일을 들려주었다.

50년 전, 그는 어떤 여인을 만나 성관계를 가졌는데 젊은 시절의 그의 용두질龍倒質도 대단했지만 여인은 더욱 심한 요분질搖奔質, 감창甘唱과 함께 아홉 마리의 소가 진흙탕에서 구르는 소리를 냈다는 것이다. 우리 조상들은 남녀 관계를 표현할 때 건강한 남자의 허리 모양은 흡사 용이 위로 힘차게 솟아올랐다가 아래로 내리꽂는 모습이라 하여 '용두질'이라 했고, 교합 때 여성이 허리 부분을 몹시 흔들어 기분을 돋우는 것을 '요분질' 그리고 이때 내는 감탄의 소리를 '감창'이라 했다. 그는 칠십 평생을 살아오면서 많은 여인들과 관계를 가졌지만 그날 이후 '아홉 마리의 소'는 만나지 못했다고 했다.

6·25가 발발할 무렵 그는 대학생이었다. 결핵을 심하게 앓아 주위에서는 얼마 살지 못할 것으로 단정하고 있었다. 북한군이 남쪽으로 쳐내려왔다는 소식을 듣고는 '어차피 죽을 목숨인데 인민군이나 실컷 죽이고 죽자'는 생각에 자원입대하여 학도병으로 전장에 나갔다. 하지만 제대로 전투다운 전투를 해보지 못하고 여기저기 끌려만 다니다가 1·4후퇴를 맞아 퇴각하던 중 강원도 산중에서 낙오병이 되었다.

그는 눈 덮인 산속을 헤맸다. 낮에는 동굴 속에 숨어 있었고 밤에만 어둠 속에서 민가를 찾았다. 이틀이 지났다. 컴컴한 산속을 지나는데 저 멀리 불빛이 보였다. 피로와 허기에 지친 그는 불빛이 아군의 것인지 아닌지를 따질 겨를이 없었다. 얼어 죽으나 적에게 사살 당하거나 죽기는 매일반이었다.

가까이 다가가니 다 쓰러져 가는 토막집이었다. 조심스럽게 방문을 열자 고콜에서 관솔 불이 빛을 내고 있었다. 고콜이란 일종의 벽난로로 보통 방안 왼쪽의 벽 아래에 주먹 두 개 만한 공간을 만들어 설치한다. 관솔을 지펴 실내조명과 난방을 겸하는데 지붕 양쪽에는 까치구멍을 설치하여 고콜과 부엌의 연기가 잘 빠지게 한다. 관솔을 지피는 까닭은 화력이 좋을 뿐더러 연기가 적고 냄새가 그윽하기 때문이다.

방안에는 아무도 없었다. 방바닥에 왕대 자리가 깔려 있었고 구들은 후끈후끈 달구어져 있었다. 여기저기 물건이 흐트러진 것으로 보아 조금 전까지 사람이 있었던 것 같은데 인기척이 들리지 않았다. 자리에 눕자 저절로 잠이 쏟아졌다. 얼마를 잤을까, 오줌이 마려워 마당으로 나가 볼일을 보고 방에 들어왔는데 조그만 봉창으로 들어오는 달빛에 한 여인이 누워 있는 것이 아닌가. 순간 여자 냄새가 코를 찌르며 하반신에 심한 통증이 왔다. 그는 정신없이 여자를 껴안았다. 죽은 듯이 자고 있던 여자도 뜨겁게 그를 맞았다. 여자는 그의 용두질에 요분질, 감창으로 맞서면서 소 아홉 마리가 진흙탕에서 구르는 소리를 냈다. 얼마 후 큰 폭발음이 들렸고 여자의 근육 경련과 '작은 죽음'이 있었다. 여자에게서 떨어진 그는 이내 깊은 잠에 빠졌다.

밝은 햇살에 잠에서 깨어나 밖을 내다보니 해는 이미 중천에 떠있었다. 방 한구석에는 개다리소반이 있고 옥수수죽 사발과 간장 종지가 놓여 있었다. 이틀간 굶은 그는 음식을 보자마자 허겁지겁 먹었다. 숟가락을 놓고 나자 그제야 정신이 돌아오고 어젯밤 일이 생각났다. 밤중에 그와 관계했던 여인은 어디에 있을까. 주위를 아무리 둘러봐도 여인의 흔적은 찾을 수 없었다. 외딴집이니 여인은 분명 집 주위에 있어야 하는데 아무리 눈을 씻고 찾아도 여인은 보이지 않았다.

머릿속이 혼란스러웠다. 어젯밤 꼬리가 아홉 달린 여우한테 홀렸단 말인가. 아니면 꿈속에서 정사를 나누었단 말인가. 다시 부대를 찾기 위해 집을 나서려는데 아궁이 앞에 한 여인이 쭈그리고 앉아 군불을 때고 있었다. 머리가 하얗게 세고 얼굴은 주름투성이에 이빨이 절반 이상 빠진 노파였다. 혹시 이 노파는 밤중에 관계했던 여인을 알고 있지 않을까. 하지만 노파에게 묻는 게 쑥스러워 그냥 집을 나섰다. 한참 걷다가 혹시나 해서 뒤돌아 보니 노파는 그때까지도 그의 뒷모습을 물끄러미 쳐다보고 있더라는 것이다.

섹스의 주체는 건강이다. 건강 상태에 따라 섹스가 '화산 폭발형'으로 끝날지, 아니면 '촛불형'으로 끝날지가 결정된다. 그런데 건강은 젊고 힘세고 날씬한 것이 아니다. 몸의 균형이다. 코끼리가 쥐보다 건강한가 아닌가 하는 물음은 성립되지 않는다. 아무리 힘센 코끼리도 스스로 균형을 잃으면 균형을 갖춘 늙은 쥐보다 훨씬 건강하지 못하다.

산골 마을에 사는 사람들의 삶은 걷기가 기본이다. 그들은 밭에 가서도 걸어야 하고 장터에 가려고 해도 걸어야 하고 옆집에 마실 가려 해도 오래 걸어야 한다. 하루 종일 일하며 걷다 보면 하반신은 남자든 여자든 젊었든 늙었든 모두 변강쇠나 옹녀가 된다.

김 장관이 "유레카!"하고 소리를 지른 것은 바로 산골 사람들의 건강 이야기를 듣고 50년 전의 의문이 풀렸기 때문이었다. 그렇다. 산골 노파와의 '밤일'이 '화산'이었다면 그가 도시에서 만난 여자들과의 관계는 잘 되어야 '장작불' 수준이었다.

관운이 좋아 장관까지 지내는 등 성공한 그가 관계를 가졌던 여자들은 유명 모델이나 인기 탤런트 등 뛰어난 미모에 날씬한 몸매를 가진 젊은 여자들이 대부분이었다. 하지만 이들 여인과는 한번도 '소 아홉 마리가 진흙탕에서 구르는 소리'를 경험하지 못했다. 그래서 그는 지금의 인생, 건강, 행복에서 '소 아홉 마리'를 만날 수 있다면 장관 자리와도 바꾸지 않겠노라고 말했다. 전쟁이 끝날 무렵 병원에서 가슴 사진을 찍었더니 결핵이 없어진 것으로 나온 것도 바로 '소 아홉 마리'와 만난 것이 한 몫 한 것 같다고 덧붙였다.

'영적으로도 건강하다'는 조건

산골 마을에 살고 있는 노인들 또는 심마니 노인들이 다 건강한 것은 아니다. 70대에도 '아홉 마리의 소가 진흙탕에서 구르는 소리'를 내려면 최소한 40세 전에 술과 담배 특히 욕심을 버려야만 가능하다. 아무리 물좋고 공기 좋은 백두대간 숲 속을 평생 걸어 다녀도 아니 설악산과 오대산 등 명산을 천 번 이상 올라가도 욕심이 마음속에 가득하면 아무런 소용이 없다. 공기 나쁜 남대문 지하상가에서 오직 장사에 매달리느라 운동할 겨를은 없지만 욕심 부리지 않고 성실하게 살아가는 상인들보다 훨씬 건강이 나쁘고 빨리 죽는다. 술, 담배를 버리지 못하고 욕심에 빠져 있는 산속의 도인들이 환갑잔치도 치르지 못한 채 죽는 일이 많은 것도 그 때문이다.

건강이란 무엇인가. 국제보건기구는 종래 건강에 대해 '육체적, 정신적, 사회적으로 건강함'이라 정의했다. 그러다가 최근 '육체적, 정신적, 사회적으로 건강할 뿐만 아니라 영적靈的으로도 건강해야 참으로 건강하다고 할 수 있다'고 새롭게 정의를 내렸다.

'영적으로 건강하다'는 말은 무엇을 말하는가. 미국의 여배우 마릴린 먼로는 젊은 나이에 수면제를 과다 복용하여 자살을 했다. 그녀는 종합검진상 육체적, 정신적으로 이상이 없었고 사회적으로도 성공했는데도 자살을 택했다. 그녀의 죽음을 둘러싸고 여러 견해가 엇갈리지만 영적인 건강함을 갖지 못한데서 비롯되었음은 분명하다. 그녀 자신이 "한번도 행복한 적이 없었다"고 고백할 정도였다.

사람이 행복하려면 건강해야 한다. 건강하게 살려면 햇빛 아래에서 열심히 몸을 움직여 걷거나 일을 해야 한다. 이렇게 일하면 몸에 필요한 열이 공급되며 기운 순환이 활발하게 이루어진다. 기운 순환이 되면 욕심이 없어지고 몸의 효율이 높아진다. 몸의 효율이 높아지면 지게미나 쌀겨도 훌륭한 식품이 되지만 효율이 낮아지면 산삼, 녹용 같은 보약도 인체에 해로운 식품이 된다.

식욕과 섹스는 건강한 삶의 지표이다. 좋은 음식이 있고 나쁜 음식이 있는 게 아니다. 좋은 여자, 나쁜 여자도 없고 좋은 남자, 나쁜 남자도 없다. 유명한 음식점만을 찾아다니는 미식가나 신문, 텔레비전에서 요란하게 떠드는 유명하고 인기 있는 사람을 찾아 헤매는 남녀는 모두 몸의 효율이 낮은 사람들이다. 몸의 효율이 제로(0) 상태가 되면 곧 죽음이다. 아무리 육구만다리와 같은 산삼을 먹어도 효과가 없다.

짜증이 난다, 기운이 없다, 식욕이 없다, 성욕이 없다, 우울 증세가 보인다 등은 몸의 효율이 떨어졌다는 경고이다. 마릴린 먼로의 뒤를 따라가지 않으려면 기능적 결함이 없는 상태, 기운 순환이 제대로 이루어져 영적으로도 건강한 사람이 되어야 한다. 우리가 80, 90세에도 즐겁고 행복하게 살려면 육체적, 정신적, 사회적으로 건강할 뿐만 아니라 영적으로도 건강해야 한다.

간암 고친 3천만 원짜리 산삼

50년 묵은 도끼 자루만한 산삼

몇 년 전 50여 년간을 한결같이 산삼을 캐러 다닌 심 노인을 따라 점봉산을 갔다가 돌아왔을 때의 일이다. 내면內面에 있는 노인의 집에 도착하자 마당에는 고급 승용차가 한 대 서 있었다. 번호 판은 '전남'이었다. 집주인이 도착한 모습을 봤는지 한 남자가 차에서 내렸다. 건장한 체격을 가진 40대 중반으로 보였다. 얼굴은 검푸른 빛을 띠고 있었고 부어 있는 모습이 한눈에도 죽을병에 걸렸다는 것이 완연했다.

그 남자는 심 노인에게 어젯밤에 꾼 이상한 꿈 이야기를 털어놓았다. 꿈속에 길고 흰 수염을 가진 노인이 나타나 강원도 홍천군 내면에 살고 있는 심마니를 찾아가 산삼을 구해 먹으라고 했다는 것이다. 그 길만이 자신의 병을 고칠 수 있는 유일한 처방이라고 했다. 놀랍게도 꿈속에 나타난 심마니의 모습은 눈앞에 있는 심 노인과 너무나 닮았다. 꿈속에서는 심 노인이 살고 있는 집 주소와 그가 먹어야 할 산삼의 크기조차 정확히 표시되었다고 했다. 그 남자는 새벽에 목포를 출발하여 사람들에게 물어가면서 여기까지 찾아왔는데, 심 노인 부인로부터 남편이 대대로 내려온 심마니라는 사실을 듣고는 안도의 한숨을 내쉬면서 기다리고 있었다고 했다.

그는 목포에서 몇 개의 유흥업소를 경영하며 큰돈을 벌었는데 사업 관계로 이십여 년간 거의 매일 술을 마시다가 지난 여름에 피를 토하고 의식을 잃어 병원을 찾았다고 했다. 병원에서는 간암 말기라고 진단하면서 잘 해야 3~6개월을 넘기지 못할 것 같다고 했다.

이야기를 듣고 난 심 노인이 잠시 망설이는 표정을 보이자 남자는 돈은 얼마든지 드릴 터이니 값은 따지지 말고 꿈에서 말한 산삼을 먹게 해달라고 사정했다. 그 산삼은 50년 묵은 도끼 자루만한 산삼이었다. 흔히 심마니들은 엄지손가락만한 크기의 산삼을 도끼 자루만하다고 말한다. 허풍이나 과장하려는 게 아니라 실제로 그들의 눈에는 그렇게 보인다. 오랫동안 심마니들을 쫓아다니고 약재로 산삼을 취급하는 나 역시 그들의 눈과 닮아졌는지 심마니들이 새끼손가락만한 산삼을 '장작개비만하다'고 하면 나도 그렇게 보였다.

심 노인이 산삼을 내왔다. 5구쌍대였다. 무게는 2냥(80g)이 조금 넘었다. 산삼의 잎은 다섯인데, 심마니들은 산삼을 부를 때 잎이 하나이면 초피, 둘이면 두피, 셋이면 세피, 넷이면 네피 또는 사행, 다섯이면 오행이라 부른다. 그리고 다섯 잎이 달린 줄기가 하나면 1구, 둘이면 각구, 셋이면 3구, 넷이면 4구 또는 네잎붙이라 한다. 따라서 5구쌍대라고 하면 다섯 잎이 달린 줄기가 5개씩 쌍으로 뻗어있는 산삼을 말한다. 산삼의 잎은 보통 3년이 지나야 겨우 두 개의 잎을 달고 4년째에 세 닢, 5년째에 네 닢, 6년이 지나야 다섯 개의 잎을 가진다. 물론 정확한 것은 아니다. 너무 어두운 곳에서 자란 산삼은 7~8년 되어야 한 장의 잎을 갖는 수도 있다. 일반적으로 산삼의 나이는 몸체 위에 기린의 목 모양으로 길게 뻗은 뇌두腦頭에 의해 결정된다. 뇌두의 숫자가 많을수록 오래 묵은 산삼이다. 뇌두는 줄기가 붙었던 자리로 줄기가 말라죽음으로써 생기는 흔적이고 정확하게 매년 한 개씩 붙어 올라간다. 뇌두의 숫자가 30개이면 산삼도 30년 묵은 산삼이다. 하지만 실제로는 그것보다 많은 경우가 대부분이다.

"맞습니다. 바로 꿈에서 본 그 산삼입니다. 얼마인가요?"

"3천만 원이요."

심 노인의 말이 끝나기 무섭게 그는 아무 말도 하지 않은 채 자리에서 일어났다. 나는 노인이 너무 비싸게 부르는 바람에 기분이 상해서 인사도 안 하고 그냥 가버리는 줄 알았다. 그런데 잠시 후 그 남자는 커다란 마대 자루를 들고 집안으로 다시 들어와서는 자루를 거꾸로 들고 방바닥에 물건을 쏟아냈다. 100만 원짜리 돈 다발이었다. 헤아려 보니 30개였다. 곁에 있던 심 노인 부인이 물었다.

"가져가실 건가요, 아니면 여기서 먹을 건가요?"

"여기서 먹고 가겠습니다."

부인이 조그마한 종지에 토종꿀을 담아 내오자 그 남자는 산삼을 씻지도 않고 꿀에 찍어 열무 씹어 먹듯 어기적어기적 씹어 먹었다. 잎, 줄기, 열매, 뇌두, 몸통, 잔뿌리를 하나도 남기지 않고 전부 먹었다. 산삼에 붙어 있는 흙도 산삼의 일부라면서 털지 않았다. 보통은 산삼의 잎이나 줄기, 열매, 뇌두를 먹지 않지만 그는 꿈에 나타난 노인이 하나도 버리지 말고 몽땅 먹으라고 했다는 것이다.

산삼 근처에는 뱀이 있다

산삼의 뇌두는 열이 많아 어린이나 건강한 사람이 먹으면 토하는 수가 있다. 그래서 간혹 토제吐劑로 쓰인다. 잎은 산모가 감기에 걸렸을 때 다려 먹으면 효과가 있다. 또 뱀에 물렸을 때 상처에 바르면 해독이 된다고도 한다. 하지만 실제로 뱀에 물렸을 때를 대비하여 산삼 잎을 가지고 다니는 사람은 없다. 이럴 때는 담배를 상처에 붙이곤 한다.

언젠가 심 노인을 따라 내면 방내리에 있는 가마소에 갔을 때 커다란 살모사를 본 적이 있었다. 그때 살모사는 우리 일행을 한동안 쳐다보더니 천천히 돌 틈으로 사라졌다. 살모사는 사람을 보면 도망가지 않고 '한번 해 볼래?' 하며 사람을 노려보다가 사람이 가만히 있으면 조용히 제 갈 길을 간다. 해치려고 덤벼들면 대든다.

심 노인은 산삼이 50년 이상 자라기 위해서는 자연환경 못지않게 간혹 산삼을 먹어치우는 산새나 들쥐, 다람쥐 등이 대들지 못하게 하는 조건도 중요하다고 했다. 그래서 산삼 근처에는 보통 뱀이 살고 있다는 것이다. 그날도 심 노인은 5구짜리 산삼 한 뿌리를 발견했는데 캐고 보니 들쥐가 먹은 바람에 절반 이상이 썩은 산삼이었다.

오색약수에서 점봉산으로 토끼길을 따라 한참 올라가다가 노인이 "심 봤다!"라고 소리를 질렀다. 소리 나는 쪽으로 달려가 보니 비탈진 덤불 속에 빨간 열매들이 탐스럽게 달린 다섯 잎짜리가 다섯 줄기인 산삼이 있었다. 평생 산삼을 캔 심 노인도 흥분을 감추지 못한 듯 얼굴이 벌겋게 상기되어 있었다. 5구 산삼은 그 가격이 천만 원대로 물건이 좋고 임자를 잘 만나면 수천만 원을 받을 수도 있다. 하지만 나뭇가지로 한참 동안 흙을 파헤치던 노인의 입에서 '으음~'하는 신음 소리가 나왔다. 뿌리가 절반 이상 썩어 있었다. 이런 산삼은 상품 가치가 없다. 심 노인은 순식간에 천만 원 이상을 벌었다가 날린 셈이다.

큰 산삼일수록 열 뿌리 중 한두 개는 썩은 산삼이라고 말하는 심 노인은 아마도 들쥐 때문일 것이라고 설명했다. 들쥐는 산삼을 좋아한다. 들

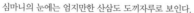

심마니의 눈에는 엄지만한 산삼도 도끼자루로 보인다.

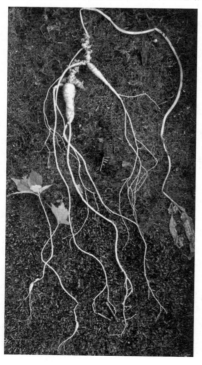

쥐가 산삼을 반쯤 먹었을 때 들쥐의 천적인 살모사가 나타나는 바람에 절반밖에 먹지 못하고 도망쳤거나 아니면 살모사한테 잡혀먹었을지 모른다는 것이다.

그렇다면 이 들쥐를 잡아먹은 살모사의 약효는 어떨까. 이런 살모사는 몸에 열이 많아 겨울에도 동면을 하지 않고 눈 위를 다닌다고 한다. 백사白蛇도 마찬가지여서 보신약품 애호가들이 거액을 들여 찾는데 백사는 온몸이 희게 변한 변종의 보통 뱀일 뿐이며 약효도 별로 없다는 게 전문가들의 견해이다. 아무튼 살모사 같은 뱀

이 50년, 100년 묵은 산삼의 수호천사임은 분명했다.

3천만 원짜리 산삼을 먹어 치우는 데는 3분도 채 걸리지 않았다. 그야말로 산삼을 하나도 남기지 않고 깨끗하게 먹은 남자는 갈 길이 멀다면서 곧바로 자리에서 일어났다. 나는 차에 오르는 그에게 혹 연락할 일이 있을지 모르니 전화번호와 이름을 알려달라고 했다. 심 노인 곁에 앉아있던 나를 똑같은 심마니로 생각했는지 선선히 알려주었다.

남자가 떠나자 심 노인 부인이 남편에게 바가지를 긁었다. 최소한 4천만 원은 받아야 할 것을 너무 싸게 팔았다는 것이다. 원래 이런 산삼의 값은 심마니 세계에서는 한 푼(0.375g)에 20만 원을 기준으로 삼는다. 그래서 4천만 원이 적정 가격이라는 게 부인의 주장이었고 남편은 IMF로 수요가 없어 팔 데가 없을까봐 걱정했었는데 그나마 살 사람이 나타난 것이니 잘 받은 셈이라고 우겼다.

왜 산삼을 날것으로 거래할까

산삼은 부르는 게 값이라 했다. 그만큼 귀하다는 의미이다. 금 한 돈(3.75g)의 시세가 5만 원 정도였고 산삼은 한 돈에 100~200만 원을 매겼으니 산삼이 금보다 30~40배 비싼 셈이다. 인삼 재배가 전국적으로 성했던 조선시대는 어떠했을까. 『정조실록』을 인용해 보자.

"천하의 보배로 금과 옥 만한 것이 없다고 하는데 금 한 푼의 가격은 겨우 돈으로 6전입니다. 그런데 유독 인삼만은 나삼羅蔘 한 푼의 가격이 4냥이고 강삼江蔘 한 푼의 가격이 1냥 4전으로 금과 옥보다 훨씬 더 귀하다는 것은 이전에 들어보지 못한 것입니다. 옛날 강삼 한 돈쭝의 가격이 1냥하던 것을 신이 어렸을 때 눈으로 보았는데, 지금은 1냥 4전입니다. 옛날의 전례를 상고하면 나삼 한 돈쭝의 가격이 쌀로 서 말 닷 되였는데, 이것은 먼 옛날의 일이어서 말할 것도 없고 신이 기묘년에 마침 경주에 갔을 때 나삼 한 돈쭝의 가격이 20냥이었는데 지금은 40냥이 되었습니다.”

여기서 '강삼'이란 강원도의 산삼을, '나삼'은 신라삼으로 삼국시대 때 신라 관할인 풍기 지방에서 생산된 인삼을 말한다. 실록을 보면 금 한 푼의 가격이 6전이므로 한 돈에 6냥인 셈이다. 나삼 한 돈쭝에 40냥이 나간다고 했으므로 정조 시대인 18세기 후반의 산삼 값은 금값의 7배였다. 요즘 제일 품질 좋은 산삼의 가격이 금값의 40배라는 사실에 비할 때 조금 싸다는 것을 알 수 있다.

정조 시대 백성들의 살림살이가 50년대 휴전협정 직후와 같다고 가정하고 국민소득과 비교해 보자. 1954년 우리의 국민소득은 일인당 67달러였고 IMF 전후의 국민소득은 1만 달러였음을 감안하면 당시 산삼의 값이 어느 정도인가를 짐작할 수 있다.

산삼을 사고팔 때 말려서 유통하는 대부분의 약초와 달리, 날것으로 거래하는 관행도 사실은 값비싸고 귀한 데서 유래했다. 『현종실록』을 보면 다음과 같은 대목이 나온다.

“우리나라에서 공상貢上하는 것 가운데 더 할 수 없이 중대한 것은 나삼보다 더 한 것이 없는데, 근년 이래로 간사한 폐단이 거듭 일어나 조삼造蔘에 이르러 극진하였습니다. 산삼의 꼭지를 가삼家蔘에 붙이므로 진품

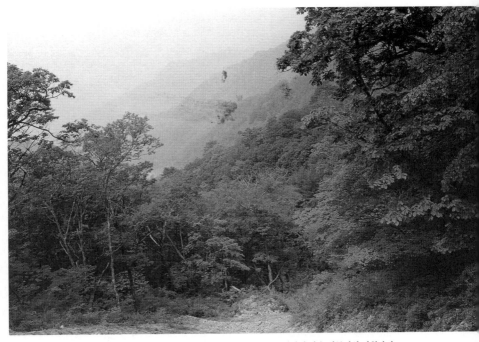

목포 남자가 먹은 3천만 원짜리 산삼이 나온 방동리의 아침가리

이라는 것은 현존하는 것이 아주 없으니 이것은 크게 징계하지 않을 수
없습니다. 이 뒤로 가삼에 붙인 것이 드러나는 자가 있으면 그 산상蔘商
은 단연코 일률로 시행해야 마땅합니다.”

조선시대에도 산삼이 귀하고 값이 비싸다 보니 재배하는 인삼 중 산
삼과 몸체 모양이 비슷한 것에 산삼의 뇌두를 붙이고 잘 말려서 산삼이
라 속이는 수가 많았던 모양이다. 일종의 인삼 성형수술이다. 인삼이 산
삼으로 둔갑하면 백 배, 아니 천 배 이상의 값을 받았다. 요즘 여성들이
성형수술을 받고 미인대회에 나가 입상하고 유명해져 상류사회에 진입

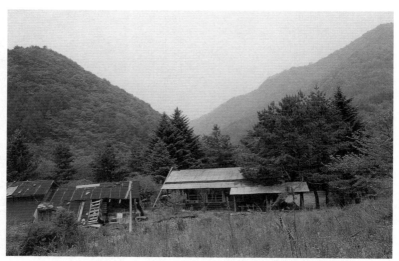
폐교가 된 아침가리의 방동 초등학교 조경분교

하는 등 신분 상승을 하는 것과 별 차이가 없다. 그래서 산삼을 거래할 때는 줄기, 잎, 몸체가 그대로 붙어 있는 생것을 거래하는 관습이 지금까지 내려오고 있다.

　얼마 후 나는 산삼을 먹고 간 남자에게 전화를 걸어 안부를 물었다. 그는 밝고 건강한 목소리로 가을에 다시 한 뿌리를 먹어야겠다고 말했다. 산삼을 먹은 뒤로는 기운이 나서 예전처럼 열심히 사업을 꾸려갔는데 술만은 일체 입에 대지 않았다고 했다. 한 달 후 병원에서 검진을 받자 암세포가 약간 줄었다는 결과가 나왔다는 것이다. '6개월 시한부 인생'이란 판정을 받은 몸이니 죽었거나 암세포가 커졌어야 했지만 오히려 암세포가 줄어들고 기운이 나는 게 모두 산삼 덕분이라면서 다시 한 뿌리를 더 먹으면 완쾌될 것이라고 자신만만해 했다.

　성경에는 예수의 옷자락을 잡은 앉은뱅이가 벌떡 일어나 걷고 앞을 못 보던 맹인이 눈을 떴다는 대목이 있다. 이러한 기적이 일어난 이유는 무엇일까. 신학적으로 보면 예수의 위대함과 기적의 신비함을 설명하는 대목이 되겠지만 환자의 입장에서는 예수의 옷자락을 잡으면 자신의 불치병을 고칠 수 있다는 믿음과 신념의 중요성을 설명하는 대목이기도 하다. 믿음은 신념을 동반한다. 신념에 가득 찬 간절한 기도가 곧 기적을 불러온다. 아마도 목포 남자가 먹은 산삼은 예수의 옷자락과 같았을 것이다.

그 산삼은 심 노인이 방동리의 아침가리에서 캔 것이고 얼마 전 텔레비전에서 심 노인의 산삼 캐는 장면을 방영할 때 등장했던 산삼이었다.

아침가리는 강원도에서도 오지 중의 오지로 오후에 일찍 해가 져서 오전에만 밭을 갈 수 있다고 하여 붙여진 지명이다. 그래서 한자로 표기할 때 조경동朝耕洞이라 쓴다. 흡사 하와이의 미군 요새인 다이아몬드 헤드와 비슷하다. 다이아몬드 헤드가 화산 폭발로 생긴 분화구라면 이곳은 높은 산들이 병풍처럼 둘러싼 분지로 방태산, 구룡덕봉, 가칠봉, 갈전복봉 등 1200미터 넘는 연봉들이 동서남북으로 가로막고 있다.

한때 20여 가구의 화전민들이 살았지만 모두 떠나고 지금은 폐교된 방동 초등학교 조경분교에서 40대 후반의 털보 아저씨만이 10년째 살고 있다. 십여 년 전부터 신문과 텔레비전에서 이곳을 소개하다보니 이젠 제법 많은 사람들이 찾아온다. 그 바람에 길을 넓히는 공사로 자연이 많이 파괴되어 뜻있는 사람들을 안타깝게 한다.

아니, 당귀 잎과 산딸기가 산삼이었다니

산삼은 어디에 있을까. 사람들은 막연히 깊은 산속에 있을 것으로 짐작하지만 꼭 그렇지만은 않다. 산 초입에서 발견하거나 등산로에서 발견하는 경우도 많다. 앞서 언급한 것처럼, 수많은 사람들이 지나 다녔을 방태산 자연휴양림의 공동화장실 옆에서도 발견된다.

강원도 홍천군 내면에 있는 가마소라고 하면 전국의 심마니들이 모르는 사람이 없을 만큼 유명한 곳으로 수백 년간 팔뚝 만한 산삼들이 수없이 나왔다. 지금도 일 년에 100명이 넘는 심마니들이 '대박'을 꿈꾸며 찾아오는 곳이다. 가마소란 지명은 옛날에 쓰던 검은 무쇠 솥인 가마솥 모양을 하고 있다 하여 붙여진 이름인데 우리나라에는 '가마소'라는 이름이 붙은 지역이 많다.

이곳에서 나온 산삼으로 가장 유명한 것은 심마니 박 노인이 70년대 중반에 캔 6구 3쌍대로 무게가 4냥 8돈(190g)이나 되는 커다란 산삼이었다. 6구 3쌍대란 다섯 잎이 달린 가지 여섯 개가 세 줄기씩 뻗어 있는 산삼을 말한다. 흔히 사람들은 심마니들이 산신령의 도움을 받아 산삼을 캔 것으로 믿고 있다. 그래서 심마니에 관해 적어 놓은 글을 보면 속설이 많다. 입산할 때 돌로 제단을 쌓아 산신령에게 입산제를 지내고 아침저녁으로 산신제를 올리는데 다른 사람들이 보면 부정을 탄다 하여 은밀히 지낸다고 한다. 산신령으로부터 좋은 꿈을 점지 받기 위해 전에 산삼을 캤던 쪽으로 머리를 둔 채 잠자고 길일을 택해 입산하며 입산 수일 전부터 몸가짐을 정갈하게 한다는 것이다. 술과 비린내 나는 음식을 삼갔으며 심지어 부인과의 잠자리도 피한다고 한다.

그러나 나와 오랫동안 함께 산행해온 심마니들은 이런 속설과는 무관하게 행동했다. 오히려 그들과 생활하면서 나는 양무제가 달마 대사를 떠나보내며 지은 다음의 시가 현실적으로 더 가깝다고 느꼈다.

보아도 보지 못하고 만나도 만나지 못하니(見之不見 逢之不逢)
예나 지금이나 한탄스럽고 한탄스럽다(古之今之 悔之恨之)

산당귀로 알았던 육구만다리 산삼

박 노인이 6구3쌍대를 캤을 때도 그러했다. 잠시 그 시절로 되돌아가 보자. 지금은 70대의 노인이지만 그때만 해도 40대의 중년이었으므로 여기서는 박씨로 표기한다.

박씨는 대대로 이 지역에 살면서 산삼을 캐온 심마니지만 그 해에는 작은 산삼 한 뿌리도 구경하지 못했다. 설상가상으로 몇 년째 농사지은 고랭지 채소는 가격이 폭락하는 바람에 빚이 눈덩이처럼 불어났다. 이럴 때 큰 산삼을 만나면 빚도 갚고 생활도 풀릴 텐데 재수가 없는지 어린 산삼 한 뿌리도 보지 못했다.

어느 날 박씨 아내가 남편에게 꿈 이야기를 했다. 꿈에서 커다란 가마솥을 머리에 이고 이사를 가는데 가마솥 뚜껑을 열자 그 안에 도끼 자루가 들어 있고 도끼 자루에는 산삼 잎이 달려 있었다는 것이다. 아내는 가마소에 가면 도끼 자루만한 산삼이 있을 꿈이라 풀이했고 박씨는 빚에 몰려 가마솥 지고 도망가는 꿈이라 우겼다. 며칠이 지나고 아내는 똑같은 꿈을 꿨다면서 남편에게 다시 가마소에 가보라고 성화를 부렸다. 그러자 박씨가 버럭 화를 냈다. 금년에만도 벌써 수십 번 올라갔기에 가마소라고 하면 손금 들여다보듯 훤히 알 정도인데 한번도 그곳에서 산삼을 보지 못했던 것이다. 그래도 아내가 다시 한 번 가보라고 간청하다시피 등을 떼미는 바람에 마지못해 가마소로 올라갔다.

여러 차례 다니던 길목에 들어서자 저 멀리 산당귀 한 그루가 보였다. 키가 어른 허리 이상으로 컸다. 그 당귀는 박씨도 그곳을 지나다니면서 여러 차례 본 적이 있었다. 하지만 관심을 기울이지 않았다. 이곳에는 산당귀가 지천에 널려 있기 때문이다. 또 보통 크기의 산삼은 무릎 높이 정도로 자라고 큰 산삼은 어른의 허리 높이만큼 키가 크다. 그래서 심마니들은 항상 무릎이나 허리 높이에 눈길을 맞춰 산삼을 찾아다니곤 하는데 그 산당귀는 어른 가슴만큼 컸으니 처음부터 무시해 버린 것이다. 그 곁을 지나칠 때마다 '저게 산삼이었으면 얼마나 좋을까' 하고 중얼거리기까지 했었다. 그런데 그날은 왠지 느낌이 달랐다. 아내는 '가마솥에 도끼 자루'를 꿈꿨다고 했다. 아내의 말대로 도끼 자루만한 산삼이라면 산삼 중에서 제일 으뜸일 것이고 그런 산삼은 무릎이나 허리 높이가 아니라 가슴이나 눈높이 정도의 키일 것이 분명했다.

문득 가까이 가서 살펴봐야겠다는 생각이 들었다. 몇 발자국을 걸었을까, 온몸이 고압전류에 감전된 듯 몸서리쳤다. 주위의 나뭇잎과 섞여 보이는 당귀 잎은 당귀 잎이 아니라 바로 산삼의 잎사귀였던 것이다. 그야말로 '인연이 없으면 코앞에 산삼 잎을 내 보여도 잡초 잎으로 보이는 법'이라는 어른들의 말이 옳았다. 산삼 잎을 당귀 잎이라 생각하면서 이 길목을 수십 차례 지나다녔건만 이번에야 그의 눈에 당귀 아닌 산삼이 보였던 것이다. 주먹 만한 다이아몬드를 돌멩이로 볼 수 있듯이 수풀 속에서는 산삼 잎이 잡초로 보일 수도 있다.

당귀 잎이 산삼 잎으로 바뀌는 순간 박씨는 숨이 멎고 정신이 혼미해졌다. 주름진 아내의 얼굴이 떠올랐다. 잠시 후 정신을 가다듬고 가까이 가서 살펴보니 평생 보지도 듣지도 못한 큰 산삼이었다. 6구 3쌍대였다. 육구만다리 산삼 중 최고의 대박이었다.

해마다 100명이 넘는 심마니들이 몰려드는 강원도 홍천군 내면의 가마소

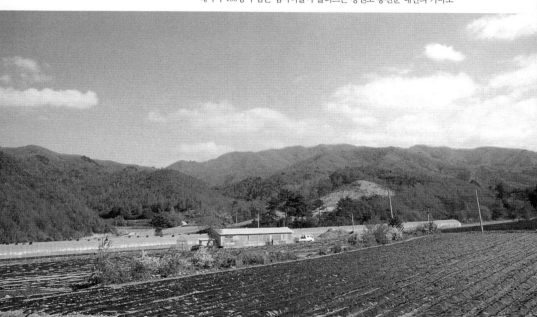

박씨는 아주 천천히 캐기 시작했다. 산삼은 잔뿌리 하나라도 다치면 상품 가치가 떨어진다. '심'을 봤다는 흥분에 마음이 급해 호미 같은 연장으로 캐거나 무, 배추, 홍당무 뽑듯이 거칠게 뽑으면 산삼을 다치게 하는 수가 많다. 그래서 심마니들은 '마대'라고 부르는 지팡이, 즉 물푸레나무 같이 단단하고 질긴 나뭇가지를 연장 삼아 조심조심 흙을 헤치며 캔다. 심마니들은 산삼 캐기를 '첫날밤 신부 옷을 벗기듯 해야 한다'고 말한다. 마치 고고학자들이 고대 유물을 발굴하듯 조심하고 정성을 들여야 한다는 뜻이다. 산삼 뿌리에 엉켜있는 나무뿌리는 주머니칼로 한 가닥 한 가닥씩 끊어내야 한다.

산삼을 캐는 데는 무려 두 시간이나 걸렸다. 그 동안 그가 캔 산삼은 아무리 커도 한 시간이면 작업을 마쳤는데 이번에는 두 배의 시간이 걸린 것이다. 흙이 딱딱해서 파헤치느라고 오래 걸리는 것이 아니다. 산삼이 발견되는 곳은 흙이 매우 부드럽다. 얼굴에 문질러도 좋을 정도이다. 또 땅에 적당량의 수분이 포함되어 있고 주변에 이끼도 많다. 공해가 있는 곳에서는 이끼가 자라지 못하는데, 산삼은 공기가 나빠서 이끼가 없거나 마른땅에서는 살지 못한다. 햇살이 살짝 비치는 정도를 넘어도 잘 자라지 못한다. 그래서 대부분의 산삼은 큰 나무 아래 응달에 자리 잡고 있으며 북향이다.

그는 산삼이 아니라 칡뿌리를 캐는 느낌을 받았다. 그만큼 이번 산삼은 여느 산삼보다 몸통이 굵고 길었다. 길이가 50센티미터를 넘었고 도끼 자루에 산삼 잎이 붙어 있는 모습이었다. 아내의 꿈이 딱 맞았다. 산삼은 새끼손가락만한 굵기도 크다고 하여 몇 백만 원을 호가하는데 이번 것은 엄지손가락보다도 훨씬 굵었다.

박씨는 주위에서 이끼를 잔뜩 캐어 산삼에 옷을 입히고 나무껍질을 벗겨 포장을 한 다음 칡넝쿨로 잘 묶었다. 산삼이 크다 보니 나무껍질을 거의 1미터나 벗겨야 했다. 주위에 작은 산삼들이 눈에 띄었지만 나중에 캐기로 마음먹고 부랴부랴 집으로 내려왔다. 저울에 달아 보니 5냥에서 2돈이 모자라는 4냥 8돈쭝짜리 산삼이었다.

박씨 내외는 산삼을 앞에 두고 한동안 부둥켜안고 어린애처럼 울었다고 한다. 그 동안 빚진 것을 다 갚고 남은 돈으로 스무 마리의 소를 샀다. 당시 소 한 마리는 이 지역, 즉 홍천군 내면, 인제군 상남면, 기린면 등에서 쓸 만한 밭 3000~5000평과 맞먹던 시절이었다.

땅끝 마을 농부가 발견한 '마당심'

박씨 내외처럼 '큰일에는 큰 인연이 있기 마련'이라는 속설을 이곳에서 증명한 또 하나의 사례는 바로 삼밭교라는 다리에 얽힌 사연이다. 삼밭교는 방내리에서 가마소를 가는 길목에 있다. 무네미를 지나 삼밭계곡에 들어서기 직전에 놓여있는 작은 다리로 70년대 새마을운동 때 놓였다. 무네미는 '물 너머 마을'이란 뜻으로 한자로는 수유동水踰洞이라 표기한다.

오래된 산삼은 그 근처에 많은 종자들을 번식하고 그 종자들 또한 많은 새끼를 낳는다. 그래서 백 년 묵은 산삼이 있는 2킬로미터 이내에는 그 '늙은 산삼'의 많은 아들, 손자, 증손자 산삼이 한데 어울려 큰 마당을 이룬다. 이런 곳에는 앞마당에 무나 배추를 심어 놓은 것처럼 무수한 산삼들이 자라는데 이런 산삼 밭을 심마니들은 '마당심'이라 부른다. 심마

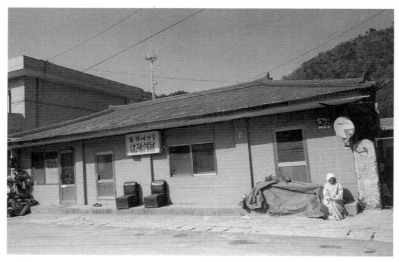

60년대 중반 마당심을 발견한 전남 해남의 두 노인이 묵었던 홍천여인숙

니가 마당심을 만나면 요즘 로또복권에 당첨된 것처럼 팔자를 고쳤다. 이 지역은 60년대 중반에 산삼 노다지인 마당심이 발견되어 유명해졌고 훗날 세워진 근처의 다리는 삼밭교, 계곡은 삼밭계곡이라 불렸다. 놀라운 일은 그 마당심을 발견한 사람이 심마니도 아니고 또 이곳에 살고 있는 주민도 아니라는 것이다. 다시 한 번 그 시절로 되돌아가 보자.

60년대 중반의 어느 해 가을, 70대로 보이는 두 노인이 방내리에 있는 홍천여인숙을 찾아왔다. 두 노인은 여인숙 주인에게 이곳이 초행길이라면서 가마솥처럼 생긴 곳이 있느냐고 물었다. 오랫동안 이곳에서 약초를 캐거나 팔면서 여인숙을 운영해온 주인으로서는 당연히 가마소를 떠올렸다. 그러자 두 노인은 그곳을 찾아가는 길을 물었고 여인숙 주인은 별 생각 없이 가르쳐주었다. 행색으로 보아 심마니 같지는 않고 농사 짓던 사람 같은데 산길을 묻는 게 이상했지만 크게 신경 쓰지 않았다. 두 노인이 들고 온 짐도 배낭뿐이었다.

이튿날 두 노인은 새벽에 여인숙을 나가더니 어두컴컴할 무렵이 되어서야 돌아왔다. 다음날도 똑같았고 그 다음날도 똑같은 시간에 나갔다가 돌아왔다. 나흘 째 되는 날 두 노인은 여인숙 주인에게 그 동안 신세를 많이 졌다고 하면서 이젠 떠나야겠다고 했다. 그러면서 건네준 물건이 20년생 산삼 세 뿌리였다. 두 노인이 갖고 온 배낭에는 산삼이 가득 들어 있었다. 여인숙 주인이 하도 궁금해 하자 두 노인은 그간의 사정을 털어놓았다.

두 사람은 친형제로 형은 69세, 동생은 두 살 적은 67세였다. 전남 해남의 땅끝 마을에서 대대로 농사를 짓고 살고 있는데 어느 날 형의 꿈에 산신령이 나타나 강원도 홍천군 내면 방내리에 있는 가마솥 모양의 산으로 가라고 했다. 형이 꿈 이야기를 동생에게 하자 동생도 지난 밤 꿈에 산신령을 보았다고 했다. 동생의 꿈에 나타난 산신령은 큰 가마솥 안에 있는 산삼들을 보여주었다.

형제는 똑같이 꿈꾼 것이 예사로운 일이 아니라고 생각해서 이모저모 생각해보니 하나의 가설이 성립되었다. 강원도 홍천군 내면 방내리에 있는 가마솥 모양의 산에 가면 산삼을 잔뜩 캘 것이라는 메시지였다. 하지만 평생 농사만 짓고 살던 농부들인지라 산삼을 캔다는 것은 꿈에도 상상하지 않던 일이었다. 그런데 느닷없이 산삼을 캘 것이라는 꿈을 꾸다니…. 어쩐지 그냥 무시해버리기엔 꿈이 너무나 생생했고 또 형제가 똑같은 날에 비슷한 내용의 꿈을 꿨다는 것도 예사롭지 않았다. 형제는 속는 셈치고 한번 다녀오기로 했다. 그런데 막상 홍천여인숙 주인이 가마솥 모양을 한 곳이 있고 산삼이 잘 나오는 곳이라고 하자 두 사람의 가슴은 펄떡펄떡 뛰었다. 꿈이 그냥 꿈이 아니었다. 정말 찾아오길 잘했다는 생각에 첫날밤에는 잠도 제대로 자지 못했다.

이튿날 두 사람은 지금의 삼밭교 근처에서 계곡을 타고 올라갔다. 그리고 삼밭계곡의 중간 지점에서 마당심을 발견했다. 하루에 다 캘 수 없을만큼 수백 뿌리의 산삼이 널려 있었다. 원래 여인숙에 하루 묵을 작정이었으나 캐다 보니 사흘이나 걸렸다. 주위를 돌아다니면 작은 산삼도 더 발견할 수 있을 것 같았지만 다른 사람들의 눈에 띌까봐 큰 산삼만 캐고 그냥 떠나기로 했다.

두 노인이 떠나자 이 지역에는 울화병 환자들이 많이 생겼다. 지역 사람들은 대부분 가마소를 집 앞의 앞마당 다니듯 오르내리며 나물을 뜯고 약초를 캐고 산삼을 캐왔다. 마당심이 나온 자리를 수없이 지나다녔지만 그들의 눈에는 그 많은 산삼들이 전혀 보이지 않았던 것이다. 깊은 산속의 조그마한 산삼 한 뿌리도 놓치지 않던 심마니들이 자기 앞마당에서 지천으로 자라고 있던 마당심을 보지 못한 것은 정말 불가사의한 일이었다.

산삼을 캔 흔적들

심마니들을 대체로 멀리 숲 속에 있는 산삼도 귀신같이 알아내는 재주가 있다. 그들은 건너편 산 중턱을 바라보며 "저기에 산삼이 있군!"한다. 실제로 그곳에 가면 크든 작든 산삼이 있었다.

30년 전 심 노인이 똑같이 심마니로 일하고 있는 친구와 함께 오색약수 근처에 있는 성국사城國寺에 불공을 드리러 갔을 때의 일이었다. 두

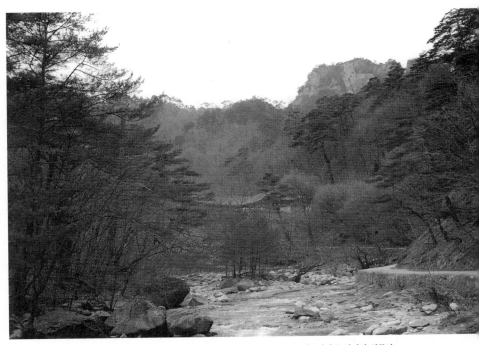

사람은 절에 다니지는 않지만 독실한 불자였던 아내들의 치성 나들이에 동행한 것이다. 성국사는 오색약수에서 1킬로미터쯤 떨어진 사찰이다.

두 사람은 길을 걸으면서도 부지런히 숲속으로 눈길을 주었다. 오색약수와 성국사 중간 지점에 이르렀을 때였다. 몇 걸음 앞서 걷던 친구가 돌연 아내의 옆구리를 툭 치면서 작은 목소리로 "심봤다!"했다. 그래도 뒤따라오던 심 노인은 그 소리를 들었고 순간 걸음을 멈췄다. 산에서 하던 습관이 몸에 배었기 때문이다. 심마니 세계에서는 여러 사람이 산을 가다가 누가 "심봤다!"하고 외치면 다른 사람들은 제자리에 전봇대처럼 서 있는 게 예의이다. 처음에 '심'을 발견한 사람이 자기 시야에 들어오는 산삼을 나뭇가지를 이용하여 다 표시하고 난 후 "다 봤다!"하고 소리치면 그때부터 조용히 서 있던 사람들이 여기저기 움직이며 산삼을 찾는다. 주위에 산삼이 널려 있으면 여기저기서 "심봤다!"하는 외침이 들린다. 또 심을 다 캐고 나면 그 근처에 있는 곳에 Y자 형태의 나뭇가지에 돌멩이를 박아서 흔적을 남긴다. 즉, Y자 모양을 만든다. 훗날 이 지역을 지나가는 후배 심마니들은 이 표시를 보고 더 자세히 산삼을 살피기 위한 배려이다.

심 노인 친구가 발견한 산삼은 왼편 계곡 너머 산속, 점봉산으로 가는 토끼길 근처였다. 이 길은 일반인들은 거의 다니지 않고 심마니와 약초꾼, 그리고 산토끼, 너구리, 오소리 등 들짐승만 다니기에 심마니들은 그 길을 토끼길이라고 부른다. 꽤 먼 거리인데도 눈에 띈 것은 숲속의 빨간 '딸'이었다. '딸'은 산삼 열매를 가리키는 말로 여름철 풀이 우거진 곳에 있는 산삼을 쉽게 알아 낼 수 있는 징표이기도 하다. 사실 풀이 무성하게 우거진 숲에서 산삼 잎을 찾기란 바닷가에서 바늘 찾기만큼 어렵다. 그런데 처서를 전후하여 빨갛게 달려 있는 산삼의 열매는 심마니들의 눈에 쉽게 뜨인다.

'산딸기였으면 좋았을 텐데' 했는데

끝으로 '딸'과 관련하여 심마니 김 노인이 우연히 횡재했다고 자랑하던 이야기를 소개한다.

김 노인은 해마다 방태산 참나무골에서 능이버섯을 채취했다. 간혹 날씨가 나빠 버섯이 안 나오는 해를 빼놓고는 거의 매년 많은 능이버섯을 땄다. 이곳은 지금은 참나무가 한 그루도 없지만 예전에는 그 이름처럼 참나무가 **빽빽**하게 우거져 있었다. 그래서 곳곳에 숯을 만드는 커다란 가마가 있다.

어느 해 가을 김 노인이 일행과 함께 버섯을 캐고 내려오다 숯막 근처에서 휴식을 취할 때였다. 아픈 다리를 주무르며 담배를 피우면서 잡담을 나누고 있을 때 저 멀리 숲에 빨간 열매가 달린 풀이 눈에 띄었다. 마치 산딸기 밭처럼 보였다.

"가을에 웬 산딸기가 열렸남?"

김 노인이 혼잣말로 중얼거릴 때 옆에 있던 한 사람이 옆구리를 툭 치고는 귓속말로 속삭였다.

"영감님, 산삼이에요, 마당심!"

"뭐? 마당심?"

그건 분명 산삼 열매인 '딸'이었다. 순간 노인은 두 손으로 입을 막았다. 산속에서 산삼을 발견하면 목이 터지라고 큰소리로 외치는 습관 탓에 '심봤다!' 하는 소리가 터져 나올까봐 미리 입을 막은 것이다. 바로 코앞의 숯막에는 많은 인부들이 왁자지껄 떠들면서 일하고 있었다.

일행은 숯막 인부들이 돌아갈 때까지 기다리기로 했다. 마음 같아서는 당장 달려가 캐고 싶었지만 인부들한테 낌새를 줄까봐 그냥 앉아서 쉬는 척했다. 한참이 지났다. 가져간 담배가 다 떨어질 때쯤 해가 서산으로 넘어갔다. 숯막 인부들이 모두 마을로 내려간 뒤, 일행은 숲으로 다가갔다. 그러나 금방 주위가 어두워져 도저히 산삼을 캘 수가 없었다. 일행은 다음날 새벽에 캐기로 하고 일단 집으로 돌아갔다.

그날 밤 김 노인은 잠을 이룰 수가 없었다. 열매가 많이 달린 걸 보면 분명 대박을 만난 셈인데 어느 정도인지 헤아릴 수 없었다. 이럴 줄 알았더라면 좀더 자세히 살펴보고 내려올 걸…. 잠 못 이룬 사람은 김 노인뿐만 아니었다. 함께 갔던 일행 모두가 똑같았다. 눈을 감고 있어도 눈꺼풀에서 빨간 산삼 열매들이 어른거렸다.

이튿날 새벽 다시 모인 김 노인 일행은 어두컴컴한 밤길을 더듬으면서 숲으로 올라갔다. 올라가면서도 내내 마음 조렸다. 혹시 숯막 인부들이 눈치를 챈 것은 아닐까. 그들이 밤사이에 캐어 갔다면 순식간에 수억 원, 아니 수십억 원이 날아갈 판이었다.

얼마나 일찍 올라왔는지 도착하고 한참 지나서야 칠흑 같은 어둠이 서서히 걷히며 먼동이 트기 시작했다. 그제야 산삼들의 형체가 보였다. 다행히 손댄 흔적이 없었다. 일행은 정신없이 산삼을 캤다. 얼마나 캤을까, 사람들이 웅성거리는 소리가 들렸다. 숯막으로 일하러 출근하는 인부들이었다. 일행은 캔 산삼을 서둘러 홀치기에 넣고 떠날 채비를 했다.

"누구시오? 꼭두새벽부터 여긴 웬일이요?"

김 노인 일행을 보고 깜짝 놀란 인부들의 첫마디였다. 이른 새벽 그것도 깊은 산중의 숯막에 외지 사람들이 있으리라고는 전혀 생각하지도 않았던 그들이었다. 당연히 숯을 훔치러 온 도둑이 아닐까 의심했다.

"버섯 따러왔소."

가슴이 섬뜩했지만 김 노인은 애써 침착하게 답했다. 그러면서 빠른 걸음으로 인부들 앞을 지났다.

"그 홀치기 안에 든 빨간 열매 달린 풀이 뭐요?"

홀치기는 왕대를 꼬아 만든 자루인지라 안에 들어있는 것들이 다 보였다. 일행 중 한 사람이 모기 만한 소리로 말했다.

"심인데요."

그러자 옆에 있던 인부가 다시 소리를 질렀다.

"뭐라고요?"

"심이라구요."

순간 인부들의 얼굴이 벌겋게 달아올랐다. 어제까지만 해도 그들은 빨간 열매가 달린 풀밭에 앉아 그 열매를 따서 멀리 내던지며 '이게 산 딸기였으면 좋을 텐데' 했었다. 그런데 산삼의 열매라니….

일행은 도둑질하다가 들킨 사람처럼 허둥지둥 뒤돌아보지 않고 산을 내려왔다. 그들이 캔 산삼은 남산보다 다섯 배나 큰 산의 참나무를 잘라 숯으로 만든 값보다 열 배 이상 되는 어마어마한 돈이었다.

산삼 먹고 중풍으로 쓰러진 심마니

좋은 산삼의 조건

흔히 산삼은 '일뇌一腦, 이미二尾, 삼체三體'라 한다. 머리통인 뇌두가 잘 뻗어야 하고 뿌리와 몸체의 모양으로 그 값을 매긴다.

첫째로 뇌두가 잘 생겨야 한다. 뇌두는 몸통 위에 있는 마디를 말하는데 여기에는 일 년에 한 개씩 작은 돌기가 생긴다. 이 돌기는 싹이 나온 자리로 이것을 보고 몇 년 묵은 산삼인지를 구별할 수 있다. 그러므로 뇌두가 길게 뻗고 돌기가 잘 붙어야 한다. 돌기가 선명하게 수십 개가 보이면 수천만 원짜리 고가품이다.

둘째로 잔뿌리가 길고 곱게 뻗어야 상품 가치가 높다. 정품 산삼인 천종은 잔뿌리가 두툼하고 의젓하게 길게 뻗어있는 반면 장뇌삼은 임꺽정의 수염처럼 텁석부리로 나 있다. 산삼은 이 잔뿌리가 텁석부리 수염처럼 되면 하품 또는 장뇌 취급을 받는다.

셋째로 몸체가 젊은 여인의 몸매처럼 탄력 있고 쭉 뻗어야 한다. 원래 인삼이란 단어도 사람을 닮은, 특히 벌거벗은 젊은 여자를 연상해서 생긴 말이다. 보기 좋은 떡이 먹기 좋다는 격으로 산삼도 미스 코리아를 대표할 만한 여자를 고르듯 모양 좋고 때깔 좋은 것이 최상품이다. 그리고 몸체에는 횡취橫皺라는 티(흠절)가 있는데 흡사 가락지를 끼워둔 것 같은 모양이다. 산삼 뿌리가 땅 속으로 수축하면서 파고들 때 생기는 것으로 심마니들은 이 가락지를 보고 산삼의 나이를 알아내기도 한다. 가락지가 많고 깊되, 뇌두 가까이 많으면 좋은 축에 속한다.

이러한 산삼이 많은 곳은 강원도의 산악 지대, 그 중에서도 방태산을 비롯하여 점봉산, 오대산, 설악산, 소백산 일대이다. 산삼은 두릅나무 오가피과에 속하며 반음지성反陰地性 식물로 북향 또는 북동향의 경사가 완만하고 습하며 배수가 잘 되는 곳에서 자란다. 장마가 지거나 가뭄이 계속되거나 태풍의 영향도 받지 않는 지역이어야 한다. 그런데 이곳은 겨울에는 몹시 춥고 신선한 기후와 풍부한 강수량, 그리고 배수가 잘 되는 지역이다. 결국 명산이란 홍수, 가뭄, 더위, 추위 등 나쁜 조건이 계속되더라도 산삼을 감쌀 수 있는 곳인 셈이다.

산삼은 처서인 8월 하순경부터 캔 것을 약효가 있다고 하지만 전문가들은 그보다 보름 후인 백로를 전후하여 캔 것을 으뜸으로 친다. 처서가 지나야 산삼의 잎과 줄기에 있는 약 기운이 뿌리로 내려가기 때문이다. 가을에 캔 인삼도 이듬해 입춘이 지나면 기운이 위로 뜬다. 입춘 전에 물에 담그면 가라앉지만 입춘이 지나면 물 위에 뜨는 것을 알 수 있다. 백로가 지나면 산삼의 열매인 '딸'이 떨어지는데 장뇌보다 자연산 산삼인 천종이 더 오래 간다.

산삼이 얼마나 좋은가에 대해서는 언급할 필요가 없다. 예로부터 산삼은 '신비한 영약' 또는 '명약 중의 명약'이라 했고 『동의보감』에는 '신초神草'라 적고 있다. 'Panax Ginseng Cameyer'이란 학명 또한 그리스어로 '만병통치약'이란 뜻이다.

실뿌리만한 산삼의 효과

내가 심마니들과 함께 산을 다닐 때 자주 동행했던 사람으로는 앞서 말한 광복 외에 30대의 두 젊은이가 있었다. 창근이란 젊은이는 자신의 병 구완을 위해, 운구란 젊은이는 어린 딸 때문이었다.

올해 33세인 창근은 백혈병을 앓고 있었다. 어려서부터 '바이올린 신

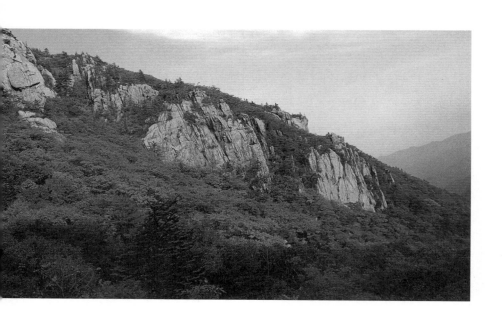

동'이란 말을 들은 그는 유럽에서 열리는 세계적인 콩쿠르에서 일등을 차지하기도 했다. 국내에 돌아와 우리나라에서 다섯 손가락에 꼽히는 바이올리스트로 갈채와 주목을 받으면서 활동했지만 어머니가 암으로 죽는 등 마음 고생이 심해지자 몸이 아프기 시작했다. 체중이 계속 줄어들고 혈변까지 나와 원자력병원에서 진단을 받았더니 백혈병이라고 했다. 하지만 누워있기보다는 걸으면서 살길을 찾으라는 내 권유를 받아들여 나와 함께 몇 달간 심마니와 약초꾼을 따라 설악산, 오대산, 방태산 등을 다녔다. 광복의 집에서 먹고 자면서 광복과 함께 소꼴을 베러 다니고 내린천에서 물고기를 잡기도 했다. 일부러 약을 지어주지 않고 걷도록 했는데 두 달 후에는 건강이 눈에 띄게 좋아졌다.

운구란 젊은이는 올해 35세로 모 음대 교수이자 중견 작곡가이다. 그

좋은 산삼은 추위와 더위, 가뭄과 홍수의 영향을 덜 받는 명산에 많다 (왼쪽과 아래 사진은 설악산)

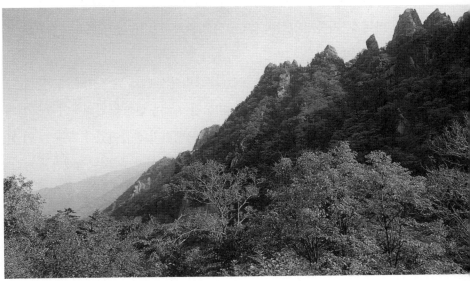

에게는 돌이 갓 지난 딸이 있는데 항상 감기를 앓았고 발육도 늦었다. 몸무게가 또래 아이들의 절반 수준인 6킬로그램이었다. 잘 먹지도 않고 웃지도 않아서 집안 식구들의 근심과 걱정이 이만저만이 아니었다. 또 항상 얼굴을 찡그리고 신경질적인 울음이 많았다.

이곳저곳 병원을 찾아다녔고 좋다는 한약도 많이 지어 먹였지만 별 차도가 없었다. 병원에서는 성장 호르몬 부족이라고 진단했고 한방에서는 선천적인 허약 체질로 처방했다. 이럴 때 산삼이 큰 몫을 하는 수가 있는데 바로 딸에게 먹일 산삼을 직접 캐기 위해 대학 강의도 빠뜨리고 나를 따라 나섰다.

그러나 초보자가 산삼을 캔다는 것은 하늘의 별따기이다. 도시 사람들은 산삼을 먹어보기는커녕 구경조차 못한 사람들이 대부분이다. 나 역시 그토록 오랫동안 심마니들을 따라다니지만 겨우 5년짜리 어린 산삼인 오행을 한두 뿌리 캤을 정도였다. 그나마 운이 좋았던 탓이다. 심마니가 "저쪽에 산삼이 있군" 하고 말하지만 내 눈에는 그저 숲으로 보일뿐이었다.

운구도 산삼을 캐지는 못했다. 그러다가 어느 날 가마소에 올라갔다가 정목나무골로 내려오면서 심 노인이 작은 산삼을 발견하여 운구에게 주었다. 실처럼 가는 '아기 삼'으로 오행짜리 산삼이었다. 운구는 이 산삼을 딸에게 먹였다. 실뿌리만한 산삼이었지만 효과는 집채만큼 컸다. 반응 또한 즉시 나타났다. 거부감도 없었다.

산삼을 먹인 날, 잠잘 때 살펴보니 평소보다 땀을 많이 흘리고 항상 얼음장처럼 차디차던 손과 발에 온기가 돌았다. 다음날 평소 밥을 먹이려면 한바탕 전쟁을 치르곤 했는데, 그날은 먹을 것을 찾으면서 생글생

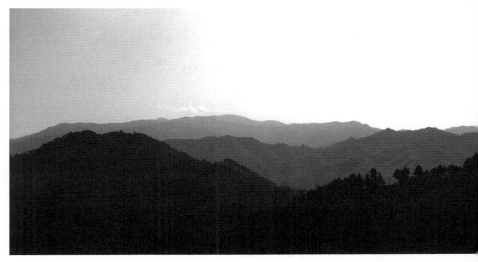

산삼이 많은 해발 1424미터의 점봉산

글 웃기도 했다. 일주일이 지나자 비쩍 말라 있던 아이의 몸에 살이 오른 게 눈에 띄었다. 먹새 또한 여느 아이처럼 좋아졌다.

한 달 후 체중을 재보니 8킬로그램이었다. 한 달 만에 체중이 30퍼센트 늘어난 것이다. 평소 감기에 잘 걸리고 허약해서 주위에 소문까지 났던 아이는 실뿌리 만한 산삼을 먹고 한 달 만에 건강한 아이가 되었고 튼튼하게 자랐다.

몇 년 전 내가 산에서 캔 5년생 어린 산삼을 먹은 영규의 딸도 똑같았다. 40대 후반인 영규는 방태산 토박이로 이 지역을 손금 들여다보듯 훤하게 알고 있다. 산속에서 약초 캐고 화전 밭을 일구며 소들을 방목하며 살다가 아이들 교육 때문에 미산 마을로 내려와 살고 있다.

그는 두 살배기 넷째 딸의 몸이 허약하여 산삼을 먹이고 싶어 했다. 하지만 인연이 없는 탓인지 산삼을 발견하지 못했다. 그래서 내가 캔 산삼을 주었는데 실뿌리만한 그 산삼을 먹은 후로는 엄동설한에 맨발로 집밖을 뛰어다니면서 놀아도 감기 한 번 걸린 적이 없다.

일반적으로 아이들에게 먹이는 산삼은 잎이 네 개 달린 3~4년짜리이다. 직경은 1밀리, 길이는 5센티미터쯤 되는 실처럼 가늘다. 물론 뇌두는 떼어버리고 몸통과 뿌리만을 먹인다. 산삼의 머리 부분에 열이 많기 때문이다. 일설에는 뇌두까지 먹이면 머리가 나빠진다는 속설도 있지만 사실이 아니다.

산삼의 부작용과 관련하여 가장 대표적인 일화는 민비와 대원군을 철천지원수로 만든 사연이다. 열다섯 살에 국모의 자리에 오른 민비가 첫 아들을 낳은 것은 스무 살이었다. 그런데 태어난 아기에게는 항문이 없었다. 젖을 먹어도 배변이 전혀 안 되자 그 조그만 배가 퉁퉁 부어오르면서 온몸이 뜨거운 물에 불린 듯 부풀어갔다. 태어난 지 사흘 되던 날, 소문을 들은 대원군이 산삼을 보냈다. 하지만 아기는 이틀 만에 죽고 말았다. 아래로 열이 빠지지 않은 아이에게 열이 많은 산삼을 먹였으니 죽음을 재촉한 셈이었다. 지금도 다운증후군 환자는 항문 없이 태어나는 수가 있다. 젖이나 우유를 토하고 기침이 심하고 얼굴에 열이 많은 증상이 이틀 정도 계속되면 항문을 살펴봐야 한다. 이 경우 수술로 손쉽게 치료가 가능하다

산삼을 먹일 때는 산삼이 열약熱藥이라는 점을 고려해야 한다. 그렇다고 겁낼 필요는 없다. 불치병 환자들은 큰 산삼을 뇌두까지 다 먹지만 열이 나는 경우는 거의 없었다. 또 예전에 산골 마을에서는 아이들에게 산삼을 그냥 다 먹였다. 산삼을 먹고 열이 나면 맥문동과 미역국을 먹여 열을 내렸다. 그래서 강원도 산골 마을에서 자란 사람들은 어렸을 때 산

삼을 먹은 사람들이 의외로 많고 산삼의 약효에 대한 믿음 또한 깊다.

욕심이 크면 산삼도 독약

산삼이 무조건 몸에 좋은 것은 아니다. 산삼을 먹고 오히려 탈이 난 심마니도 있다는 이야기를 들어본 적이 있는가. 산삼을 먹고 죽을 사람이 산 경우는 많았지만 멀쩡한 사람이 산삼을 먹자 졸도한 일은 심마니 세계에서도 금시초문일 것이다.

그날도 여느 때처럼 심마니들을 따라 산에 올라갔다. 일행은 심 노인과 그의 아들, '꼬챙이 영감'이라 불리는 박 노인, 젊었을 때 '산아비'로 일했던 김 노인, 그리고 광복과 나였다. 심 노인과 박 노인은 똑같이 70세였고 김 노인은 그보다 다섯 살 많은 75세였다.

심 노인이나 박 노인은 다 같이 산삼을 캐는 일로 잔뼈가 굵은 사람들이고 육구만다리 산삼을 몇 번 캔 경력도 있다. 특히 박 노인은 앞서 설명했듯이 쇠꼬챙이로 백복령을 잘 꽂고 여자들도 백복령만큼 잘 꽂아서 '꼬챙이 영감'이란 별명까지 얻었다. 김 노인은 젊었을 때 콩이나 팥을 한 가마 지고 주문진 장터까지 백 리 산길을 수없이 다닌 '산아비'였다. 백두대간을 넘어 다니던 힘이 단전에 저장된 탓인지 70대 중반인데도 산에 가면 펄펄 날았다. 나와 광복이가 혀를 내두를 정도로 험한 절벽이나 바위 사이를 마치 산양처럼 오르내렸다.

언젠가 김 노인은 오대산 자락의 암자에서 참선 수행을 하고 있던 비슷한 연배의 스님과 함께 설악산을 갔다 온 적이 있었다. 그 스님은 1분에 1회의 출장식 호흡을 하며 오대산을 날아다니다시피 하는 고수였는데 백담사에서 봉정암을 거쳐 대청봉까지 올라갔다가 내려와서는 김 노인한테 "어디서 그런 힘이 나오느냐?"고 물었다고 했다. 스님은 김 노인의 산행 실력이 자기보다 한 수 높다는 것을 알았던 것이다. 산길에 관한한 김 노인은 프로이고 스님은 아마추어였다.

그날 우리 일행은 방내리에 있는 가마소로 올라가면서 산삼을 찾았다. 하지만 해가 중천에 뜰 때까지 아무도 '심봤다'는 소리를 하지 않았다. 다만 심을 보러 다니면서 작약, 당귀, 떡다리버섯, 더덕을 캐서 광복의 배낭에 넣어주었다. 심마니들은 오직 '심'에만 정신을 집중하기 때문에 평소 약초를 봐도 못 본체 하지만 이번에는 광복을 도와주기 위해 약초를 캔 것이다. 그들은 가을의 송이 철에도 전혀 송이를 찾지 않았다. 약초나 송이를 캐다 보면 '심을 보는 힘'이 없어진다고 믿기 때문이다.

점심을 먹는 자리에서 김 노인이 공동 작업을 하자고 제안했다. 심마니들은 보통 자기가 캔 것은 자기가 갖고 남의 물건에는 관심을 두지 않는다. 하지만 며칠 동안 돌아다녀도 산삼을 캐지 못하거나 캘 전망이 없을 때 함께 캐어 공동 분배하는 경우가 있다. 이날도 오전 내내 '심'을 구경하지 못했고 오후에도 역시 전망이 어둡다는 생각이 들었는지 모두들 찬성했다. 물론 나와 광복은 심마니가 아니어서 그 분배에 끼지 못하고 대신 개평을 얻기로 했다.

그런데 해질 무렵에 김 노인이 "심봤다!" 하고 외쳤다. 모두들 달려가 조심스럽게 5구짜리 산삼 네 뿌리와 그보다 작은 산삼 20여 뿌리를 캤다. 다음날 5구짜리 산삼 두 뿌리가 2800만 원에 팔렸고 심 노인 부자와 박 노인, 김 노인 등 네 사람이 700만 원씩 나누어 가졌다. 나와 광복은 작은 산삼 한 뿌리를 얻는 것으로 만족했다.

이틀 후 나머지 산삼을 사겠다는 사람이 나타나 심 노인과 박 노인, 그리고 나는 산삼을 보관하고 있는 김 노인의 집으로 찾아갔다. 그런데 어제까지 멀쩡하던 김 노인이 중풍으로 쓰러진 채 누워 있었다. 사연인 즉, 김 노인은 공연히 공동 분배를 하자고 해서 자기가 캔 산삼을 여러 사람과 나눈 것이 속상했는지 밤새 고민하다가 새벽녘에 남은 5구짜리 산삼 두 뿌리를 먹은 것이었다. 자기가 캔 산삼을 남과 나누느니 그냥 먹어치우는 게 속이 덜 쓰릴 거란 고약한 심보에서였다.

산삼을 먹자 김 노인은 의식을 잃고 중풍 환자와 같은 증상이 나타났다. 욕심이 잔뜩 생기면 기운 순환이 안 되어 머리 쪽으로 열이 몰린다. 이때 산삼을 먹으면 그 약효가 기운 순환에 작용하지 못하고 열이 많이 몰려 있는 머리쪽으로 더 많은 열을 보내 뇌졸증을 일으키게 된다. 산삼이 아닌, 에너지가 많은 약초를 먹어도 결과는 똑같다. 그래서 고열 감기로 머리가 아플 때 약을 먹으면 안 된다.

아무리 좋은 약이나 음식도 탐욕으로 기운 순환이 안 된 상태에서 먹으면 독약이 된다. 탐욕스런 인간은 악마의 자랑거리로 아무리 좋은 약도 효과가 없다. 사람이 탐욕에 빠져 있으면 오직 악마만 즐겁게 할뿐이다. 욕심 없이 즐겁게 사는 게 기운 순환을 잘 시키는 일이다. 마음을 비우면 무가 산삼이 되지만, 욕심이 크면 천하의 명약인 산삼도 치명적인 독약이 되고 만다.

산신령이 최고령 심마니에게 준 선물

심마니들의 장인정신과 인내력

내가 심마니들을 따라다니고 그들의 세계를 접하면서 배운 것은 한두 가지가 아니다. 무엇보다도 1000미터가 넘는 험준한 산골짜기를 오르내리는 그들의 엄청난 체력과 장인 정신, 그리고 삶에 대한 끈기와 인내력에 놀랐다. 그들은 4월 중순부터 9월말까지 거의 반 년간 장마철의 며칠을 제외하고 매일 하루 열 시간 가까이 산을 다닌다. 설악산 오색약수에서 대청봉까지 왕복하는데 보통 세 시간쯤 걸리는 걸음이므로 일 년에 대청봉을 400회 이상 왕복하는 셈이다. 산삼을 캐려면 다니는 길은 '길 없는 길'이어서 그냥 난 길을 졸졸 따라 올라가는 등산객이나 산악인의 산행보다 열 배, 스무 배 이상 힘들다.

이렇듯 엄청난 거리를 걷는 그들이지만 실뿌리만한 새끼 산삼조차 구경하지 못하는 날이 대부분이다. 50년 가까이 산을 돌아다닌 심마니

심 노인은 전문 심마니가 되려면 3년 정도 먹을 게 있어야 한다고 입버릇처럼 말했다. 3년간 산삼을 캐러 다녀도 허탕 치기 일쑤이니 그 동안 끼니 걱정을 하는 사람은 심마니 생활을 할 수 없다는 말이다. 간혹 산삼을 캐러 갔다가 몇 번 만에 몇 천만 원, 1억 원짜리 큰 산삼을 만난 사람들이 있는데 이들은 거의 전문 심마니가 되지 못한다. 우연한 행운에 겸손해 할 줄 모르고 매일 큰 산삼만 나오기를 기대하다가 낙담하고 실망하고는 일 년도 못 가서 다시는 산삼을 캐러 다니지 않기 때문이다. 『소학小學』에는 다음과 같은 구절이 있다.

"사람에게 세 가지 불행이 있으니 어린 나이로 높은 과거에 오름이 첫째 불행이요 부형의 권세를 바탕으로 좋은 벼슬을 함이 둘째 불행이요 큰 재주가 있어 문장을 잘함이 셋째 불행이다."

이 말을 심마니 세계에 적용시키면 너무 일찍 과거에 급제하는 것은 너무 빨리 '대박급' 산삼을 캐는 것이요 부형의 세력에 의존해 높은 벼슬을 하는 것이나 재능과 문장이 지나치게 뛰어난 것은 노력에 비해 너무 빨리 로또복권 당첨과 같은 큰 산삼을 캐는 것과 같다. 그래서 전문 심마니들은 3년쯤 산삼을 발견하지 못하더라도 당연한 것으로 여기고 불평하는 법이 없다.

또 심마니들은 한 눈을 팔지 않고 묵묵히 산삼만을 찾으러 다닌다. 보통 산꾼들은 빈손으로 다니는 게 아까워 약초나 나물, 송이 등을 캐지만 이런 손쉬운 일에 익숙해지면 산삼을 캐는 어려운 길을 다니기 싫어지기 때문에 전문 심마니들은 꾹 참고 산삼만을 고집한다. 손쉬운 돈벌이에 재미들이면 힘든 돈벌이는 할 수 없기 때문이다. 인내심 없이는 전문 산삼 채취꾼이 되지 못한다.

흔히 사람들은 심마니들이 수천만 원짜리, 1억 원짜리 산삼을 수시로 캐는 것으로 알지만 육구만다리 산삼은 심 노인처럼 오직 산삼만을 보러 다니는 사람도 20년에 한번 발견할까 말까 하는 정도이다. 비교적 산삼을 많이, 그리고 잘 캔다는 심 노인도 대부분 몇 십만 원짜리나 몇 백만 원짜리 산삼을 만날 뿐이다. 심 노인은 본인의 일당을 하루 10만 원으로 계산한다. 반 년간 매일 산으로 출근하면 거의 2천만 원 내외의 소득이 생기므로 하루 10만 원 꼴의 수입이 있다는 것이다.

무릎 관절 낫게 한 썩은 산삼

심마니들의 명예퇴직 연령은 몇 살쯤일까. 올해 70세의 천 노인을 보자. 그는 스무 살에 아버지와 같이 처음 심을 보러 갔으니 꼬박 50년을 심마니로 살았다. 무릎이 아파 몇 년 전부터 '이젠 고만 가야지' 하고 해마다 은퇴를 결심하지만 그럴 때마다 함께 다니는 아들의 딱한 사정이 마음에 걸려 절뚝거리면서도 계속 산을 다녔다. 그의 아들은 도시에서 통닭집, 포장마차, 구두 미화원 등을 전전하며 살다가 수천만 원의 빚을 지고는 아버지 집에 들어와 15년째 아버지를 따라다니며 심마니 생활을 하고 있었다. 그 동안 큰 산삼을 캐지 못한 바람에 아들의 빚은 계속 늘어만 갔다.

어느 날 천 노인은 이젠 정말 마지막 산행이라 결심하고 산에 올라갔다. 반 백 년의 심마니 생활을 은퇴하는 뜻 깊은 날이기에 나도 천 노인

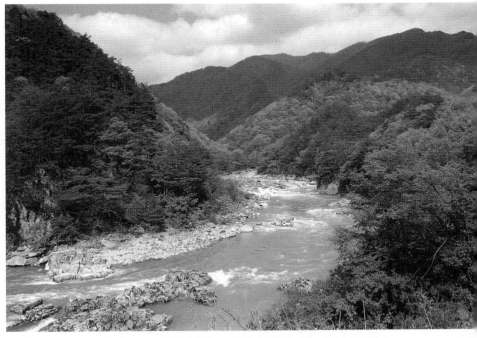

방태천의 상류 지역이며 원시림으로 뒤덮인 진동계곡은 전장 18킬로미터에 달한다.

의 아들과 함께 갔다.

우리는 진동계곡으로 갔다. 한참 능선을 다녔더니 목이 심하게 말랐다. 능선에는 물이 없어 갈증은 더 심한 것 같았다. 그러자 천 노인이 당귀 잎을 입에 물고 있으면 갈증도 멎고 입안이 훤해진다면서 어느새 당귀 줄기를 따서 내게 건네주었다.

주위를 둘러보니 산당귀가 널려 있었다. 드문드문 개당귀도 보였다. 간혹 당귀 먹고 죽었다는 사람들이 있는데 바로 산당귀 속에 섞인 개당귀를 먹은 탓이다. 개당귀는 맛이 쓰고 아리다. 많이 먹으면 죽을 수도 있다. 구별하는 방법은 간단하다. 참당귀는 붉은 줄이 있지만 개당귀는 없다. 뿌리를 뽑아보면 참당귀는 수월하게 뽑히는데 개당귀는 잘 뽑히지 않는다.

이날 천 노인은 7부 능선에서 육구만다리 한 뿌리와 5구 산삼 두 뿌리를 발견했다. 하지만 지팡이로 산삼 근처의 흙을 조금씩 헤쳐 나가면서 엉켜있는 나무뿌리를 작은 손칼로 잘라내던 노인이 이내 "에이!" 하며 신음 소리를 냈다. 그리고는 이내 지팡이와 손칼을 내던지고 털썩 자리에 주저앉았다. 얼굴에는 실망하는 빛이 가득했다.

산삼에 관해서는 지식과 경험이 많을수록 입을 다물게 된다. 너무나 예외가 많은 탓이다. 잎만 보고서는 땅속에 있는 몸체가 수천만 원짜리일지 수십만 원짜리일지 정확히 알 수가 없다. 노인이 발견한 산삼 역시 겉보기에는 최소한 40~50년 묵은 것으로 보였지만 실제로 캐보니 뇌두는 20년 미만의 것이었고 몸체나 잔뿌리는 보잘것없었다. 수십만 원짜리도 안 되었다. 5구짜리 산삼 두 뿌리도 마찬가지였다. 제대로 되었다면 이 세 뿌리의 가격은 1억 원 이상을 받을 수 있었다. 잠시 후 노인의 얼굴이 다시 밝아졌다. 평상심을 되찾은 것이다.

"20년 만에 본 육구만다리라 잠시 흥분했던 것 같아."

산삼을 보자마자 신신령이 아들의 빚을 갚으라고 육구만다리를 점지해준 것이라 생각했었는데 아무래도 욕심이었던 것 같다는 의미였다.

우리는 침묵 속에 산을 내려왔다. 아들의 얼굴에서는 실망하는 기색이 역력했다. 노인의 사정을 잘 알고 있는 나 역시 아무런 말을 하지 않았다. 50년 심마니 생활을 은퇴하는 기념 잔치가 너무 초라한 게 안타까울 뿐이었다.

그날 저녁 천 노인은 낮에 캔 산삼 세 뿌리를 헐값에 파는 게 원통해서 그냥 본인이 먹었다. 그 동안 한 가마 이상의 산삼을 캤지만 단 한 뿌리도 입에 대지 않은 노인이었다. 간혹 캐다가 상처가 났거나 일부가 썩어서 상품 가치가 떨어지는 산삼. 잘못 보관하여 팔지 못하는 산삼이 생기면 모두 자식, 손자들에게 먹였다.

천 노인은 산삼 세 뿌리를 먹자 몸에서 열이 나고 정신이 혼미해져 그냥 잠이 들었다. 원래는 친구들과 은퇴 기념으로 술자리를 갖기로 했지만 잠이 쏟아지고 또 너무 곤히 자기에 가족들은 깨우지 않았다.

다음날 새벽 그는 여느 때처럼 잠자리에서 일어나 뒷간을 가려고 하다가 깜짝 놀랐다. 어제 같으면 자리에서 일어나 앉아서는 무릎을 한참 주무른 다음에 엉금엉금 기다시피 하여 갔었는데 오늘은 벌떡 일어나서 걸은 것이다. 몇 년간 괴롭혔던 무릎 통증이 말끔히 없어졌다.

'산삼이 정력에만 특효인 줄 알았는데 무릎에도 효과가 있구나.'

산삼은 인체 전체의 면역 기능을 높인다. 때문에 정력뿐만 아니라 무릎 관절에도 좋은 것은 당연하다. 그날 천 노인은 다시 산에 올라갔다. 그리고 80세인 오늘도 여전히 심마니 생활을 하고 있다. 그가 진동계곡에서 캔 산삼은 비록 정품 육구만다리는 아니었지만 산신령이 그에게 준 최고의 선물인 것만은 분명했다.

이 땅에서 난 병은 이 땅의 약초로 고쳐야 낫는다

산골 노인에게 배운 비염 처방

오대산 자락에 신라 시대 때 지은 암자가 있다. 이곳에서 오랫동안 참선 수행을 하고 있는 스님이 콧병을 잘 고친다는 이야기를 듣고 찾아간 적이 있었다.

스님은 참선 호흡법과 함께 비염, 축농증, 천식, 태열, 알레르기 등 코와 관련 있는 병을 고치는데 일가견이 있었다. 비염, 축농증을 앓는 어린 아이들이 스님으로부터 받은 알약을 코에 넣고 스님이 시키는 대로 결가부좌를 하면 두세 달 만에 깨끗이 나았다. 아이들은 처음에는 5분도 견디지 못하고 몸을 비틀지만 숨쉬기가 편해지자 30분 이상 코에 약을 넣은 채 결가부좌를 한다. 코가 불편하면 머리도 아프고 짜증을 잘 내게 되는데 스님이 지어주는 비염 약과 참선으로 머리가 맑아지고 코가 시원해지자 건강한 모습으로 바뀌는 것을 많이 봤다.

스님의 비염 약에는 특별한 사연이 있다. 스님 역시 젊은 시절부터 비염으로 고생했다. 염불을 해도 코 먹은 소리가 나와 다른 사람들이 듣기 거북했고 특히 참선할 때가 가장 힘들었다. 참선의 기본은 코로 숨을 쉬는 것인데 비염이 있으니 숨쉬기가 제대로 될 리 없고 따라서 참선 역시 제대로 되지 않았다. 코 하나 시원하게 열리지 못해 스님에게 가장 중요한 독경과 참선이 방해를 받은 것이다.

하루는 행색이 허름한 한 노인이 암자에 왔다가 스님의 딱한 사정을 알았다. 염불 소리에 섞여 있는 스님의 콧소리를 들은 노인은 사향과 산돼지 큰창자(大腸) 사이의 기름을 구해놓으면 콧병을 고쳐주겠다고 했다. 그러면서 자기는 가까운 화전민 마을에 산다고 했다.

스님은 병을 고쳐준다는 말이 고맙기는 했지만 한편으로 믿어지지 않았다. 비염 치료에 사향을 쓴다는 것은 알아듣겠으나 산돼지 큰창자 사이의 기름을 쓰는 것은 도무지 알 수가 없었다.

사향은 기약氣藥의 대표적인 약물로 모든 약의 기운을 끌어 아픈 곳을 통과한다. 『동의보감』에는 '관격을 통하고 악귀를 물리치고 마음을 진정시키고 신神을 편하게 하며 부인의 난산, 소아의 경간驚癎, 객오客忤를 다스린다'고 적혀 있다. 우황청심원이나 사향소합원麝香蘇合元, 선천적으로 체질이 허약한 사람에게 처방하는 공진단供辰丹에 쓰인다.

지금은 사향노루가 천연기념물(216호)로 지정되어 사향이 귀하고 값비싸지만 예전에는 오대산, 방태산 일대에서 쉽게 구할 수 있었다. 별로 값이 안 나가 자반고등어 몇 마리와 바꾸기도 했다. 사향노루를 '국노루'라고 불러 '국거리도 안 되는 노루'라는 뜻으로도 비하했다. 사향은 6·25전쟁 직전에 쌀 반 가마를 받았고 휴전협정 후에는 쌀 한 가마와 바꿨다. 그 후 사향노루의 숫자가 점점 줄어들어 70~80년대에는 집 한 채 값이 되면서 엄청나게 비싼 약재가 되었다. 멸종된 것으로 알려지고 있지만 간혹 강원도 최전방 마을에서 잡힌다는 소문이 있다.

사향노루는 노루보다 훨씬 둔해서 쉽게 잡혔다. 쫓아가면서 길목마다 올가미를 설치하기만 하면 잡혔다. 계속 도망가는 사향노루는 갔던 길을 되돌아오는 습성이 있어 한참 쫓기던 사향노루가 제자리로 되돌아오다가 올가미에 걸려들었던 것이다.

사향노루를 잡으면 다섯 마리 중 한 마리 정도가 수컷으로 사향주머니는 수컷에게만 있다. 생식기 앞에 딸려 있다. 사향노루가 앉으면 생식기가 앞으로 튀어나오면서 사향주머니도 밖으로 나온다. 이때 냄새를 맡은 개미나 벌레들이 그 주머니에 들어가면 사향노루는 놀라 사향주머니를 뱃속에 집어넣는다. 오래된 사향주머니일수록 이런 벌레들이 많이 들어 있다. 진주조개에 모래가 들어가 진주를 만들 듯 개미나 벌레는 사향의 핵 역할을 하는 것이다.

반면에 산돼지는 사냥이 쉽지 않았다. 호랑이에게 물려 가면 흔적이라도 남지만 산돼지에게 걸리면 아무것도 안 남는다는 말도 있다. 6·25 때 강원도 산에는 남쪽 군인들과 북쪽 군인들의 시체가 즐비했지만 산돼지가 있는 곳에는 아무런 흔적도 없었다.

산돼지 사냥은 주로 겨울철에 한다. 열 명 정도가 한 조를 이루어 무릎까지 빠지는 눈속을 설피를 신고 쫓는다. 설피는 작은 소쿠리만 한 것으로 다래 넝쿨로 엮은 눈 신발이다. 산돼지는 다리가 짧아 눈속을 지나가면 마치 제설차가 지나간 듯한 흔적이 남는다. 사냥꾼들은 굵은 두릅나무 장대에 칼을 묶어 만든 창을 들고 그 흔적을 뒤쫓다가 해가 지면 집에 돌아와 자고 다음날 새벽 다시 산돼지의 흔적을 따라간다. 이렇게 열흘쯤 하면 산돼지는 기력이 떨어져 몰이꾼들이 눈앞에 닥쳐도 눈만 끔벅거리고 콧김을 거칠게 내뿜으며 도망가거나 대들지도 않은 채 그 자리에 서 있다. 이때 다가가 산돼지 목에 창을 찔러 잡는다. 하지만 무게가 200킬로그램 이상 되는 산돼지는 호랑이에게 뒤지지 않는 맹수이다. 아무리 지쳐 있어도 사람에게 대들면 큰 상처를 입기 쉽다. 특히 산돼지 목에 창을 찌를 때 산돼지가 발버둥쳐서 창이 부러지고 사람에게 대들어 치명상을 입는 일이 종종 있다.

산돼지 큰창자 사이의 기름

만일 산돼지에게 받쳐서 상처를 입으면 이끼를 바르고 버드나무 껍질을 벗겨서 묶었다. 남북전쟁을 무대로 한 1959년의 영화 '기병대'에서 군의관(윌리엄 홀덴)이 인디언에게 배운 처방이라면서 부상당한 병사들의 상처에 이끼를 발라주는 것과 흡사하다.

스코틀랜드의 세균학자 플레밍은 1928년 이끼에서 항생제인 페니실린을 만들었고 독일의 화학자 펠릭스 호프만은 1897년 버드나무 껍질에서 추출한 살리실산 *Salicylicacid*이란 물질을 이용하여 아스피린을 개발해냈다. 특히 살리실산은 진통소염제로 시작해서 심장병, 뇌졸중은 물론 암 치료까지 새로운 효능이 있는 것으로 밝혀져 '세기의 만병통치약'으로 불린다. 그러나 우리 조상들은 인디언들과 마찬가지로 그 훨씬 이전부터 이끼와 버드나무 껍질을 이용하여 상처를 치료했다.

산골 사람들은 산돼지의 피나 쓸개 같은 것은 먹지 않았다. 요즘 도회지에 사는 사람들이 몸에 좋다고 하여 산돼지 피나 쓸개를 찾지만 산골 마을에서는 쳐다보지도 않았다. 다만 산돼지 피는 창호지에 발라 비상 약품으로 썼다. 그 창호지는 화상火傷에 특효약이다. 또 집에서 기르는 돼지나 교배종 산돼지의 큰창자 사이에는 기름이 없지만 200∼300근짜리 산돼지의 큰창자 사이에는 어린이 주먹 크기의 기름덩어리가 있다. 산골 마을에서는 이 기름을 짚으로 싸서 처마 밑에 매달아 놓았다가 필요할 때마다 사용했다.

아이가 생기면 생기는 대로 낳던 시절 여인들은 해마다 아이를 낳다시피 했다. 밭에서 일하다가 배가 아프면 집안에 들어와 아이를 낳았고 또 낳자마자 부엌일을 하거나 밭에 나가 일을 했다. 그야말로 산골에 사는 여인들은 임신도 잘했고 아이들도 잘 낳았다. 그래서 '애 낳기가 된똥 누기보다 쉽다'는 말까지 있었다. 그런데 먹는 것은 시원치 않고 일은 많다보니 영양실조와 과로로 낳은 아이들 중 절반 이상이 낳다가 죽었고 산모 또한 죽는 경우가 비일비재했다.

허약한 산모들은 대부분 부종이 심하고 감기 기운으로 고생한다. 감기는 허약한 사람에게는 대단히 큰 병으로 죽기도 한다. 이때 황쏘가리를 삶아먹거나 오소리 쓸개를 소주에 타서 먹는다. 산양 고기나 산돼지 큰창자 사이의 기름을 엄지손가락 크기만큼 잘라 끓여서 먹기도 한다.

양고기는 『동의보감』에 '허약하고 신장이 약하고 정력 부족에 쓴다'고 적혀 있는데 이곳에서는 산후에 관절염이 있거나 몸이 허약하면 수시로 잡아먹었다. 산양은 주로 개인산 약수 입구에서 구룡덕봉으로 넘어가는 어두원 계곡의 절벽에 많았다. 그러나 주로 이용한 것은 산돼지 큰창자 사이의 기름이었다. 이 기름을 먹고 뜨거운 아랫목에서 하룻밤을 잔

산모는 다음날 부기가 쫙 빠지고 감기 기운도 없어졌다. 얼굴에 부기가 심할 때는 이 기름을 얼굴에 바르고 자고 나면 역시 다음날 부기가 쫙 빠졌다. 아이들도 마찬가지이다. 감기에 걸려 골골하는 아이에게 이 기름을 끓여 먹이면 감기가 뚝 그쳐 더 이상 기침을 하지 않았다.

참고로 산골에서 아이들이 앓는 병은 대개 고뿔과 배앓이이다. 고뿔에는 산돼지 큰창자 사이의 기름 외에 곰이나 오소리 기름을 끓여 먹었다. 곰은 귀해서 주로 오소리 기름을 썼는데 동면 직전의 오소리는 체중의 90퍼센트가 지방이라 할 만큼 기름이 많다. 이 지방층은 화상을 입었을 때 바르면 효과가 있다. 배앓이는 석청石淸이나 집에서 기르는 토종벌의 꿀을 썼다. 석청은 벌들이 바위 속에 살면서 수년 내지 수십 년간 모아놓은 꿀로 산삼만큼 약효가 있다고 한다. 지금이나 옛날이나 비싸고 귀해서 부자지간에도 석청이 있는 곳을 알려주지 않는다고 한다. 최근까지만 해도 석청 한 되가 쌀 서너 가마 값이었다. 토종꿀의 경우 예전에는 연밀煉蜜이라 하여 꿀을 끓여서 사용했다. 꽃과 꿀의 독성 때문이다. 맛을 봐서 탁 쏘는 맛이 나는 것은 이런 성분 때문이다. 오래 묵힌 꿀은 부드러운 맛이 난다.

어쨌든 『동의보감』을 보면 다른 것은 다 있지만 산돼지 큰창자 사이의 기름에 대한 기록은 전혀 없다. 자연히 스님도 알지 못했던 것이다. 스님은 노인의 말대로 사향과 산돼지 큰창자 사이의 기름을 구해 놓았다. 얼마 후 다시 찾아온 노인은 꼬깃꼬깃 구겨진 쪽지를 스님에게 건네주었다. 거기에는 '신이, 세신, 과체 각 1냥, 사향과 산돼지 큰창자 사이의 기름 각 1개'라고 적혀 있었다.

신이는 목련꽃의 봉우리, 세신은 족두리풀 뿌리, 과체는 덜 익은 참외

꼭지를 말한다. 『동의보감』에는 이 셋을 세신산 또는 과정산瓜丁散이라
하여 '코가 메고 냄새가 나며 군살이 생겨 냄새를 맡지 못하는 것을 처
방한다'고 적혀 있다. 즉, 노인이 스님에게 준 처방은 세신산 처방에 사
향과 산돼지 큰창자 사이의 기름을 첨가한 것이다. 『동의보감』에는 콧
병에 돼지기름을 쓴다고 기록하고 있지만 그냥 돼지기름은 별 효과가
없고 산돼지 큰창자 사이에 있는 기름을 넣어야만 제 효과가 있다는 것
을 산골 사람들은 체험을 알고 있었던 것이다.

　스님은 신이와 세신, 과체에다가 사향과 산돼지 기름을 섞어 만든 가
루를 솜에 싸서 코에 넣고 참선을 계속했다. 3개월쯤 지나자 맑고 낭랑
한 스님의 염불 소리가 목탁 소리와 함께 온 절간에 울려 퍼졌다. 또 참
선할 때 그렇게 힘들던 호흡이 수월해지면서 호흡 능력이 늘어났다.

백두대간은 그 자체가 약초 밭

　스님은 참선을 할 때 결가부좌를 틀고 출장식 호흡법을 했다. 이것은
내쉬는 숨을 길게, 들이마시는 숨은 짧게 하는 호흡법이다. 보통 사람은
1분에 17~18회 숨을 쉬지만 이 호흡법에서는 내쉬는 숨의 길이가 1분
간 1~2회가 목표이다. 스님이 비염으로 고생할 때는 1분에 10회의 날
숨도 어려웠는데 코가 좋아지자 1분에 2회 이내의 출장식 호흡이 가능
했다.

　이 스님처럼 결가부좌를 하고 출장식 호흡을 거듭하면 1995년 77세
의 고령에 히말라야의 메라피크(6654m)를 무산소 등정했던 전 서울대 공
대 교수 박희선 박사처럼 아무리 높은 산에 올라가도 숨차지 않는다. 또

술을 많이 마셔도 결코 취하는 법이 없다. 사명대사가 일본으로 건너갔을 때 그를 죽이려고 뜨거운 방에 넣었으나 별일 없었고 만해 스님이 간혹 '말술'을 마셔도 전혀 취하지 않았다는 일화는 모두 참선공덕의 단면을 짐작케 해주는 이야기들이다.

스님 또한 참선을 제대로 하자 감기나 몸살에 전혀 걸리지 않았다. 감기에 걸려 골골하거나 신경통 관절염으로 고생하는 수행자들은 아무리 수행을 오래 하고 나이가 많더라도 참선을 올바로 하지 않았기 때문이라는 것이 스님의 주장이었다.

내가 보기에 스님의 참선법은 '생활참선'을 지도하고 실천하는 박희선 박사와 그 이론이 같았다. 박희선 박사가 82세에 아프리카 최고봉인 킬리만자로(5895m)를 정복하고 비슷한 연배의 부인 역시 젊은이와 같은 피부와 시력을 유지하고 있는 것은 모두 생활참선의 결과일 것이다. 숨 쉬기만 제대로 한다면 누구나 건강한 몸이 될 수 있다. 비염, 축농증, 천식, 알레르기, 아토피 따위의 질병은 오늘날 전 세계가 골머리를 앓고 있는 것으로 난치병이지만 이 역시 현대 문명의 산물이다. 유기농 자연식을 하면서 세신산을 코에 넣고 결가부좌를 하면서 출장식 호흡법을 100일 정도 하면 거의 치료된다.

스님의 비방은 과연 가르쳐준 노인 혼자만 알고 있었던 것일까. 그렇지는 않다. 산골 마을에서는 일찍부터 사용해온 신토불이 처방의 하나일 뿐이다. 사실 이 땅의 모든 산은 전부 약초 밭이고 창고이다. 특히 백두대간은 그 자체가 커다란 약초 밭이어서 뜯는 풀은 거의 나물이고 캐는 뿌리는 거의 약초이다. 산간 마을에서는 백 가지의 꽃으로 술을 담그면 만병통치라는 이야기가 구전되고 실제로 그렇게 해서 불치병을 고친 사람도 더러 있다. 결국 우리가 앓고 있는 거의 모든 병은 이 창고에 있는 약초를 꺼내 쓰면 치료가 되었다.

30여년 전 50대 이상의 부인들은 대체로 피임약 없는 세상에서 산 탓에 다산多産이었고 산후 조리를 충분히 못해 허리, 무릎이 아프고 잘 걷지도 못했다. 그런데 이 스님이 지어준 약을 먹고는 건강해져서 대청봉을 오르내렸다.

스님의 산후풍 처방은 눈잣나무가 주약이었다. 해발 1000미터가 넘는 능선에서 자생하는 이 나무는 주목나무가 꼿꼿이 서있는 옆에 비스듬히 누워 자라기 때문에 '누운 잣나무'라고도 불린다. 누운 자세로 몰아치는 찬 서리와 거친 비바람, 많은 눈을 이겨내기에 '만년송'이라고도 한다. 약초에 일가견이 있던 스님은 설악산, 점봉산 등을 다니면서 이 나무의 잎을 따다가 항아리에 넣어 발효시킨 다음에 창출과 백출, 자초, 검은 콩 등 여러 약재를 섞어 약을 만들었다.

세종대왕이 오늘의 세태를 본다면

이 땅에서 제일 먼저 신토불이를 주창한 사람은 누구일까. 다름 아닌 세종대왕이다. 1433년 세종은 우리 국토에서 나는 약초가 우리 몸에 제일 적합하니 우리 약초로 병을 고치라고 의약서 『향약집성방鄕藥集成方』을 편찬했다. 권채權採에게 명하여 지은 그 서문에는 이런 글이 있다.

"신농神農과 황제黃帝 이후 대대로 의관을 두어 만백성의 병을 맡아보게 하였다. 유명한 의사가 병을 진찰하고 약을 쓰는 데는 모두 기질에 따라

방문方文을 내는 것이요 처음부터 방문에만 구애되는 것은 아니다. 대개 백 리나 천 리쯤 서로 떨어져 있으면 풍속이 다르고 초목이 생장하는 것도 각각 적당한 곳이 있고 사람의 좋아하는 음식도 또한 습성에 달린 것이다. 그러므로 옛 성인이 많은 초목의 맛을 보고 각 지방의 성질에 순응하여 병을 고친 것이다.

오직 우리나라는 하늘이 한 구역을 만들어 대동大東을 점거하고 산과 바다에는 무진장한 보화가 있고 풀과 나무에는 약재를 생산하여 무릇 민생을 가르고 병을 치료할 만한 것이 구비되지 아니한 것이 없으나 다만 옛날부터 의학이 발달하지 못하여 약을 시기에 맞추어 채취하지 못하고 가까운 것을 소홀히 하고 먼 것을 구하여 사람이 병들면 반드시 중국의 얻기 어려운 약을 구하니, 이는 7년 병에 3년 묵은 쑥을 구하는 것과 같을 뿐만 아니라 약을 구하지 못하고 병은 이미 어떻게 할 수 없게 되는 것이다. 민간의 옛 늙은이가 한 가지 약초로 한 병을 치료하여 신통한 효력을 보는 것은 그 땅의 성질에 적당한 약과 병이 서로 맞아서 그런 것이 아니겠는가. 천 리를 멀다 하지 아니하고 펴지 못하는 무명지를 펴려고 하는 것은 사람의 상정인데, 하물며 나라 안에서 나가지 아니하고 병을 치료할 수 있는 것이랴. 알지 못하는 것을 걱정할 뿐이다."

비싼 수입 약제가 꼭 약효가 있는 것은 아니다. 그런데도 500년 전인 그 시절에도 요즘처럼 외제라면 사족을 못 썼던 모양이었다. 당시 세도가들은 중국에서 들여온 외국제를 좋아했고, 특히 약재는 중국 것이 비싸고 구하기 어려운 일인데도 기를 쓰고 찾았다. 지금은 한 근에 5천 원쯤 하는 육두구가 수천만 원짜리 산삼보다 비싸도 그것을 약재에 넣으려고 혈안이 되었던 것 같다. 마치 불치병, 난치병에 걸리면 미국, 일본, 중국을 왔다 갔다 하면서 재산을 탕진하고 몸을 빨리 망가뜨리는 오늘날과 조금도 다를 바 없다. 많은 욕심이 많은 재산을 만들고 많은 재산이 사람의 판단을 흐리게 함은 세월이 가도 변하지 않았다.

세종은 민간의 무식한 옛 늙은이들이 그 지역에서 나는 단순한 약초로 병들을 고치는 것을 보고 신토불이의 합리성을 터득했다. 그 땅에 사는 사람은 그 땅에서 나는 곡식을 먹어야 건강하고 그 땅에서 생긴 병은 그 땅에서 나는 약초로 고쳐야 신통한 효과가 있다.

현대병인 암, 당뇨, 고혈압, 간경변 등의 질병은 서구 문명이 그들의 기름진 음식과 자동차 등을 이 땅에 들여놓으면서 발생률이 높아진 것이다. 된장찌개가 스테이크 햄버거로, 식혜와 수정과가 콜라와 사이다로 자리가 바뀌면서 현대병은 무섭게 번져나가고 있다. 세종대왕이 오늘 우리가 살고 있는 모습을 본다면 뭐라고 말할까. 제 나라에서 나는 약초는 업신여기고 외국에서 가져온 약품만을 과학적이라며 좋아하는 자들에게 "이놈들, 정신 차려라!" 하고 일갈을 하면서 곤장을 쳤을 것이 분명하다.

5

건강할 때 필요한 지혜

만성피로, 불면증, 소화불량은 몸의 기능 탓

병원에서 이상 없다는데 몸이 아플 때

40대 중반의 여인이 찾아왔다. 오래 전부터 기운이 없고 허리와 무릎이 아프더니 팔, 다리, 어깨, 머리도 아프고 배도 아파서 도저히 견디기 힘들다고 했다. 머리카락만 빼고 온몸이 다 아픈 셈이다. 위장 약을 먹어도 체하고 물을 마셔도 체해서 먹는 것조차 무섭다고 했다. 조금만 걸어도 식은땀이 흐르면서 탈진하여 길바닥에 주저앉는다고 했다.

그 동안의 치료 과정은 듣기에도 벅찼다. 여인은 아플 때마다 병원에 가서 종합 진찰을 받았지만 검사 결과는 언제나 아무런 이상이 없다는 것이었다. 몇 차례 정밀 검사를 받은 끝에 의사는 정신신경과 치료를 권했다. 최첨단 기계로 검사해도 아무런 이상이 없는데 계속 아프다면 정신에 문제가 있다는 게 현대 의학의 처방이다.

정신신경과를 찾아갔더니 우울증인 것 같다고 했다. 하지만 몇 년간 우울증 치료를 받았으나 낫는 기색은 없고 오히려 신경안정제의 양만 늘었다. 그러자 주위에서는 우울증이 아니라 귀신이 씌운 것이라고 하면서 구병시식救病施食을 해야 한다고 했다. 즉, 빙의憑依 현상이라는 것이다. 이는 죽은 사람의 영혼이나 동물의 혼이 몸에 들어와 본인의 뜻과 다른 이상한 행동을 시키는 것을 말한다. 우리가 흔히 정신이 돌았다고 말하는 증상이다. 이럴 때 불교에서는 몸에 붙어 해를 끼치는 영혼을 달래 내보내는 의례, 즉 구병시식을 행한다. 집안 어른들은 무병巫病을 앓고 있다면서 굿을 해야 한다고 했다. 결국 여인은 구병시식도 했고 굿도 했다. 그러나 아픈 것은 조금도 달라지지 않고 여전했다.

병원의 정밀 검사에서 아무런 이상도 없는 것으로 나왔다면 질병이 없다는 이야기이다. 그런데도 몸이 아픈 이유는 무엇일까. 1992년 신체 기능을 영양학적으로 연구하기 위해 기능의학연구소를 설립한 미국의 생화학자 제프리 블랜드 박사는 만성적인 피로와 근육통, 소화불량, 불면 등 현대인이 호소하는 많은 증상은 구조의 문제가 아닌 기능의 문제라고 지적했다. 현대 의학이 지나치게 질병 위주로 구성되어 있기 때문에 검사하여 질병이 없으면 건강한 사람으로 판정하는 오류를 범한다는 것이다. 그는 동양의학에서 말하는 '기'는 분명한 실체이며 미세微細 영양소의 작용으로 해석했다.

몸에 암세포가 있어도 80, 90세를 건강하게 사는 사람이 있는가 하면 항암제를 써서 암세포를 전부 없애 버린 다음에 죽는 사람도 많다. 이런 경우 질병학적인 관점에서 보면 죽은 사람은 병이 없는 사람이고 살아 있는 사람은 암으로 죽을병에 걸린 사람이다. 한마디로 인체를 지나치게 구조의 관점에서만 파악한 결과이다.

첨단 의학 장비가 알아내는 것은 인체의 구조적 결함이지 기능적 문제가 아니다. 기계를 이용하면 인체의 어느 부분이 부러지거나 우그러졌는지 좁아지거나 넓어졌는지 뚫어지거나 찢어졌는지를 알아낼 수는 있다. 하지만 기가 약하거나 막혔거나 순환이 잘 안 된다던가 하는 기능적인 문제는 알아낼 수 없다. 몸의 구조는 정상인데 계속 죽을 것 같은 증세는 바로 기능에 문제가 있기 때문이다. 한의학에서 말하는 기의 문제이고 몸의 기운이 제대로 순환되지 않고 있는 것이다.

몸을 가열 순환시키는 처방

만성피로, 근육통, 소화불량, 불면 등 현대인이 아프다고 호소하는 거의 모든 증상을 가진 이 여인 같은 환자는 가열 순환을 시켜야 제 기능을 되찾는다. 나는 여인에게 가열 순환시키는 운동요법과 목욕요법, 세신산요법, 식이요법, 그리고 가열 순환시키는 한약을 처방했다. 요즘 이 여인과 같은 증상을 보이는 사람들이 많으므로 항목별로 자세히 설명하기로 한다.

첫째로 운동요법이다. 명상이나 참선을 하면 이상적이지만 건강이 좋지 못한 사람은 명상, 참선을 제대로 하기가 힘들다. 그래서 일본의 참선방에서는 환자를 받지 않는 곳이 많다. 몸이 허약한 사람은 앉아서 하는 명상이나 참선 대신 천천히 걸으면서 하는 명상이나 참선을 해야 한다. 즉, 행선이다. 환자는 뛰거나 빨리 걷는 것이 몸에 해롭다.

여인은 기력이 없는 탓에 땀을 조금만 흘려도 탈진했다. 그래서 추위를 전혀 느끼지 않을 정도로 옷을 두껍게 입고 천천히 걸었다. 가파른 길보다는 평탄한 산길을 걷되, 네 걸음 숨을 내쉬고 두 걸음 숨을 들이마시는 호흡을 했다. 또 걸을 때 잡념이 떠오르거나 정신이 흐트러지는 것을 없애기 위해 자신의 호흡수를 손가락으로 꼽았다. 숫자를 헤아리다 보면 다른 생각이 끼어들 틈이 없다. 잠시라도 딴 생각을 하면 이내 자신이 몇까지 세었는지를 잊어버린다. 걷다가 숨차거나 땀이 나면 잠시 쉬는데 이때도 역시 출장식 호흡을 멈추지 말아야 한다.

걸음걸이는 자신이 숨쉬는데 가장 편한 게 적당하다. 따라서 사람마다 다르다. 시간은 처음에 30분 정도가 적당하고 차차 늘려나가는 게 좋다. 석 달쯤 걸으면 한번도 쉬지 않고 두 시간 이상 걷게 되고 걷는 속도 또한 빨라졌다는 것을 저절로 알게 된다. 그렇다고 해서 모든 사람에게 출장식 호흡이 다 좋은 것은 아니다. 저혈압 환자는 해로울 수가 있으므로 조심해야 한다.

둘째로 목욕요법이다. 몸의 기능에 문제가 생기면 대부분 상반신에 비해 하반신이 차다. 무릎까지 더운 물에 담그는 각탕반욕脚湯半浴을 하여 어긋난 기능을 바로잡아야 한다. 명치까지 물에 담그는 반욕은 기운이 떨어지기 때문에 기력이 없는 사람으로서는 벅차다. 무릎까지만 따뜻한 물에 하루 2~4회 10분간 담근 다음에 기운이 생기면 명치까지 물에 담그는 반욕을 한다.

여인은 오전 산행 직전에 각탕반욕을 10분 정도 한 뒤 길을 나섰고 산행에서 돌아온 후 다시 각탕반욕을 10분쯤 했다. 오후에도 산행 직전과 직후에 오전에 했던 것처럼 반욕을 했다. 취침 전에도 각탕반욕을 10분 정도 했다. 한 달 후 기력이 어느 정도 생긴 다음에는 명치까지 담그는 반욕을 아침에 10분간, 잠자기 전에 20분간을 했다.

반욕하는 동안에도 4초간 내쉬고 2초간 들이마시는 출장식 호흡을 계속했다. 이때 물의 온도는 호흡하기 가장 편하다고 느껴지는 온도가 적당하다. 환자는 조금만 뜨거워도 탈진하기 쉽다.

셋째로 세신산요법이다. 여인은 늘 숨차고 찬 공기를 조그만 마셔도 감기에 걸렸다. 워낙 몸이 찬 상태여서 찬 기운이 있으면 금방 감기 기운이 돌았다. 이때 사향과 산돼지 큰창자 사이의 기름을 첨가해 만든 세신산을 콧구멍에 넣고 다니면 막힌 코가 뚫리고 기도를 열어 기운이 순환될 뿐만 아니라 찬 공기를 덥게 하여 몸속에 넣어준다. 여인은 산행을 할 때 세신산을 코에 넣고 걸었더니 한 달도 안 되어 추운 날씨에도 감기에 걸리지 않았다.

넷째로 식이요법이다. 기력이 없는 사람에게 영양가 높은 음식은 보약이 아닌 독약이다. 산속에서 길을 잃고 며칠씩 먹지 못한 사람을 구출할 때는 물도 함부로 먹여서는 안 된다. 물은 딱딱한 음식을 먹듯 천천히 마시고 미음 같은 음식을 어린아이 먹이듯 천천히 조금씩 먹어야 한다.

여인은 유기농 쌀미음을 수시로 식곤증을 느끼지 않을 정도로 적게 먹었다. 식곤증은 먹은 음식을 소화하기 위해 온몸의 피가 위장으로 몰리는 바람에 뇌로 가는 피가 줄어들어 생기는 현상이다. 팔, 다리 근육으로 가야 할 피가 위장으로 몰려 근육힘이 떨어진다. 이 힘이 약화되면 체온이 내려간다. 인체의 열은 근육에서 30~40퍼센트 만들어지는데 근육이 열을 만들지 못하면 체온이 내려가며 더 피로해진다.

여인은 유기농 쌀미음과 함께 유기농 채소도 반쯤 익혀서 같이 먹었다. 이 여인과 같은 냉성 체질의 경우, 날 채소는 해롭고 녹즙은 더욱 해롭다. 이밖에 백색 자연산 어패류인 광어, 조기, 조개, 굴 따위를 먹었다.

소나 돼지 등 육류나 등 푸른 생선, 붉은 생선 등은 간염이나 간경변 환자처럼 허약한 사람에게는 부담을 준다.

다섯째로 가열 순환시키는 한약으로 산행할 때 백삼을 입에 물고 다녔다. 백삼은 생삼의 잔뿌리를 제거하여 햇볕에 말린 인삼을 말한다. 여인은 평소 인삼을 끓여먹어도 소화가 안 되었는데 기운 없고 갈증이 날 때 아이들이 입에 사탕을 물고 있듯이 백삼을 입에 물고 다니자 기운도 생기고 갈증도 가셨다. 이 백삼이 기를 가열 순환시키는 작용을 한 것이다. 제프리 블랜드 박사가 언급한 미세 영양소의 기능이다.

병원에서 정밀 검사를 하여 이상이 없으면 구조상으로 보아 이상 없다는 판단일 뿐 병이 없는 것은 아니다. 병은 구조보다 기능의 문제이다. 일반적으로 병은 세 가지 관점에서 볼 수 있다. 첫째, 인체의 각 기관에 필요한 적정량의 영양소가 부족하거나 기의 흐름이 원활치 못해서 생기는 경우, 둘째 근육과 골격에 이상이 생겨 정상적인 흐름을 방해하는 경우, 셋째 세균이나 기생충에 의해 생기는 경우가 있다. 첫 번째 문제를 해결하려면 적절한 식이요법, 두 번째는 강제로라도 기운 순환을 시키는 운동요법이 필요하다. 다만 세 번째는 한의학보다 서양 의학으로 접근하는 것이 옳다.

박 여인이 온몸에 기운이 없고 사지가 쑤시고 아픈 것은 몸이 차서 제 기능을 다하지 못했기 때문이다. 구조상 문제가 있었던 것이 아니라 기능상 문제였던 것이다. 백범 김구 선생은 심장에 총알이 박혀 있었지만 건강하게 노후를 보냈다. 구조상으로 보면 심장에 문제가 있었지만 기운 순환으로 기능상 문제가 없어서 심장이 제 역할을 한 것이다. 박 여인 역시 몸의 기능을 제대로 가동하자 건강과 행복을 되찾았다.

절제하지 못한 항우장사의 간

힘센 장사 항우와 임꺽정

'항우장사'라는 말이 있다. 힘이 몹시 센 사람 또는 의지가 매우 꿋꿋한 사람을 비유하여 이르는 말이다. 『사기』를 보면 '역발산기개세力拔山氣蓋世'라는 글귀가 있는데 항우項羽의 힘은 산을 뽑고 그의 기운은 세상을 뒤덮는다는 뜻이다. 그만큼 항우는 힘셌고 야심이 컸다.

회계산會稽山을 유람하는 진시황의 성대한 행렬을 목격한 항우는 숙부에게 "저 자리를 내가 대신할 것입니다"라고 말했다. 그러자 이 소문을 전해 들은 유방劉邦은 "모름지기 사내란 그쯤 되어야지!"하고 말했다. 두 사람 모두 중국 천하를 차지하려는 집념과 도전할만한 용기를 갖고 있었다. 그러나 최후의 승리자는 유방이었다. 유방이 천하를 통일하고 황제에 즉위한 후 연회를 베풀면서 신하들에게 "항우는 무게가 5천근이나 되는 솥을 들었고 기운은 천하를 뒤덮어서 무용武勇이 매우 뛰어났는데도 천하를 잃어버린 이유가 어디에 있다고 생각하는가?"라고 물었다. 물론 신하들은 우리가 잘 아는 것처럼 항우가 '사람 관리'를 잘 못했기 때문이라고 답했다. 그래서 항우는 힘은 세지만 도량과 꾀가 없는 사람을 지칭하기도 한다.

일찍이 항우는 숙부에게 "글공부는 자기의 이름을 쓸 줄 알면 족하고 검법은 한 사람만을 상대하는 것이므로 배울 가치가 없습니다. 저는 만인을 대적하는 일을 배우겠습니다"라고 했다. 그런데 사마천은 『사기』에서 왕의 행적을 기술하는 '본기'에 항우를 포함시켜 제왕의 반열에 올려놓았다.

항우는 또 말술을 마셨고 여자를 전쟁터까지 데리고 갔다. 진나라의 도읍 함양에 입성했을 때는 아방궁에 불을 지르고 석 달 동안 불타는 모습을 안주 삼아 미녀들과 더불어 승리를 자축했다.

조선시대의 임꺽정도 항우와 흡사한 면이 많다. 어려서부터 글공부에는 흥미를 느끼지 못하고 검술을 익혔는데 힘세고 날쌔고 용맹스러웠다. 많은 여자를 거느리고 많은 술을 마시고 많은 음식을 먹었다. 10인분의 고기를 먹어도 소화불량에 걸리지 않았고 며칠씩 밥을 굶어도 시장한 줄 몰랐다. 추운 날씨에 얇은 옷을 입고 있어도 추운 줄 몰랐고 삼복의 무더운 날씨에도 더위를 모르고 지냈다. 조금만 과식해도 소화불량으로 고생하고 한 끼만 굶어도 배가 고파 쩔쩔매고 날씨가 추워 두꺼운 옷을 껴입고도 춥다고 하고 조금만 더워도 땀 흘리며 견디기 힘들어하는 허약한 사람과는 달랐다.

건강한 사람은 날씨가 더우면 체온을 높여 더위에 적응하고 추우면 체온을 낮춰 추운 날씨에 적응한다. 즉, 외부의 환경에 자기 자신을 잘 조화시킬 수 있는 사람이 건강한 사람이다. 19세기 중엽 프랑스의 생리학자 클로드 베르나르는 '건강이란 외부 환경 변동에 대해 내부 환경의 항상성恒常性이 유지된 상태'라고 정의했다. 인체가 외부 환경의 변화에 노출되면 내적 균형이 파괴될 수 있는데 이때 파괴된 내적 균형을 바로잡는 기전이 있다는 사실을 발견하고 '내부 환경'이라 했다. 그 뒤 미국의 생리학자 월터 캐넌이 세포를 연구하는 과정에서 인체에 수많은 자동 조절 장치가 있다는 사실을 발견하고 '항상성 *homeostasis*'이라 불렀던 것이다. 즉, 항상성이란 생명 과정의 자기 조절을 말한다.

비염 수술도 못 받는 천하장사

내 주위에도 항우나 임꺽정과 같은 장사가 있다. 국내뿐만 아니라 세계적으로도 이름이 널리 알려진 종합격투기 선수 L씨는 두 홉짜리 소주를 세 시간 동안 스물여섯 병을 마신 적이 있다. 두 시간 동안 소주 열다섯 병을 마시고 불갈비 14인분을 먹은 적도 있다. 평소 식사할 때에도 불갈비 5~6인분에 소주 두세 병 정도는 게 눈 감추듯 먹어치운다.

40대 후반에 키 180센티미터, 몸무게 120킬로그램의 거인인데도 다람쥐처럼 몸이 날쌔고 빠르다. 등반도 잘해서 설악산 종단 마라톤대회에 출전하여 상위권에 입상한 적도 있다. 헬스클럽에 가서 운동을 하면 보통 클럽의 강사들은 95점의 체력점수를 받지만 L씨는 98점을 받는다. 힘을 쓰는 운동에 관한 한 달인이고 대사부이다.

이처럼 힘이 장사인 그가 45세 때 코가 자주 막히는 증상이 있어서 병원을 찾아갔다. 검사 결과, 비염이라면서 수술을 권했다. 수술을 받기 위해 간단한 검진을 받았는데 담당 의사의 말이 놀라웠다. 몸 상태가 나빠서 수술이 힘들다는 것이다. 아닌 밤중에 날벼락이었다. 보통 사람에 비해 열 배의 술, 다섯 배의 고기를 더 먹고 등산도 전문 산악인 못지않고 운동신경 또한 뛰어나고 젊은이 20명쯤은 너끈히 싸워 눕힐 수 있는 체력인데 간단한 비염 수술조차 받을 수 없을 만큼 형편없는 몸이라니…. 더욱이 여자에 관해서는 둘째가라면 화를 벌컥 낼 정도로 허리힘도 좋은 '사나이 중의 사나이'라고 자부하고 있던 그였다.

병원에서는 지방간이 있고 간염 수치가 높고 고혈압이 심해 수술하다가는 죽을지 모른다고 했다. 일반적으로 간염 수치가 높으면 피로하거나 몸이 아프고 고혈압이면 짜증이 나고 두통이 심하다. 그런데 그는 그런 증상을 전혀 느끼지 못했다. 결국 병원에서는 검진 결과가 틀림없다고 하고 그는 아무런 증세를 느끼지 못하는데 어떻게 그런 진단을 나오느냐고 의아해 하다가 '꼭 혈압, 지방간, 간염을 치료하는 약을 복용해야 한다'는 의사의 말만 듣고 그냥 병원을 나섰다.

나한테 찾아와서 맨 먼저 꺼낸 말도 병원의 검사 결과를 도저히 받아들일 수 없다는 것이었고 앞으로 어떻게 사람들 앞에 나설 수 있느냐는 하소연이었다. 내가 보기에도 그의 고민은 충분히 이해할 만했다. 적어도 그는 이 시대에 '건강의 상징'으로, 그리고 어린이들에게 '영웅'으로 대접받고 있었다. 그런데 한국에서 가장 건강한 몸이라 믿고 있던 사람이 알고 보니 중증 병자라면 얼마나 놀라고 실망하겠는가. 마치 국민들로부터 가장 존경 받던 성직자가 사실은 사기전과 10범이라는 것이 뒤늦게 밝혀지는 모양새와 흡사하다.

우리는 코끼리와 생쥐 중에 누가 더 건강한지를 비교하고 싶어 한다.

하지만 이것은 마치 '미국과 러시아 중 어느 나라가 더 정의로운 국가인가?'라는 질문과 똑같다. 코끼리는 코끼리로서의 건강이 있고 생쥐는 생쥐 나름의 건강이 있다. 미국은 미국식의 정의가 있고 러시아는 러시아 나름의 정의가 있는 법이다.

건강은 자체 내의 음양 조화로 육체와 정신이 얼마나 균형을 이루고 기운 순환이 잘 되느냐에 달려 있다. 결코 남보다 술을 많이 마시고 고기를 얼마나 많이 먹느냐 하는 것으로 평가되지 않는다.

아프리카 부족 중에 아주 용감한 부족이 있었다. 유럽의 노예 상인들이 아프리카 흑인들을 개 잡듯 잡아다가 노예선에 태우던 시절, 이 부족은 워낙 사납고 용맹스러워 노예 상인들이 접근하지 못했다.

훗날 유럽에서는 이 부족의 용맹성에 대해 연구하기 시작했다. 학자들은 이들이 사자, 표범, 코뿔소 등 맹수의 고기를 엄청나게 많이 먹을 것으로 추론했다. 그러나 막상 이들의 식생활을 조사해 보니 결과는 전혀 뜻밖이었다. 이들은 아침에 양젖 한 잔, 저녁에 양젖 한 잔 등 하루의 주식은 양젖 두 잔이 전부였다. 불과 두 잔의 양젖만 먹고도 건강하고 용감하게 살았던 것이다.

절제할 줄 아는 지혜

L씨에게 비염 증상이 찾아오지 않아서 평소와 다름없이 살았다면 그는 분명 간경변, 간암 환자로 어느 날 갑자기 죽었을 것이다. 병원의 검사 결과를 무시하고 평소처럼 살겠다는 미련함을 버리지 못했어도 결과는 마찬가지였을 것이다. 그의 비염은 하느님의 은총이었던 것이다.

지난 20여 년간 내가 만난 암 환자들의 대부분이 술과 담배를 끊은 시점은 병원에서 암 선고를 받고 난 뒤였다. 간경변은 간암과 종이 한 장의 차이인데 간경변 환자 중에는 술, 담배를 끊지 않는 사람들이 의외로 많다. 나는 그에게 사상가 유영모 선생과 함석헌 선생이 하루 한 끼만 먹으면서도 건강하게 장수한 이야기를 해주면서 100일간 술 한 모금도 입에 대지 말고 음식 또한 적게 먹도록 했다. 그리고 세신산을 처방하여 코에 넣도록 하고 칡뿌리, 미나리를 수시로 먹게 했다. 산작약과 더덕도 많이 먹게 하고 『동의보감』에 있는 소시호탕小柴胡湯과 『수세보원』에 있는 위령탕을 처방했다.

그날부터 그는 하루에 한 끼만 먹었다. 식단은 철저하게 유기농 음식이었다. 하루 세끼를 꼬박 챙기면서 술과 고기를 많이 먹던 사람이 유기농 밥과 유기농 채소를, 그것도 한 끼만을 먹게 되자 눈앞이 노래지고 기운이 없고 변비가 생겼다. 일반적으로 변비는 불충분한 수분과 섬유소 섭취, 운동 부족 등에서 기인하는데 사람에 따라서는 고기를 많이 먹다가 밥과 김치만을 먹으면 변비가 생기는 이상한 일도 생긴다. 변비가 심하면 채소, 특히 물을 많이 함유하고 있는 야채를 많이 먹으면 대부분 풀린다. 하지만 알코올 중독자는 예외가 많다. 이들에게는 아이러니컬하게도 술과 삼겹살이 특효약이다. 술만 금단 현상이 있는 게 아니라 고기도 금단 증상이 있는 것이다.

그는 처음 보름간은 무척 힘들어했다. 잠자리에 누우면 눈앞에서 술과 고기가 어른거려 잠을 설치기 일쑤였다. 그래도 운동을 하면서 실패와 좌절을 끈기와 오기로 버텨내는데 익숙했었기에 참고 견뎠다.

보름 후 체중은 줄어들지만 체력은 점점 좋아지고 있다는 것을 느낄 수 있었다. 100일이 지났다. 허리는 43인치에서 36인치로 줄었고 체중은 120킬로그램에서 98킬로그램으로 바뀌었다.

젊었을 때의 건강을 되찾았다고 확신이 든 그는 전에 갔던 병원에 가서 재검사를 받았다. 검사를 끝내고 의사는 "이제 수술할 자격이 있군요"라고 말했다. 지방간은 없어지고 간염 수치와 고혈압 수치는 정상이었다. 그의 간염은 모태간염이라 항체는 생기지 않았다. 그런데 비염 수술을 위해 다시 코를 검사했더니 아예 비염까지 없어졌다. 의사는 조금 서운한 표정을 지었다.

그럼 그의 간염, 지방간, 고혈압은 한약 때문에 치료된 것일까. 그렇지는 않다. 음식을 덜 먹은 탓이다. 음식이든 술이든 고기이든 절제는 건강의 선택 사항이 아니라 필수 조건이다.

만일 항우가 술을 많이 마시는 것이 어리석은 짓인 줄 알고 절제했다면 그는 결코 유방한테 패하면서 '사면초가四面楚歌'라는 말을 남기지 않았을 것이고 서른하나의 나이에 자결하지도 않았을 것이다. 진시황이 죽던 해, 항우의 나이는 22세이고 유방은 37세였다. 그런데도 유방은 항우에게 깍듯이 '형님'이라 불렀다. 나이 많은 사람이 어린 자기에게 '형님'이라는 호칭을 썼다면 응당 그 저의를 따지고 경계했어야 했는데, 술에 절어 살던 항우는 판단 능력을 잃었던 것이다. 항우는 사면초가의 위기에서도 애첩과 주연을 베푼 위인이었다. 항우에게 가장 아쉬운 것은 바로 절제할 줄 아는 지혜였던 것이다.

왜 지방간은 도시에 많고 산골에 드물까

옻닭 먹고 혼쭐난 여인

식사도 잘 하고 몸에 별다른 이상도 없는데 오후만 되면 전신이 나른하고 계속되는 권태감 때문에 괴롭다. 감기 초기 증세 같이 몸이 찌뿌듯하여 약을 먹어도 잘 낫지 않는다. 이런 사람은 간에 기름이 낀 지방간을 의심해야 한다. 계속되는 음주로 컨디션이 예전 같지 않고 오른쪽 옆구리가 뻐근하고 무겁게 느끼는 사람도 지방간일 가능성이 많다. 또 비만하고 당뇨 조절이 잘 안 되거나 잘 먹지 못해 영양실조에 걸린 사람도 지방간에 걸릴 가능성이 높다. 그런데 놀라운 사실은 이런 지방간이 지방에는 드물고 서울에는 많다. 그 이유는 무엇일까.

어느 날 50세 되는 한 부인이 찾아왔다. 처녀 시절 때부터 소화불량과 만성피로증후군에 시달렸던 여인은 옻닭을 먹었다가 혼쭐나서 찾아온 것이라고 했다. 사연은 이러했다.

어렸을 때부터 소화가 잘 안 되고 늘 피로하고 무기력하며 기운이 없어서 부친이 해준 옻닭을 두 마리 먹었다. 그러자 괴롭히던 증상이 씻은 듯이 사라졌다. 그 후로는 한번도 아픈 줄 모르고 결혼하여 아이들을 낳고 키웠다. 그런데 10여 년전부터 예전의 증상이 또다시 나타났다. 소화가 안 되고 무기력하고 피곤하더니 우울 증세까지 겹쳤다.

병원에서 여러 차례 종합 진단을 받았지만 검사 결과는 항상 '병이 없음'이었다. 현대 의학은 첨단 의학 장비로 검사하여 병이 없는 것으로 나타났는데도 당사자가 계속 아프다고 하면 대부분 정신신경과 진료를 받게 한다. 부인 역시 정신신경과 치료를 몇 달간 받았지만 고통은 줄기는커녕 더욱 심해갔다.

주위에서는 나름대로 갖가지 처방을 권했다. 우리나라는 '4천만 국민이 의사'인 나라이다. 주위에 아픈 사람이 있으면 너나 할 것 없이 병에 대해 '우정어린 한 말씀'을 들려준다. 용하다는 의사와 한의원, 좋다는 약초와 민간요법 등 수없이 많은 정보를 제공한다. 그러면 환자나 그 보호자는 마음이 약해져 귀가 솔깃해진다.

어느 날 남편이 옻닭을 먹으면 좋다는 말을 듣고 왔다. 부인 역시 처녀 시절에 먹고 효과를 봤기에 선뜻 응했다. 하지만 옻닭 국물을 한 모금 마시자마자 숨쉬기가 거북해지며 온몸에 두드러기가 생겼다. 구급차에 실려 병원 응급실로 갔다. 보름간 입원하여 치료하자 두드러기가 가라앉고 숨쉬기도 제대로 되어 퇴원했다. 남은 옻닭은 남편과 남편 친구들이 먹었는데 그들 중 절반 이상이 두드러기가 나서 고생을 했다.

옻은 『동의보감』에 건칠乾漆이라 하여 '성질은 따뜻하고 독이 많다. 삼충三蟲을 죽이고 나쁜 피를 없애고 여자의 생리불통, 몸속에 뭉쳐 있

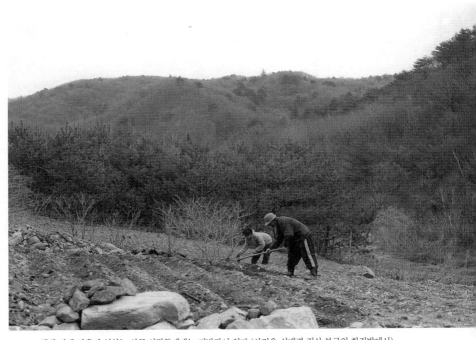

는 불순물을 없애준다'는 약리적 작용을 기술하고 있다. 예전에 민간방
에는 몸이 찰 때, 특히 손발이 찰 때, 남자들의 고환 밑이 축축해지는 낭
습과 정력 보강에 옻을 썼다. 옻나무는 독이 많아 닭과 같이 삶아서 그
독을 없애지만 완전히 제독되지는 않는다. 옻닭은 간이 튼튼한 사람이
먹으면 별로 부작용이 없지만 간이 약한 사람은 부작용이 생기고, 간이
나쁜 사람은 생명까지 잃는 무서운 독약이 된다. 도회지에 살고 있는 사
람은 먹을 때 특히 유의해야 한다. 왜냐 하면 대도시 사람들의 간은 거의
문제가 있기 때문이다.

옻닭 사건 이후 부인은 더욱 기운이 없고 소화가 안 되었다. 그러다

보니 우울 증세는 더 심해지고 체중은 정상 체중보다 30퍼센트 이상 늘었다. 지방이 포함된 고기를 거의 먹지 않는데도 늘어만 갔다.

어느 날 남편은 간 기능 검사를 받자고 했다. 간이 나쁘면 소화가 잘 안 된다는 이야기를 들었던 것이다. 병원도 세 군데 정도 찾아가서 정확하게 검사를 하자고 했다. 그 결과, 한 곳에서는 간경변 초기, 두 곳에서는 간염으로 진단했다. 진단 결과를 종합하면 간경변은 아닌 것 같고 간염 같은데 어쨌든 간이 나쁘다는 사실에 부인은 충격을 받았다. 간염이 발전하면 간경변, 간암이 된다는 사실이 더욱 두려웠다.

부인은 옻닭을 먹고 혼난 일을 경험 삼아 이번에는 병원에서 치료를 받기로 했다. 하지만 소화불량, 만성피로, 우울 증상은 여전했고 음식을 조심하는데도 체중은 늘기만 했다. 게다가 손가락을 다쳐 항생제를 먹다가 복수가 차는 일도 있었다.

정말 이대로 가다가 죽는 것은 아닐까. 간질환자에게 복수가 차면 죽는다던데…. 자신이 점점 죽어가고 있다는 생각에 병은 더욱 깊어만 갔다. 그러다가 비슷한 증상으로 오랫동안 고생하다가 나한테 찾아와 반년 만에 고친 언니의 말을 듣고 한약방을 찾아온 것이었다.

햇빛 아래 걷되 물을 적게 마셔라

그 언니는 대학에서 강의하는 인텔리 여성으로 고지혈증, 비만, 우울증, 지방간으로 여러 해 고생하고 있었다. 평생 술 한 모금 마신 적이 없었고 담배 한 개비를 피운 적도 없으며 철저한 채식주의자로 고기와는 담을 쌓고 살아온 여인이었다.

사실 이들 자매의 증상은 전형적인 도회지 사람들의 지방간에서 시작되었다. 농촌이나 산촌에 사는 사람은 별로 걸리지 않은 지방간, 그러나 도회지에 사는 사람이 많이 걸리는 것이 바로 지방간이다. 요즘에는 지방에서도 지방간 환자가 늘어나고 있다. 생활이 도회지 사람들을 닮아 가기 때문이다. 그래서 농민이 80퍼센트이던 시절에는 지방간을 사회적으로 대수롭지 않게 여겼는데, 농민이 전 인구의 10퍼센트 이하로 줄어든 지금은 전국이 지방간 환자로 넘쳐나고 있다.

사람이 햇빛 아래에서 땀 흘려 일하면 지방간이 없지만 실내에서 정적인 생활을 하고 주로 머리를 쓰고 많은 물을 마시면 나이가 들면서 지방간이 생긴다. 나이가 들면 신장, 폐, 피부의 기능이 약해져 수분 대사가 떨어지는데 이때 햇빛 아래에서 땀 흘려 일하지 않으면 불필요한 수분이 몸에 쌓여 체중이 늘고 지방간이 되고 간염, 간경변으로 발전한다. 산골 마을이나 농촌 마을에 살고 있는 사람들 대부분에게 지방간이 없는 이유는 햇빛 아래에서 땀 흘려 일하기 때문이다.

나를 찾아온 두 자매 중 언니는 햇볕이 내리쬐는 낮에 주로 대학 강의실이나 연구실에 있으면서 책과 씨름했고 동생은 집안에서 살림살이에 바빴다. 그러면서 건강에 좋다는 물과 몸에 좋다는 약차를 마셨다. 결국 햇볕은 쬐지도 않고 땀 흘리는 노동도 하지 않으면서 많은 물을 마시고 생각을 많이 했으니 지방간이 생기는 것은 당연했다.

두 자매의 병을 고치는 처방은 간단했다. 지방간이 생기는 조건과 반대되는 방향으로 하면 된다. 첫째, 하루 두 시간 이상을 걷는다. 가급적 햇빛 아래에서 걷되 천천히 걷는다. 체력이 약한 사람들은 빨리 걸으면 오히려 손해이다. 둘째, 하루에 마시는 물의 양을 줄인다. 도회지 사람들은 생수가 건강에 좋은 줄 알고 많이 마시지만 신장과 폐, 피부의 기능이 약해지면 이 물은 배설되지 못하고 몸속에 수독증을 일으킨다. 이럴 때 마시는 물은 그 어떤 것이든 같은 무게의 삼겹살을 먹는 셈이다. 물을 오래 끓여 보면 끈적끈적해지는 것을 알 수 있다. 우리 몸속에 들어간 물이 제대로 배설되지 못하고 오래 머무르면 끈적거리는 독이 된다.

두 자매는 마시는 물의 양을 조절하고 햇볕이 내리 쬐는 낮에 하루 네 시간 이상을 걸었다. 그러자 체내에 있던 수독이 서서히 줄어들면서 지방간, 우울증 따위가 없어졌다. 현대 의학에서도 지방간 자체에는 특효약이 없고 그 원인을 교정하면 자연히 치유되고 회복된다고 말한다. 그러나 도회지에서 사는 사람들은 왜 지방에 지방간이 없는지를 한 번쯤 곰곰이 생각해봐야 한다.

도시에 살건, 산골에 살건

"인간은 자신의 밖에서 삶을 찾으려 노력한다. 그가 찾고 있는 진실한 삶은 바로 그의 존재 안에 있음을 알지 못한 채. 그대가 도시에 살건 작은 마을에 살건 그것이 무슨 차이를 가져올 수 있다고 믿으십니까? 진실한 삶은 늘 이 마음자리 안에 있거늘."

이 말은 '아름다운 영혼의 순례자'로 불리는 칼릴 지브란의 명언이다. 내가 방태산 자락에서 만난 사람 가운데 이 구절을 떠올리게 하는 두 젊은이에 대해 이야기해 보자.

방태산 토박이의 소 사랑

40대 중반인 영규는 방태산 토박이이다. 미산에서 파르메기를 오르면 오른쪽은 개인산, 왼쪽은 방태산을 오르는 하늬등 계곡으로 가는 길이

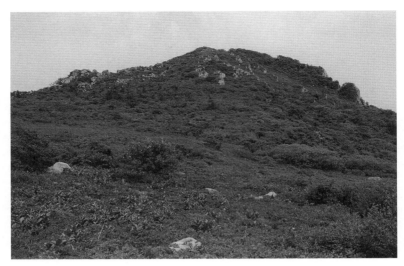
방태산 깃대봉 산자락에서 바라본 배다른석

다. 이 계곡을 따라 4킬로미터쯤 올라가면 해발 800미터 지점에 하늬등
마을이 있다. 예전에는 20여 가구가 살았지만 지금은 모두 떠나고 폐허
가 되었다. 그는 이곳에서 태어나 자랐다. 소를 키우고 토종벌 기르고 감
자, 옥수수 농사를 지으면서 살다가 자녀교육 때문에 지금은 미산 마을
로 내려와 살고 있다.

　가파른 산비탈에 화전 밭을 일구고 농사를 지으려면 소가 있어야 한
다. 경운기가 있다고 해도 올라갈 수 없을만큼 가파르고 험악한 땅인데
다가 나무뿌리와 돌멩이가 뒤엉킨 밭이어서 화전 밭을 일구려면 소가
꼭 필요하다. 영규는 다른 사람들과 마찬가지로 소를 방태산에서 방목
했다. 그리고 틈틈이 깃대봉과 배다른석 중간에 있는 넓은 갈밭에서 소
들과 만났다. 해발 1300미터에 위치한 이 갈밭은 자주 안개가 끼고 바람
이 불고 추위가 일찍 찾아와서 농사는커녕 나무도 잘 자라지 않아 갈대

로 우거져 있다. 산속에서 자유롭게 자라는 소들은 눈 덮인 겨울에도 식량은 스스로 해결할 수 있지만 소금은 부족하다. 그래서 영규는 일정한 시간에 갈밭에서 소들에게 소금을 주곤 했다. 덩치가 큰 소들은 마치 강아지처럼 영규를 졸졸 따라다니면서 아는 체하며 소금을 받아먹었다.

그는 정말 소를 잘 길렀다. 간혹 황달이나 암에 걸려 죽어 가는 소가 있으면 거의 공짜로 얻다시피 사다가 방태산에서 길렀다. 봄에 건강한 소들과 함께 방태산에 풀어놓으면 여름이 오기 전에 건강한 소가 되었다. 그래서 그는 자신이 암에 걸리면 암에 걸린 소 뒤를 따라 다니며 그 소가 먹는 풀을 똑같이 먹으면 나을 것이라 믿고 있다. 암에 걸린 것으로 여겨지는 소를 산에 풀어놓고 반 년쯤 지나면 건강해지는 모습을 많이

방태산 깃대봉과 배다른석 사이에 있는 넓은 갈밭 (해발 1300미터 지점)

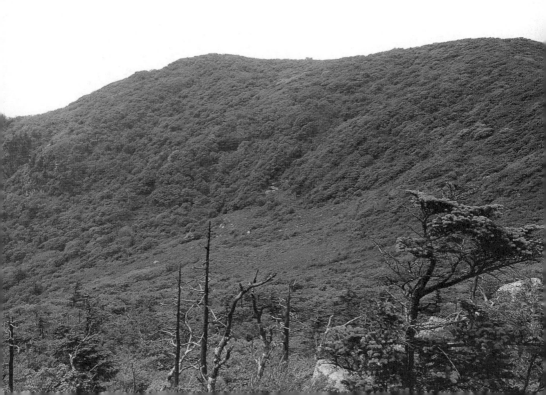

보았기 때문이다.

소가 먹는 풀은 사람이 먹어도 괜찮다. 한약재에서 주요한 약재로 쓰는 우황은 소의 쓸개에 생긴 담석인데, 이런 소는 비쩍 말라서 죽어간다. 죽은 뒤에 간肝을 보면 푸석푸석하고 구멍이 나서 먹을 수가 없다. 이런 소를 산에서 기르면 몇 달 후엔 살이 오르고 건강해진다. 그래서 영규는 소가 먹는 풀이 간경화나 암을 치료하는 성분이 있다고 확신하는 것이다. 하지만 그보다는 외양간에 묶인 채 잘 걷지 못하다가 하루 종일 산속을 걸은 탓에 건강한 소가 되는 것이다.

언젠가 그가 기르던 황소 한마리가 행방불명이 되었다. 산과 계곡을 이 잡듯이 뒤졌지만 찾을 수 없었다. 하루는 산신령에게 찾아달라고 부탁했다. 그는 매년 하늬등 계곡에 있는 산신각에서 산제山祭를 지냈는

해마다 하늬등 계곡에서 산제를 지내는 방태산 토박이 영규

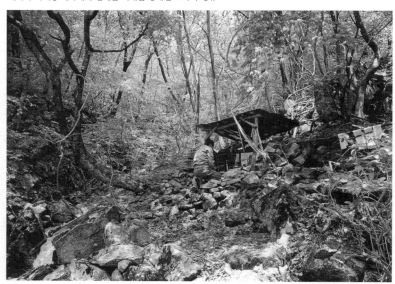

데 3월 3일, 5월 5일, 9월 9일은 정기적으로, 그리고 기쁠 때나 슬플 때, 어려운 일이 닥칠 때, 가족이 아플 때면 수시로 올라와 산제를 지내왔다. 산신령에게 기도를 드리며 황소의 소지燒紙를 올리자 힘없이 가라앉았다. 아무래도 소가 죽은 모양이었다.

그래도 희망을 버리지 않고 틈날 때마다 계곡과 능선을 꼼꼼하게 살피면서 황소를 찾았다. 무려 석 달 동안 샅샅이 뒤졌지만 황소의 흔적은 발견할 수 없었다. 마침내 용하다는 점쟁이를 찾아갔다. 점쟁이는 14일에 산에 가면 틀림없이 소를 찾을 수 있다고 장담했다. 바로 그날, 점쟁이가 시키는 14일에 개인산 계곡을 오르는데 썩은 냄새가 났다. 이상한 느낌이 들어 계곡으로 내려가 보니 그토록 찾던 황소가 나무에 걸린 채 죽어 있었다. 죽은지 한 달은 되는 것 같았다. 가파른 비탈길을 오르다가 굴러 떨어져 나무에 걸린 것이다. 벗어나려고 얼마나 발버둥을 쳤는지 땅에는 커다란 구덩이가 생겨났다.

그 소는 씨를 받으려고 많은 돈을 주고 산 혈통 좋은 황소였다. 그런데 죽고 말았으니 그의 실망은 이만저만이 아니었다. 그렇지 않아도 산골 생활은 넉넉하지 못할뿐더러 빚이 많기 마련인데, 믿었던 소를 잃었으니 마음이 얼마나 쓰라리겠는가. 더욱이 소는 그에게 단순한 가축이 아니라 친구였고 가족이나 다름없었다.

평범하게 산골 사람으로 살겠다

IMF의 어려움은 이곳 산골 마을에도 닥쳐왔다. 사람들은 소값이 갯값이 되자 너도나도 팔아 치웠다. 영규도 깊은 고민에 빠졌다. 농사를 열심히 짓고 수십 마리의 소를 길러도 한번 쌓인 빚은 눈덩이처럼 커져만 갔다. 뒤늦게 수로원修路員 생활을 시작했지만 그 월급으로는 다섯 자식들 뒷바라지가 힘들었다.

그 때 어느 스님이 찾아와서는 영규가 오랫동안 농사를 지어온 하늬 등 밭을 사고 싶다는 제의를 했다. 터를 보니 감자나 옥수수를 심기보다 사찰 터로 적합하다면서 시세보다 비싸게 쳐줄 테니 팔라고 했다. 그 돈으로는 그 동안 진 빚을 모두 갚고 가까운 도시에 나가 아파트 한 채를 구입하고 조그마한 가게라도 내어 나름대로 편안하게 살 수 있었다. 평소 아내가 이곳 생활에 불평하지는 않았지만 고생하는 아내에게 늘 미안하고 안타깝게 생각하고 있던 그였다. 아이들 역시 보다 좋은 환경에서 키우고 싶었다.

며칠을 고민하던 그는 마침내 땅을 팔기로 하고 계약금을 받았다. 땅을 팔고 이사하기로 작정했으니 소들도 팔 수밖에 없었다. 그런데 소를 판 다음날부터 시름시름 앓기 시작했다. 눈을 감아도 소가 보이고 잠을 자도 꿈을 꿔도 원망스런 눈빛으로 떠나가던 소들이 보였다. "소, 소" 하며 잠꼬대 소리에 벌떡 일어나기도 했다. 정말 하루 종일 소가 눈앞에 어른거려 아무 일도 할 수가 없었다.

소를 팔고 나면 당장 소꼴을 걱정하지 않아도 될 터이니 편안하게 쉴 것으로 생각했었는데 오히려 온몸이 아프고 입맛이 없었다. 그러다가 어느 날부터는 속이 메스껍고 온몸에서 두드러기가 나기 시작했다. 약을 지어먹었지만 보름이 지나도 낫기는커녕 점점 더 악화되었다. 아이들은 도시에 가서 산다고 들떠 있었지만 아내는 남편이 이러다 죽는 게 아닌가 해서 걱정이 태산 같았다. 이곳에서 살다가 도시로 나간 사람들이 얼마 못 가서 중풍에 걸려 불구자가 되거나 나쁜 병에 걸려 시름시름 앓다가 죽는 꼴을 자주 봤기 때문이다.

"혜원 아버지, 땅 판 것 도로 물립시다."

영규는 아내의 말이 고마웠다. 그간 내색을 하지는 않았지만 그 자신도 땅을 팔기로 한 것을 후회하고 있었다. 가족들, 특히 고생하는 아내를 생각하여 팔기로 했던 것인데 먼저 아내가 팔지 않았으면 좋겠다는 말을 꺼내니 이 얼마나 고마운 일인가. 남쪽 바닷가가 고향인 아내도 어느덧 이곳 생활이 삶의 일부분으로 녹아 있었던 것이다.

다음날 그는 스님에게 찾아가 계약금을 돌려주었다. 그러자 아픈 것이 거짓말처럼 말끔히 나았다. 방태산은 그의 영혼이었던 것이다. '산진 거북이요 돌진 가재'라는 속담이 있다. 송충이는 솔잎을 먹어야지 갈잎을 먹으면 죽게 마련이다. 평생 넓은 산속을 다니던 사람이 도시의 아파트와 가게에 갇혀 사는 것은 감옥에 들어간 것과 같다.

1965년 노벨 물리학상을 수상한 미국의 이론물리학자 리처드 파인먼에 관한 이야기이다. 그가 노벨상을 수상한 직후 어느 대학에서 초청장을 보내왔다. 그는 편지를 뜯어보지도 않았다. 얼마 후 다시 편지가 왔다. 거기에는 "우리가 보낸 편지에 적힌 금액을 확인했다면 거절하지 못했을 겁니다"라고 적혀 있었다. 파인먼은 다음과 같이 답장을 보냈다.

"편지에 있는 금액을 잘 보았습니다. 그 봉급액은 내가 상상할 수 없는 많은 액수로 정말 탐났습니다. 나는 그 돈으로 무엇을 할 것인지 생각해 봤습니다. 많은 돈이 생겼으니 쭈글쭈글한 마누라보다는 금발의 젊은 모델과 어울릴 자격이 생겼고 이 미녀와 호화 유람선을 타고 대서양을 횡단

하는 즐거움도 누릴 수 있을 겁니다. 또 꿈에 그리던 일류 호텔에서 잠자고 유명한 레스토랑에서 식사도 할 수 있을 겁니다. 하지만 그렇게 지내다 보면 세계적인 물리학자가 언제 연구를 하고 어느 때 조강지처와 난롯가에 앉아 말싸움을 합니까? 나는 정신이 번쩍 들었습니다. 귀하의 초청을 거절합니다."

영규가 땅을 팔지 않기로 한 것은 파인먼처럼 돈보다 자기 인생의 보람을 더 가치 있게 여겼기 때문이다. 그는 봄에 씨앗을 뿌릴 때쯤이면 밭에서 소를 몰아 쟁기질을 하면서 부르는 '밭가는 소리'를 특히 잘했다. 신기하게도 소는 그의 노랫말까지 곧잘 알아들었다. 나무뿌리가 있으니 조심하라고 하면 소도 발을 다칠라 조심했고 해가 서산에 지는데 왜 이렇게 주춤거리느냐고 하면 소도 빨리 움직였다. 이제 이 고랑을 갈고 술한 잔 먹고 하자고 하면 소는 영락없이 고랑 끝에서 멈췄다.

몇 년 전, MBC-TV에서 그의 밭가는 모습을 찍어 방영하려고 했다. 하지만 그는 거절했다. 텔레비전에 출연하여 유명해지는 것은 도회지 사람이나 하는 일이고 자기는 그냥 평범하게 산골 사람으로 사는 게 좋다는 것이 거절한 이유의 전부였다.

사향에 목숨 걸은 40대 인생

이번에는 사향을 찾아 군사분계선을 넘나든 40대 중반의 탁씨에 대한 이야기를 해보자. 그의 이야기는 흡사 육두구를 찾아 대서양을 횡단한 콜럼버스를 연상시킨다.

육두구란 열대지방인 동남아시아에서 자생하는 육두구나무의 열매로 중초를 따뜻하게 하며 기를 내려주고 소화를 도와주는 효능이 있다. 가슴과 복부가 당기고 아플 때나 허해서 설사할 때, 그리고 구토에 쓰인다. 서양에서는 메이스(육두구 껍질을 말린 향료)와 함께 향미료로 사용한다. 일찍이 클레오파트라가 육두구, 메이스, 생강을 사용하여 남자들을 사로잡았다고 해서 유명해졌다.

17세기경 육두구는 유럽에서 가장 탐내는 사치품이었다. 향신료로서의 약효도 뛰어났지만 영국의 한 의사가 당시 유행하던 흑사병의 유일한 치료법이라고 주장한 다음부터 그 값이 천정부지로 뛰어 올랐다. 금값보다도 비쌌다. '오찬에 즐기고 만찬에 죽는다'는 흑사병의 특효약이니 금값보다 비싼 것은 당연했다. 콜럼버스는 바다를 건너면 동남아시아가 나오고 그곳에서 육두구를 잔뜩 가져오면 오늘날 빌 게이츠와 맞먹는 부자가 될 것으로 생각하여 대서양 항해에 나섰던 것이다.

탁씨는 군사분계선 가까이 있는 산골 마을에서 대대로 살았다. 그곳 마을 사람들은 인근에 있는 산에서 약초를 캐고 산삼을 캐고 야생 동물을 잡았다. 그런데 어느 날 갑자기 마을 앞에 삼팔선이 생기고 휴전선이 그어지고 철책이 쳐졌다. 그리고 군인들이 출입을 통제하기 시작한 뒤부터는 입산할 수 없었다. 그러나 대대로 그 산에서 생계를 구했던 마을 사람들은 현실을 인정하기 힘들었다. 누가 자기 식량 창고를 자물쇠로 잠그고 먹지 못하게 하면 고분고분 말을 듣겠는가.

마을 사람들은 민간인 출입금지 구역에 몰래 들어가 약초와 산삼을 캐고 야생 꿀을 채취했다. 그곳에 들어가야 남들보다 훨씬 큰 소득이 생겼기 때문이다. 그러나 큰 소득에는 그만한 위험이 따르는 법이다. 많은 사람들이 지뢰를 밟아 목숨을 잃었다. 개봉 전부터 한국 비하 논란을 빚었던 영화 '007 디 어나더 데이 *Die Another Day*'에서 주인공 제임스 본드가 활약하는 것으로 묘사된 휴전선에는 공식적으로 112만 개의 대인 지뢰가 묻혀 있다. 그 동안 5천 명 이상의 민간인 피해와 그보다 많은 군인들이 다쳤다는데 공식적으로는 그곳에서 죽은 사람은 한 사람도 없다. 왜냐 하면 그곳에는 공식적으로 아무도 들어간 적이 없기 때문이다. 그래서 그곳에 몰래 들어간 사람들의 가족은 그들이 여러 날이 지나도 소식이 없으면 조용히 시신 없는 장례식을 치른다.

어느 날 가을걷이를 끝낸 탁씨는 친구 두 명과 함께 목숨을 건 모험을 시작했다. 좋아서 하는 모험이 아니었다. 아무리 농사를 지어도 대대로 내려오는 가난을 떨굴 수 없었고 늘어나는 빚 때문에 생활은 점점 더 피폐해졌다. 중국 속담에 '호랑이 열 마리보다 무서운 게 빚'이라더니 잠을 자건 뒷간에 앉아 있건 빚은 쉬지 않고 늘어만 갔다. 암담한 현실과 희망 없는 현실에서 벗어나려면 한몫을 잡는 모험이 필요했다. 그때 사향노루를 잡으면 팔자를 고친다는 말을 들었다. 한 마리에 수천만 원을 호가하는 이 짐승의 사향주머니는 살 사람이 떼 지어 기다린다고 했다. 결국 그는 한몫을 잡기 위해 민간인 출입금지 구역에 들어가 사향노루를 잡기로 한 것이다.

평소 그는 산에 다니면서 누구보다 많은 야생 동물을 잡았다. 인디언처럼 풀의 모양이나 땅 위의 흔적을 보고 야생 동물이 언제 지나갔는지, 그 동물이 토끼인지 노루인지 고라니인지, 또 그 동물의 크기가 얼마나되고 암놈인지 수놈인지를 정확하게 알아 맞췄다. 그래서 그는 동물이다니는 길목에 올가미나 쩌귀를 놓아 많은 산짐승을 잡았다. 사향노루도 마찬가지였다. 특히 사향노루는 항상 다니는 길로 다닌다. 사향노루를 쫓아가면서 올가미를 설치하고 계속 쫓으면 사향노루는 되돌아오다가 올가미에 걸려들었다. 지뢰가 어디에 묻혀 있는지도 귀신같이 알아내어 용케 피했다. 평소 지뢰에 관한 한 지뢰 박사 100명보다 지뢰를 잘 안다고 큰소리쳤던 그였다.

한 달쯤 지나자 올가미에 열 마리의 사향노루가 걸려들었고 그 중 두 마리가 수컷이었다. 사향주머니는 수컷에만 있다.

탁씨와 친구들은 사향을 들고 곧바로 서울의 경동시장으로 갔다. 예전에 서울 청계천에는 '원자폭탄만 빼놓고 모든 전쟁 물자가 다 거래된다'는 말이 회자되었는데, 경동시장에서는 전 세계의 희귀 약재가 다 거래되었다. 밀렵 동물이나 천연기념물로 지정된 동물들도 거래되었다.

역시 사향은 비쌌다. 여기저기서 서로 사겠다고 흥정을 해왔다. 가장 비싼 값을 부른 가게에 사향을 넘기고 돈을 받아든 탁씨 일행은 기쁜 마음에 술 한 잔을 하기로 했다. 한 달간 극도의 긴장과 추위 속에 벌벌 떨며 제대로 먹지도 자지도 못했는데, 큰돈을 만지게 되자 술 한 잔 생각이 났던 것이다. 그러고 보면 한 달간 한 모금의 술도 입에 대지 않았다. 아니, 마실 수가 없었다. 사람들한테 들킬까봐, 언제 실수로 지뢰를 밟아 죽을지 모르는 상황에서는 추위도 배고픔도 잠도 이겨내야 했다. 그런데 술을 마신다는 것은 상상조차 할 수 없는 짓이었다. 어느 유명한 코미디언이 판문점 근처에서 위문 공연을 했지만 아무도 웃지 않았다고 한다. 이는 장례식장에 가서 사람을 웃기려고 한 짓이나 똑같다. 극한상황에서는 인간의 상식이 적용되지 않는다.

막걸리를 딱 한 잔만 마시기로 했지만 그게 마음대로 되지 않았다. 처음에는 사람이 술을 마시고 그 다음엔 술이 술을 마지막엔 술이 사람을 마신다는 이야기가 있다. 한 잔을 마시자 굳어 있던 가슴이 확 풀렸고 한 되를 마시고 또 한 되를 마시자 목소리가 커지기 시작했다. 내친 김에 여자들이 있는 술집으로 장소를 옮겨 다시 마셨다. 오랜만에 여자 냄새를 맡자 술보다 여자 냄새에 먼저 취했다. 그야말로 천국에서 선녀들과 어울려 술 마시는 것 같았다.

서울 나들이는 하루에 끝나지 않았다. 오랜만에 올라온 김에 좀더 놀다가 돌아가기로 했다. 여자들과 여기저기 구경하다가 저녁마다 술을 마시다 보니 일주일이 지났고 주머니의 돈은 절반으로 줄었다. 그래도 그들은 걱정하지 않았다. 한 달만 고생하면 또다시 돈을 벌 수 있다는 자신감 때문이었다. 다시 일주일이 지나고 완전히 빈털털이가 된 일행은 함께 지내던 여자들한테 겨우 차비를 얻어 집으로 돌아갔다. 제대로 먹지도 못하고 입지도 못하는 아이들의 꾀죄죄한 모습, 농협에서 날아온 빚 독촉장이 눈앞에 어른거렸다. 사향을 팔자마자 곧장 집으로 돌아갈 것을 잘못했다고 후회했지만 이미 엎질러진 물이었다.

다시 겨울이 오고 탁씨와 친구들은 빚을 갚기 위해 또 한번 모험을 감행했다. 사향노루를 잡았고 경동시장으로 팔러가면서 이번에는 정말 막걸리 한 잔도 마시지 말자고 다짐했다. 하지만 지난해와 달라진 것은 하나도 없었다. 또다시 보름간 술을 마시다가 빈털털이가 되어 돌아왔다.

수준 높은 의원과 환자

고려 말의 선승 나옹선사는 당시 최고 권력자인 최우崔瑀가 병에 걸리자 다음과 같은 내용의 편지를 보냈다.

"병이란 우리 몸속에서 지地 수水 화火 풍風의 그 어느 한 곳이 고장난 것입니다. 그러니 자신의 몸을 잘 살펴보십시오. 자신의 몸속에 있는 바람, 자기 몸속에 있는 물, 자기 몸속의 불, 자기 몸속의 흙을 가만히 살펴보십시오. 살펴서 그 근원을 밝히시면 병이 나을 수 있습니다."

세상을 살다보면 누구나 질병을 만난다. 병에 걸리면 사람들은 병원부터 찾아간다. 옛날에는 무당을 찾았지만 지금은 의사를 찾아가 진찰을 받는다. 과연 병이 났을 때 무조건 의사부터 찾아가는 것이 잘하는 일일까. 여기서 의사는 한의든 양의든 중요하지 않다.

일단 몸이 아프면 스스로 마음가짐을 바르게 하고 음식을 절제한 다음, 그래도 병이 호전되지 않으면 의사를 찾는 게 순리이다. 욕심을 너무 부려서 병이 생긴 게 아닌가, 운동을 하지 않아서 생긴 병은 아닌가 하고 따져봐야 한다. 그런 다음, 음식을 너무 많이 먹어 탈이 난 게 아닌가, 입에만 좋고 몸에 나쁜 음식을 먹지나 않았는지도 살펴야 한다.

의사 또한 환자가 찾아오면 무조건 약을 지어줄 게 아니라 환자가 마음을 바르게 쓰고 있는지 음식을 똑바로 먹고 있는지를 살피고 환자에게 바른 마음, 바른 식사법을 가르쳐주고 그래도 병이 낫지 않으면 그때 가서 약을 먹으라고 해야 한다.

조선시대 세조가 즉위 9년(1443년)에 직접 지은 「의약론醫藥論」에는 다음과 같은 구절이 있다. 다소 긴 문장이지만 오늘의 환자와 의사들에게 많은 것을 일깨워주는 유익한 내용이기에 그냥 전재한다.

"무릇 병을 치료하고 약을 사용하여 길흉을 바꾸고 조화를 부리고 화복을 정하는 것은 다만 그 차고 더운 것을 분변하여 처방 치료하는데 있을 따름이요, 그 성하고 쇠함을 틈타서 일찍 도모하는데 있을 따름이니, 8종의 의원도 그것을 엿보지는 못할 것이다. 사람이 처음으로 병을 얻으면 기운이 오히려 성하여 약의 효력이 발생하기가 쉽고 또한 독한 약을 쓸수도 있을 것이나 몸이 노곤하게 되면 약의 효력도 발생하지 못하고 또한 독한 약도 쓸 수도 없을 것이니 어찌할 도리가 없게 되는 것이다. 그러므로 성하고 쇠한 때를 틈타서 일찍 도모하여야 한다고 하는 것이다.
몸이 차면 반드시 열기가 있고 몸이 더우면 반드시 한기가 있는 법이나 몸의 안팎과 중간에 한열의 많고 적음을 분변하기가 어려우므로 묘한 곳을 깊이 진맥하는 자가 아니면 분변하기가 어려울 것이다. 주리酒痢의 병으로 설사를 하는 경우와 같은 때에 냉하다 하여 열약을 먹으면 주리가 그치지 아니하고 다른 증세를 나타내니 만약 얼음물을 마신다면 많이 마실수록 더욱 좋은 것이다. 이것으로써 열이 극하면 냉이 생기고 냉이 지극하면 열이 나는 것을 알 수 있다. 그러므로 한열을 분변하여 처방 치료한다고 하는 것이다. 창진痂疹과 상한傷寒의 약제도 이에 지나지 않는 것이다. 대저 약을 쓰는 것은 이와 같을 따름이니 만약 기운이 다하고 마음이 상하여 인리人理가 이미 기울어졌을 때에는 약을 쓰지 않는 것만 같지 못한 것이다.

무엇을 8종의 의원이라고 하는가 하면 첫째가 심의心醫요 둘째가 식의食醫요 셋째가 약의藥醫요 넷째가 혼의昏醫요 다섯째가 광의狂醫요 여섯째가 망의妄醫요 일곱째가 사의詐醫요 여덟째가 살의殺醫이다.

심의라는 것은 사람으로 하여금 항상 마음을 편안하게 가지도록 가르쳐서 병자가 그 마음을 움직이지 말게 하여 위태할 때에도 진실로 큰 해가 없게 하고 반드시 그 원하는 것을 곡진히 따르는 자이다. 마음이 편안하면 기운이 편안하기 때문이다. 그러나 병자와 더불어 술을 같이 마시고 깨어나지 않은 자가 있다면 이것은 심의가 아니다.

식의라는 것은 입으로 달게 음식을 먹게 하는 것이니 입이 달면 기운이 편안하고 입이 쓰면 몸이 괴로워지는 것이다. 음식에도 차고 더운 것이 있어서 처방 치료할 수가 있는데 어찌 쓰고 시다거나 마른풀이나 썩은 뿌리라고 핑계하겠는가? 지나치게 먹는 것을 금지하지 않는 자가 있는데 이것은 식의가 아니다.

약의라는 것은 다만 약방문을 따라 약을 쓸 줄만 알고 비록 위급하고 곤란한 때에 이르러서도 복약을 권하시기를 그치지 아니하는 자이다.

혼의라는 것은 위태한 때에 임하여 먼저 당혹하고 급할 때를 당하여 문득 망연하여 혼혼하기가 실성한 것 같아서 조치할 바를 알지 못하므로 일을 보더라도 무슨 일인지를 알지 못하고 말을 들어도 무슨 뜻인지를 알지 못하며 우두커니 앉아서 잠자코 자기가 해야 할 바를 제대로 하지 못하는 자이다.

광의라는 것은 자상히 살피지 아니하고 갑자기 열약과 침폄鍼 등을 쓰기를 또한 꺼리지 아니하고 스스로 말하기를 '나는 귀신을 만나도 공격하여 이길 수 있다'고 하나 만약 무당의 제사를 만나면 문득 들어가서 술에 취하여 춤을 추는 자이다.

망의라는 것은 목숨을 건질 약이 없거나 혹은 병자와 같이 의논하지 않아야 마땅한데도 가서 참여하기를 마지않는 자이다.

사의라는 것은 마음으로는 의원이 되려고 하나 의술을 잘못 행하고 사실 온전히 의술을 알지 못하는 자이다.

살의라는 것은 조금 총명한 점이 있어서 스스로 의술이 넉넉하다고 생각하나 세상의 일을 겪어보지 못하여 인도人道와 천도天道에 통달하지 못하며 병자를 측은하게 여기는 마음도 일찍이 가진 적이 없어서 병에 이기기를 좋아하는 뜻을 굳게 지키면서 동쪽을 가지고 서쪽을 꺾으며 말을 먼저 하고 난 뒤에야 마음에 구하는데, 구하여도 얻지 못하면 억지로 부회하지만 그 의리에 합당치 않으니 어찌 아는 사람에게 부끄럽지 않겠는가? 아직도 미혹한 사람에게는 자랑을 하며 거만하여 신인神人을 소홀히 여기어 종종 직업에 미혹한 짓을 범하니 지금 당장 나타난 재액은 없다고 할지라도 어느 때에 그 행동을 고치겠는가? 이것을 살의라고 하는 것이다. 살의라는 것은 어리석은 사람이 아니라 스스로를 옳다고 여기고 다른 사람을 그르다고 여기어 능멸하고 거만하게 구는 무리이다. 최하의 쓸모 없는 사람이니 마땅히 자기 한몸은 죽을지언정 다른 사람은 죽이지 말아야 할 것이다.

또 무심한 의원이 있으니 마음은 생生이 되나 근본은 생이 없는 것이다. 생이 없다면 병도 없을 것이요 병이 없다면 의술도 없을 것이요 의술이 없다면 아무 일도 없을 것이다.”

요약하자면 ‘심의’는 치료의 기본을 마음을 다스리는데 두고 있지만 어떤 심의는 환자의 마음을 편하게 해준다고 환자와 술까지 마시는 잘못된 의사가 있다는 지적이고 ‘식의’는 환자의 구미에 맞는 음식을 먹게 하면 병이 낫는다고 했지만 오히려 과식하여 병을 악화시키기도 한다는 것이다. 그리고 ‘약의’는 아프다고 호소하는 부위의 약을 의서에 있는 처방대로 믿고 약만 과용하려는 의사를 지칭하고 ‘광의’는 극약을 함부로 쓰는 의사를, ‘망의’는 자기가 치료하지 못할 환자까지도 치료하겠다고 덤비는 경우를, ‘혼의’는 실력 없는 무능한 의사를, ‘사의’는 사이비 의사를, ‘살의’는 자신의 실력을 과신하여 사람을 죽일 수도 있는 의사를 각각 말하고 있다. 결국 약으로 고치는 의사보다 먹는 것으로 고치는 의사가 더 높고 마음의 병을 관리해 고치는 의사가 명의라는 내용이다.

좋은 의사와 만나는 것은 좋은 목사나 좋은 스님을 만나는 것만큼 환자의 슬기로운 판단이 필요하다. 중병에 걸린 환자는, 특히 암으로 죽는다는 진단을 받은 환자는 고가의 비방 약을 먹기 전에 ‘심의’나 ‘식의’를 찾고 스스로도 자기의 마음을 헤아리고 어떤 음식을 먹어야 옳은지를 꼼꼼하게 살펴야 한다. 우왕좌왕 정신을 혼란스럽게 하면 백발백중 미친 의사의 마수에 걸려든다. 평소 '나는 백발백중 고친다. 죽어 가는 사람도 살려 낸다'는 미친 소리를 들을 때면 '미친 자식' 하고 쳐다보지도 않던 사람도 병이 들어 정신이 혼미해지면 이런 엉터리 소리에 귀를 기울이게 된다. 이런 엉터리 의료인의 진료나 장사꾼의 약일수록 거액의 돈이 든다. 하지만 부자든 가난하든 불치병 앞에는 모두가 속수무책이다. 결국 환자는 사기 당했다는 분노 속에 세상을 원망하면서 죽는다.

우리는 누구나 편안하게 죽기를 원한다. 인도의 성자 간디처럼 자신에게 총을 쏜 범인을 용서한다는 뜻으로 손을 들어 웃으면서 죽지는 못할망정 사기꾼들에게 속아 이빨을 뿌드득 갈면서 죽지 않으려면 평소 건강할 때 미리미리 지혜를 닦아야 한다.

방태산 화타 선생의 신토불이 건강철학

누우면 죽고 걸으면 산다 2

2004년 1월 5일 제 1쇄 발행
2020년 10월 15일 제18쇄 발행
지은이 | 김영길
펴낸이 | 김성호
펴낸곳 | 도서출판 사람과 사람
등록 | 1991. 5. 29 제1-1224
주소 | 03965 서울 마포구 월드컵로 32길 52-7(101호)
전화 | (02) 335-3905 | 팩스 335-3919
ⓒ 김영길, 2003

ISBN 89-85541-79-×   03510
      89-85541-77-3 (전2권 세트)